La Dieta Transición

La Dieta Transición

COMO HACER LA TRANSICIÓN A UNA DIETA VEGETARIANA O SEMI-VEGETARIANA

David Yager

Publicado 2013

ISBN 13: 978-0-9725877-5-4
ISBN 10: 0-9725877-5-6

Biblioteca del Congreso
Número de control: 2011931260

Este libro está dedicado a la liberación
de todos los seres de dolor y sufrimiento
"Cuando nuestras vidas fueron tocadas por el Dios espiritual verdadero y bueno nos cambiamos de nuestra obsesión y preocupación
con los asuntos terrenales transitorios y comenzamos a recordar
nuestro origen Divino."

Agradecimientos

Con todo mi corazón quiero expresar mi amor y gratitud a todos los que me han apoyado en el nacimiento de este libro. A mis padres, quien me han apoyado en la búsqueda de la educación superior y la vida a mi máximo potencial. A mi abuelo Frank, quien era un verdadero héroe estadounidense y un pionero del correo aéreo. Para Johnny para abrir el mundo de la espiritualidad y de la relación que la dieta y nuestro estilo de vida tiene en la apertura de nuestros corazones y mentes. Para Susan, mi hermana, quien siempre me ha apoyado con este libro y para vivir una vida más independiente y próspero. A mis tías y tíos y primos por su atención a mis "no solicitada" consejos de dieta y salud. Para María, quien siempre me ha inspirado para seguir adelante y lograr lo que hago, no importa lo que pase. Para Diego, quien revivió el interés en la dieta amucosa de Arnold Ehret. Para Daniel por su paciencia en explicarme los aspectos de la dieta que nunca se me ocurrió. Para Mark quien me inspiró para convertirse en un vegetariano y estudiar el espiritualidad. Para Kevin quien me inspiró al convertirse en un profesor universitario. Para Fred, quien me animó a buscar la excelencia en todo. Para Barbie, quien me inspiró para sobresalir en lo académico y no sólo el atletismo. Para mí entrenadores de fútbol americano, Forrest, Mel y Gordy quienes me empujó más allá de mis limitaciones de fabricación propia. Para Karen mi profesor de nutrición en universitaria júnior quien abrió el mundo de la nutrición para mí y me inspiró a seguir lo como una carrera. Para Dr. Stern en U.C. Davis, por permitirme trabajar en sus proyectos de investigación de la obesidad. Para el Dr. Ross y el Dr. Radlefinger quienes abrió el mundo de la psicología social y la educación para la salud para mí. Gracias India y el Tíbet, y Japón, y China por enseñarme la salud integral y la sabiduría oriental. Gracias Ecuador por su clima y abundantes frutos. Gracias Beatles para abrir mi mente y corazón a el amor y la espiritualidad en los años sesenta y a todos los músicos para sus canciones. Gracias Hollywood por sus películas que han tocado mi vida como: Avatar, El mago de Oz, A Wonderful Life, Star Wars, El Señor de los Anillos, Hermano Sol, Hermana Luna, A Field of Dreams, Little Buddha y otros, y para el show de los Oscars. Gracias NFL, NBA y MLB para todos sus juegos maravillosos y emocionantes que me inspiró para sobresalir en el deporte y en la vida. Gracias Oprah, Larry, Ellen, Mike, Merv y Johnny Carson. Y, sobre todo, con todo mí corazón, gracias al Padre Espíritu, la Madre Divino y su hijo Cristo, por todo.

CONTENIDO

COMO HACER LA DIETA DE TRANSICIÓN: LOS PRINCIPIOS BÁSICOS

LA DIETA TRANSICIÓN: QUE COMER Y COMO COMER

INTRODUCCIÓN

TRANSICIÓN A UNA VIDA SALUDABLE

La salud es riqueza. La salud es la posesión más importante porque sin ella todo el amor de los demás o todo el dinero que podría gastar sería inútil. Si usted sufre constantemente de una enfermedad, no puede apreciar el amor de los demás, porque usted está demasiado enfermo para recibir su amor. ¿De qué sirve el dinero cuando estás en tanto dolor que no es agradable?

La salud es belleza. Cuando veas una hermosa mujer o un hombre guapo eso significa que son seres humanos sanos que saben como vivir. No fuimos hechos para sufrir en silencio en la enfermedad. Las leyes de salud dado por Dios y la naturaleza necesitan ser descubiertos, estudiados y practicados porque la ignorancia de la ley no nos libera de la pena en el forma de enfermedad.

La palabra salud en Inglés proviene de la antigua palabra Inglés hale que significa entera. Estar sano es ser entero y lleno de vida. Santidad o integridad es realmente la salud en mente, cuerpo, espíritu y planeta. Para ser espiritualmente iluminado debe estar sano y vivir una estilo de vida natural y saludable entre los árboles y las plantas y los animales y las abejas, para estar en comunión con la naturaleza y Dios y los planetas. Como era en el principio, así mismo es ahora y para siempre.

Hemos estado pasando por tanto tiempo en el desierto de una insalubre, artificial forma de vida, tropezando y sufriendo en la oscuridad. Estamos hartos y cansados y sólo quieremos volver a casa, al paraíso, a nuestro oasis en el desierto de la civilización. Hemos ya hecho la vida industrializada de la ciudad, por lo cual ahora estamos regresando a nuestras raíces. Estamos llegando a una nueva vida. Empezamos a darnos cuenta, que lo más sofisticado y tecnológicamente avanzado forma de vida es la simple pureza de la vida natural, cerca de la naturaleza.

Este libro es acerca de la transición a una dieta y estilo de vida saludable. Algunas personas van a estar contentas de comer más frutas, verduras y leche culturada y menos carne, azúcar blanca, harina blanca, las grasas trans y alimentos chatarra. Los que "llegan hasta el final" y adoptan una dieta lacto-vegetariana rica en frutas y verduras frescas, cosecharán más beneficios para la salud.

Elmer Verner (EV) McCollum, el descubridor de las vitaminas A, B y D escribió: "Sólo diré que la dieta lacto-vegetariana es un régimen altamente satisfactorio, si la comida se ha seleccionado correctamente. Comer carne es totalmente innecesario y la indulgencia en ella se debe a su sabor."

Los franceses tienen la enfermedad cardíaca más baja de cualquier nación en el mundo, según la ONU 2009/cifras de la OMS, incluso inferior a las Japonesas, y su dieta es alta en queso de grasa entera, crema, mantequilla y yogur. Los franceses comen una o dos yogures al día de acuerdo con Mireille Guilliano, autor de Las Mujeres Francesas No Engordan. Y los quesos, el general De Gaulle dijo una vez "¿Cómo se puede gobernar un país que tiene 246 variedades de queso?"

Los Franceses no tienen toda la confusión dietética como los alimentos baja en carbohidratos, baja en grasas y alta en proteínas o la última suplemento de moda. Sus alimentos cotidianas son; verduras y frutas frescos y cocido, pan francés, vino, pequeñas porciones de carne, mantequilla, la crema, el yogur y muchas variedades de quesos de grasa entero.

The New York Times, informando sobre la expectativa de vida francés en 1911 escribió: "al principio del siglo pasado (1800), la duración promedio apenas supera los 30 años. En 1880 fue hasta 40 y ahora varía entre 47 y 48." Ahora, poco más de 100 años más tarde, la esperanza de vida en Francia ha disparado. Las cifras 2010 de la ONU para la esperanza de vida demuestra que Francia ahora promedia 80.95 y la CIA World Factbook 2011 dar a Francia un promedio de 81.50. Pero eso es sólo el promedio. El Instituto Nacional de estadística, con sede en París mostró a 20.106 centenarios a partir del 1 de enero de 2013. Compensando contra un número de la población total de alrededor de 65 millones, la relación centenaria de Francia es superada solamente por Japón. La francesa Jeanne Calment vivió hasta la edad de 122 años y es la más antigua verificada humana en la historia moderna. Ella todavía estaba andando en bicicleta cuando llegó a su centenario.

Los habitantes de Mónaco viven más años de cualquier país en el mundo según la edición 2012 del CIA World Factbook. Los hombres en Monaco viven hasta los 85,74 y las mujeres viven hasta los 93,77 y el promedio es de 89,68. Mónaco está completamente rodeado por Francia y habla Francés como su idioma principal. Su clima ideal y un alto grado de riqueza, además la dieta y estilo de vida de los Franceses se combinan para hacer el Monaco el campeón de longevidad en todo el mundo.

Francia y Mónaco tienen dietas semi-lacto-vegetarianas, ya que, para la mayor parte, comen porciones pequeñas y controladas de carne y muchas productos lácteos, alimentado con pasto, de grasa entera.

Dan Buettner se asoció con National Geographic y el Instituto Nacional del Envejecimiento y han encontrado lugares de longevidad en ciertas países. En Okinawa, Japón, Buettner encontró la más larga vida libre de discapacidades. Carne de cerdo y él pescado se comen principalmente sólo en días feriados pero su dieta diaria es en su mayoría verduras.

En Loma Linda, California, (23.261 habitantes en 2.010) Adventistas del Séptimo Día tienen una esperanza de vida que es 9 a 11 años mayor que otros estadounidenses. Alrededor del 50% de los Adventistas del Séptimo Día son lacto-ovo-vegetarianos.

Los habitantes de las montañas de Cerdeña, Italia, tienen el mayor número de centenarios masculinos en el mundo (10,8 por cada 1.000 recién nacidos). En estas aldeas aisladas en las montañas, los habitantes sólo comen carne de cerdo o cordero en ocasiones especiales y sólo un poco, pero cada día ellos comen mucho queso, especialmente queso de oveja elaborado con leche de oveja. Su muy bajo consumo de carne y el consumo alto de verduras y queso los hacen prácticamente lacto-vegetarianos.

LOS VEGETARIANOS TIENEN MENOS ENFERMEDADES Y VIVEN MAS TIEMPO

Un investigación de Harvard sugiere que incluso el consumo moderado de carne roja, tan poco como una porción al día, plantea un problema de salud de más grave riesgo de lo que se pensaba (Pan et al., 2012). Frank Hu, profesor de nutrición y epidemiología en Harvard, dice: "Este estudio proporciona clara evidencia de que el consumo regular de carne roja, especialmente carne procesada, contribuye sustancialmente a una muerte prematura."

El Estudio de Mortalidad Adventista (1960-1965) demostró que hombres Adventista vivían 6,2 años más que los hombres no Adventistas en el concurrente Estudio de la Sociedad Americana del Cáncer y mujeres Adventistas tenían un 3.7 año ventaja sobre sus contrapartes. El estudio consistía en 22.940 Adventistas Californianos y su ponían un 5 años de seguimiento intensivo y 25 años de seguimiento más informal. Las estadísticas se basan en él análisis de tabla de vida. Alrededor del 50 por ciento eran lacto-ovo-vegetarianos. Comparando las tasas de mortalidad de los Adventistas con otros Californianos:

66% menos enfermedades coronarias en hombres Adventistas
98% menos enfermedades coronarias en las mujeres Adventistas
60% menor tasa de mortalidad por todos los cánceres en los hombres Adventistas
76% menor tasa de mortalidad por todos los cánceres de las mujeres Adventistas
El cáncer de pulmón 21% menor
El cáncer colorrectal 62% menor
El cáncer de mama 85% menor

El Estudio de Salud Adventista 1 o (AHS-1), 1974 hasta 1988, participaron aproximadamente 34.000 Adventistas de California con más de 25 años de edad. A diferencia del estudio de la mortalidad, el propósito era averiguar qué componentes del estilo de vida Adventista dar protección contra la enfermedad. Los datos se han estudiado durante más de una década y enlace la dieta con el cáncer y la enfermedad cardíaca coronaria.

De los 34.192 participantes, todos miembros de la Iglesia Adventista del Séptimo Día Iglesia: el 29 por ciento eran vegetarianos, mientras que 7-10 por ciento de los vegetarianos eran veganos. En comparación con los Adventistas que comen carne lo anterior vegetarianos tenían sobre ellos:

Media de la presión arterial alta y la diabetes
1/2 del cáncer de colon
2/3 de la artritis reumatoide y el cáncer de próstata
Mama, de pulmón, de útero y cáncer tiende a ser menor en los vegetarianos, pero podría haberse debido a la casualidad. Los datos se han estudiado por más de una década y enlace la dieta con el cáncer y enfermedades coronaria del corazón.

Hay dos cosas importantes que este estudio encontró, son: 1. Hombres Adventistas viven 7,3 años más y las mujeres Adventistas viven 4,4 años más de otros Californianos en promedio. 2. Si aumentas el consumo de carne rojo y blanca se asoció con un aumento de cáncer de colon.

LA DIETA TRANSICIÓN

TRANSICIÓN: 1. a: paso de un estado, estado materia o un lugar a otro: CAMBIO. b: una evolución de una etapa o estilo, a otro etapa o estilo. Diccionario Merriam-Webster

La dieta de transición es un método sistemático para ayudar la transición a una dieta lacto-vegetariana o semi-lacto-vegetariana con gracia. Para lograr una salud radiante el cuerpo se requiere una limpieza de casa, suave y de largo plazo. Enfermedad, en la mayoría de los casos, es el resultado de comer alimentos impropios, no naturales y procesados o en otras palabras, la malnutrición. También es debido a la toxicidad interna debido a la mala comida o alimentos contaminados químicamente o a la contaminación del medio ambiente. El exceso de estrés, defectos de nacimiento y la genética también juega un papel.

La sabiduría inherente del cuerpo está siempre trabajando para curar heridas y mantener un estado estable, libre de materia tóxica como durante un resfriado cuando se expulsan grandes cantidades de moco. La tasa de material de desecho y el moco de ser eliminado por el cuerpo puede ser ingeniosamente controlado por la dieta.

Alimentos que forman mucho moco como los cereales cocidos, papas, mayonesa, aceite de oliva y otros que forman poco muco como las vegetales cocidos al vapor, se utilizan para frenar la velocidad de la eliminación. Esto es importante porque una tasa de eliminación más lenta utiliza menos energía vital del cuerpo para desintoxicarse.

La transición demasiado rápida sólo disminuye las reservas de energía vital de su cuerpo. Hay principios generales del sistema de transición que se pueden aplicar a todo el mundo, con variaciones menores, permitiendo una transición con un mínimo de sufrimiento.

Prácticamente todo el mundo ha estado comiendo una dieta poco saludable desde la infancia, una dieta de leche pasteurizada, huevos fritos, tocino, salchichas, hamburguesas, filete, papas fritas, pan blanco, donas, dulces, helados, dulces y frutas y verduras cargadas con insecticidas.

Cuando alguien no come una comida o no come durante todo el día, el exceso de mucosidad y materia tóxica almacenada en los espacios celulares y en el intestino, inunda el torrente sanguíneo y eso hace que uno se enferme. También los vegetarianos o veganos pueden tener síntomas de toxicidad del material tóxico si es liberado demasiado rápidamente de sus células, porque por 15, 20 o incluso 30 o más años, han comido una dieta convencional altamente tóxico.

Cuando la nariz está tapada o la garganta llena de flemas, eso significa que hay un exceso de moco. Si sus senos no están tapados su voz realmente resuena con un tono hermoso. La gente puede ver pastosa blanca e hinchada debido a comer demasiado muco formando alimentos.

Cada persona es más o menos congestionada con moco y residuos tóxicos a proporción con sus hábitos alimenticios anteriores y estilo de vida y por lo tanto tiene que modificar el plan de transición para sus necesidades específicas.

Un cambio gradual y lento de una dieta ordinaria, omnívora, (carne, patatas, arroz, pan, lácteos, frutas, verduras) a una dieta natural, vegetariana necesita una dieta transicional para evitar estresar el cuerpo. Un cambio radical de la dieta requiere paciencia y una dulzura que no fuerce las cosas.

La idea de una transición gradual desde una dieta omnívora regular hacia una dieta natural, le debemos en parte a Arnold Ehret y también a muchas personas en España, el Reino Unido y los Estados Unidos quien han revivido su ideas, aclarado y ha añadido a sus experiencias personales para crear una nueva y actualizada dieta de transición. Esta dieta se ha demostrado efectiva por muchos estudios de casos en España, el Reino Unido y los Estados Unidos.

TRANSICIÓN A LA SALUD Y LA INTEGRIDAD

La palabra salud significa ser integrado, un cuerpo sano. La palabra salud también viene de Helios el Sol Dios griego representado por Apolo. El sol es la fuente de la vida terrenal. Santo es otra palabra para una persona integrada o saludable. La integridad significa holístico cuando el cuerpo, la mente y el espíritu están funcionando juntos en armonía. Para sentirse bien tienes que estar sano. Para tener la salud mental y espiritual, hay que tener la salud corporal. Salud corporal depende principalmente en lo que come y bebe. Es así de simple, no vas a ser una persona feliz si no estás alimentando a su cuerpo bien. Euforia es lo que queremos, una buena sensación! Todos hablan de una alegría natural, pero nadie te dice qué comer. Comida orgánica, como la fruta madurando en el árbol, le da alegría y no un alegría artificial como dan las drogas. Higos frescos, maduros a la perfección puede hacerlo, al igual que los mangos, melocotones, manzanas, o cualquier fruta de alta calidad.

Pero no consigue enganchado y cree que puede vivir sólo de frutas y sentir exuberante todo el tiempo porque primero hay que hacer una lenta y gradual transición para preparar su cuerpo tóxico para su alimento ideal. Verduras y frutas, rico en agua bioactiva, viviente (lleno de vitaminas, enzimas) y los productos naturales lácteos como el queso y yogur son nuestros alimentos ideales. Las autoridades de salud están de acuerdo en que las frutas y las verduras son las más saludables de los alimentos. La antigua ciencia del yoga establece que la fruta es el alimento más sáttvica o espiritual y por eso, le da mas alegría.

Hay literalmente miles de variedades de frutas y verduras (mangos, fresas, manzanas, tomates, pepinos, lechugas, espinacas, col rizada etc.) para elegir. Muchos no logran prosperar en una dieta de frutas, vegetales y lácteos porque no han desintoxicado su cuerpo primero usando una transición sistemática y largo y también porque han comido demasiado frutas y no suficientes verduras y productos lácteos cultivados.

Se sienten bien por unas semanas o meses en apenas fruta o simplemente fruta y las verduras, y luego zas, se siente horrible, débil, nervioso y va un atracón con sus viejos platos favoritos como pizza o unos cuantos aguacates enteros. Estos alimentos son tan pesadas que se enferman con un dolor de garganta, dolor de oído y la indigestión. Con la comprensión de los principios de la transición alimentaria, hubierais conocido a comer una gran ensalada verde vestido con grasa y proteína, verduras con almidón cocinados como el brócoli y arroz integral cocido o las patatas.

Verduras, frutas, verduras tiernas, pastos, hierbas y leche cultivada como el yogur y queso son los alimentos ideales de los seres humanos, pero sólo después de una purificación a fondo. La clave que falta, que se ha mantenido la gente por tanto tiempo sin encontrar el camino de regreso a la salud ideal, ha sido una transición sistemática, gradual que permite que el cuerpo se adapte poco a poco a una nueva dieta y forma de vida.

La transición alimentaria gradual finalmente ha sido redescubierta gracias al trabajo de varios maestros y alumnos de la vida natural. Se nos ha dado una maravillosa oportunidad de sanarnos a nosotros mismos a través de cambios en la dieta y estilo de vida. El propósito de este libro es explicar esta dieta revolucionaria y de transición de vida, para que pueda lograr por sí mismo la salud óptima o de "paraíso".

LA TRANSICIÓN A NUESTRA DIETA NATURAL

Ok somos tóxico y lleno de mucosidad acumulada, pero ¿Cómo llegamos a esta manera? ¿Qué es lo que comemos que está causando el problema? ¿A qué dieta hacemos la transición a? ¿Cuál es la dieta natural, la comida de la que nos dará la salud natural? Podemos mirar a muchos fuentes de la respuesta a estas preguntas, la biología, la fisiología, la medicina, la antropología, la Biblia, los historiadores y los grandes escritores y científicos quien han adoptado una dieta vegetariana como Benjamín Franklin, Albert Einstein, Linus Pauling, Leonardo Da Vinci, Thomas Edison, John Wesley, Clemente de Alejandría, Jerome, Tertuliano, John Crisóstomo, Orígenes, Ellen G. White, William y Catherine Booth co-fundadores del Ejército de Salvación, Albert Schweitzer, Sylvester Graham (Graham crackers), Dr. John H. Kellogg (famoso director de un centro de salud, su hermano inventó copos de maíz) y Leo Tolstoy.

LA DIETA NATURAL DE LOS SERES HUMANOS

Charles Darwin, el conocido autor de la teoría de la evolución, en su libro *El Origen del Hombre* (1871), escribió: "Aunque sabemos nada con certeza sobre el momento o el lugar que el hombre derramó el grueso pelo que le cubría, con mucha probabilidad de ser correcto podíamos decir que debe haber vivido en un país cálido, donde las condiciones eran favorable a la forma frugívoro de vida que, a juzgar por las analogías, debe haber sido la manera como el hombre vivía."

Dr. Alan Walker (1996) en su libro *La Sabiduría de los Huesos*, "Los estudios microdesgaste sugirieron una dieta con fruta en gran medida o frugívoro (basado con la vegetación ternera, que no lo hacen cicatrizas en los dientes), era la dieta de la robusta australopitecos de África Oriental y del Sur, mientras que el australopitecos gráciles Sudáfrica tuvo una dieta vegetariana pero menos abrasivo (p. 168). Las semillas y nueces rayan los dientes.

Australopitecos es un género que se produjo primero hace 4.000.000 años y se extinguieron hace 2 millones de años después de la evolución en el Género Homo (Homo habilis, Homo sapiens sapiens, etc.). Después de examinar Homo erectus "1808", el Dr. Walker encontró evidencia de consumo de carne en el desgaste del esmalte de los dientes y declaró, "Los homínidos se había hecho una importante transición alimentaria desde una dieta más a base de plantas a una dieta basada en los animales, un cambio que debe haber ocurrido después del Australopitecos y Paranthropus."

La investigación posterior, a finales de la década ochenta de mil novecientos, reveló que el Australopitecos también se incluyen pequeñas cantidades la carne, las semillas y los alimentos vegetales y que las especies que siguieron, el Homo habilis, han incluido significativa cantidades de carne en su dieta basado en frutas y verduras.

Nuestros parientes lejanos empezaron a comer sobre todo frutas y vegetación tierna complementada por las semillas y pequeñas cantidades de carne y luego más tarde comenzó comer más grandes cantidades de carne. Este fue el comienzo del Edad de Piedra o Paleolítico, la dieta cazador, recolector (hace alrededor de 2,5 millones a 10.000 o 8.500 años atrás) del caza silvestres, frutas, verduras, frutos secos y semillas. Aproximte hace 10.000, o incluso 15.000 años, el hombre comenzó a cultivar y comer una gran cantidad de granos durante el periodo Neolítico o Nueva Edad de Piedra.

El Paleo o cazador recolector dieta es más saludable que una dieta Neolítico basada en cereales cocidos (debido al ácido fítico y antinutrientes), sin embargo, una dieta lacto-vegetariana basada en frutas y verduras es aún más saludable, porque nos vuelve más cerca de la dieta natural y original de la humanidad que era rica en frutas y vegetación y baja en carnes y el consumo de semillas. Como una fuente de proteína los productos lácteos alimentados con pasto son más saludables que la carne (aumento de la mortalidad) y semillas (ácido fítico causando desmineralización, las grasas poliinsaturadas reactivos y antinutrientes). Somos vegetarianos o más específicamente frugívoros por diseño, que comen frutas, verduras y una fuente de proteínas y grasas. Las proteínas y grasas lácteas son más saludables que la carne, el pescado, las nueces y las semillas.

Ya hemos visto que la carne es poco saludable de acuerdo con los estudios citados anteriormente, ahora vamos a ver por qué las nueces y las semillas son también insalubres.

Frutos secos y semillas son el vehículo de reproducción de la planta. Algunos animales, como los pájaros y las ardillas, están adaptados a comer ellos. La molleja es el sistema digestivo especializados de un pájaro que le ayuda a digerir semillas duras.

Los humanos no son pájaros, ni roedores, ni animales, son seres humanos, a pesar de que Darwin les clasificó como animales. Son un mayor forma de ser, una forma espiritual y mentalmente más avanzada de los animales y por lo tanto requieren un alimento que apoya su capacidad espiritual e intelectual avanzado. Linus Pauling, el doble Nobel premiado científico, ha señalado que la fruta mejor facilita la neurotransmisores del cerebro debido a su alto contenido de vitamina C. Los vegetales tienen bajas concentraciones de vitamina C y otros alimentos tienen muy poco.

Frutos secos y semillas son bajos en contenido de agua y muy alta en grasa y proteína que es lo contrario de la leche materna, el primer alimento de los seres humanos, que es muy baja en proteínas y grasas y alta en agua. El agua viviente es el agua que ha sido activado por una planta, humana o animal, con enzimas vivas, las vitaminas y los minerales orgánicos. Agua de la tierra o el agua de lluvia no se han activado con estos elementos vivos. Frutas y verduras son naturalmente ricos en agua viviente y baja en proteína y grasa, que es similar a la leche de la madre.

Frutos secos son ricos en grasas poliinsaturadas que son conocidos por ser causantes del cáncer y enfermedades del corazón. La naturaleza diseño la semilla para contener mucho aceite poliinsaturado de modo que si un animal se lo comió, se obtendrá indigestión y por eso se evitan en el futuro. Frutos secos y semillas son muco formando porque el cuerpo debe producir más mucosidad para protegerse de las tóxicas sustancias que contienen.

El propósito de una nuez o semilla es de reproducir su tipo como dice en Génesis de la Biblia. Las aves y otros animales si los comen pero son adaptado para hacerlo. Los seres humanos están destinados a cuidar y propagar los árboles de frutas y plantas de hortalizas en toda la creación ahorrando la semilla y sembrándolo. Los árboles y las plantas, a su vez proporcionan agua viva, enzimas, minerales orgánicos y vitaminas para nuestro sustento. Esta es la relación natural simbiótica entre los seres humanos, árboles frutales y plantas de hortalizas. Además los humanos cuidan los animales de pastoreo como las vacas, ovejas, cabras, búfalos y camellos que proporcionan la leche.

Otra razón nueces, semillas y granos no son saludables se debe a su contenido de ácido fítico, una sustancia que puede bloquear la absorción de minerales.

EL ACIDO FITICO PUEDE BLOQUEAR
LA ABSORCIÓN DE MINERALES

La ingesta de fitato en los EE.UU. y el Reino Unido oscila entre 631 y 746 mg por día el promedio, el promedio en Finlandia es de 370 mg, en Italia es 219 mg, y en Suecia es 180 mg por día. En el contexto de una dieta rica en calcio, vitamina D, vitamina A, vitamina C, grasas buenas y alimentos lacto-fermentada, la mayoría de la gente va a hacer bien en un estimado de 400 a 800 mg por día. No se recomienda más de 800 mg de ácido fítico por día para los que sufren de caries dental, pérdida de masa ósea o deficiencias de minerales, porque para esos tipos de enfermedades se recomienda la ingesta de fitato de 150-400 mg. Para los niños menores de seis años de edad, mujeres embarazadas o personas con enfermedades graves, es mejor consumir una dieta lo más baja en ácido fítico posible.

Contenido de Ácido Fítico de los Alimentos, mg/g Aproximada
Pan blanco 1,48
Pan de avena 5,16
Pan de salvado 7,53
Pan de soya 5,51
Pan de mixto granos 3,81
El pan integral 4.74
Fuente: contenido de ácido fítico en los productos molidos de cereales y panes, Rosa Ma Garcia-Estepa, Eduardo Guerra-Hernández, Belén García-Villanova, Food Research International 32 (1999) 217-221.

Una rebanada de pan es una onza o 28 gramos. Una rebanada de pan integral contiene aproximadamente 133 mg de fitato, si usted se comió 4 rebanadas por día que habría 531 mg. Una rebanada de pan blanco tiene aproximadamente 41 mg ácido fítico, si usted se comió 4 rebanadas que serían unos 166 mg. Para la curación y la prevención de la caries dental, pan blanco, pan francés y pan de masa fermentada de centeno o pan de trigo sarraceno son las mejores maneras de mantener su ácido fítico a un mínimo.

Fitatos, Como Porcentaje del Peso
Pan de maíz 1.36
El pan integral 0.43-1.05
Panecillo de salvado de trigo 0.77-1.27
Maíz 0.6
Centeno 0.41
Pumpernickel 0.16
Pan blanco 0.03-0.23
Pan francés 0.03
Pan centeno de masa fermentada 0.03
Alforfón agrió 0.03
Ajonjolí, descascarado 5.36
Almendras 1.14
Nueces 0.98
Maní 0.82
Maní tostado 0.95
Maní Germinado 0.61
Nuez de Brasil 1.72
Fuente: NR Reddy y otros. Alimentos fitatos, primera edición, CRC
Press, 2001, páginas 30-32

Las nueces contienen aproximadamente el mismo nivel de ácido
fítico en granos dice Ramiel Nagel en, "Son los granos la razón oculta
de muchas enfermedades modernas incluyendo las caries dentales?"
(http://www.healingourchildren.org/wholegrains-embarazo). Él dice,
"Las décadas de investigación de Edward y May Mellanby demuestran que la avena interfiere más que cualquier otro grano estudiado en la mineralización de los dientes. Intermedio es la interferencia
de la mineralización de los dientes se produce a partir de maíz, el centeno, la cebada y el arroz. El germen de trigo, germen de maíz y otros
gérmenes de cereales tienen una efecto "nefasto" sobre los dientes.

La harina blanca interfiere menos con la mineralización de los
dientes. Que harina blanca no interfiere tanto con la mineralización
del diente corresponde con experimentos de alimentación de Weston
Price donde discute en el segundo capítulo de su libro sobre los esco-
lares plagado a la caries, cuando se consumen dos comidas al día que
consiste en harina blanca, y una excelente comida por día con alimentos ricos en nutrientes. Incluso mientras que han comido la harina
blanca los niños se convirtieron inmunes a las caries dentales.

Brotes sólo elimina entre 20-30% de ácido fítico después de dos o de tres días para los granos, semillas y granos en condiciones de laboratorio a una temperatura constante de 77 grados Fahrenheit. Panes hecho con levadura tienen 40-80% de los el ácido fítico intacto en su producto terminado. Si un pan leudado es hecho con harina blanca sin blanquear, sin embargo, no va a tener mucho ácido fítico (pan blanco 0.03 a 0.23% en peso). Otro alimento mortal para los dientes son productos comerciales de granos germinados.

Si tienen caries severas, o tienen algunas cavidades persistentes que no se curan, considerar evitar por completo las nueces hasta que el problema resuelve. Tenga cuidado con las almendras, que parecen ser muy alta en las toxinas. Las pieles deben ser eliminadas. Creo que los frutos secos son deliciosos, especialmente cuando se han brotado y con la baja temperatura deshidratado, y luego asado para eliminar un gran cantidad de ácido fítico. Parece casi universal de que los pueblos indígenas culturas cocinan sus nueces de alguna manera, como agregar a las sopas de carne y guisos. El problema con los frutos secos es su consumo excesivo en crudo, porque tienen un alto contenido de ácido fítico, y cuando es comido como un elemento básico, en lugar de solo un parte de una dieta sana."

Cacahuetes asados tienen un alto contenido de ácido fítico (0.95 como porcentaje del peso), porque sólo cocinándolos tiene poco efecto en la reducción de ácido fítico. Brotes de cacahuetes reduce el ácido fítico, pero todavía son altos en 0.61. Lo mejor es dejar las nueces solo, porque más tarde verá que son muy altos en fósforo que también previene el asimilación de calcio.

Nos han hecho creer que el pan de trigo integral es mejor que el pan blanco, sin embargo, el pan blanco tiene prácticamente cero ácido fítico para interferir con la absorción de calcio y otros minerales. Cuando era niño creciendo en los años 60 en los Estados Unidos siempre tuvimos sándwiches de pan blanco, pero también comimos la mantequilla, los huevos, la leche entera, el queso entero y mayonesa, que son ricos en vitamina D, K y calcio que ayudan mantener los dientes fuertes.

No fue sino hasta principios de década 70 cuando el pan de trigo integral y el granola de avena, ambos ricos en fitatos que bloquean minerales, se vieron por el nuevo movimiento hippie con sus ideas del regreso a la naturaleza. Al mismo tiempo la mantequilla y la leche entera estaban siendo promocionadas como el mal, porque la grasa saturada y el colesterol estaban causando enfermedades del corazón. Trans grasa cargado y vitamina K deficiente margarina fue la alternativa saludable, pero en realidad era la causa del problema.

Así que este doble golpe, de un exceso de ácido fítico de los granos enteros y la pérdida de la vitamina D natural y K en la mantequilla y toda los productos lácteos, fue lo que hizo estragos en nuestros dientes y huesos. Aunque la harina blanca carece de ácido fítico que todavía se está formando mucho moco (resfriados, congestión nasal) y formará una pasta pegajosa si se mezcla con agua.

Incluso si usted puede quitar todo el ácido fítico de los frutos secos, semillas y frijoles, todavía tendría el problema de demasiada fósforo.

GRANOS

"Con el consumo de los granos la degeneración del hombre comenzó," sostiene el profesor de antropología R.D. McCracken de la Universidad de California. En 10.000 años de cultivo de grano el hombre ha destruido el 90% de los bosques de España a la India con el fin de sembrar este cultivo. En el EE.UU. en tan sólo 300 años. En los últimos 50 años más o menos, el cultivo de cereales ha sido sustituido por el cultivo de los animales como una causa importante de la deforestación.

La humanidad está asfixiando a la muerte por falta de oxígeno en el aire y un exceso de dióxido de carbono, debido a la corte de los bosques y la quema de combustibles. Este exceso de dióxido de carbono también causa el efecto invernadero que desestabiliza el clima global.

Granos producen pan llamado "Staff of Life", que tiene la humanidad destruidos en el cuerpo y el medio ambiente. Granos minar el cuerpo de minerales y nutrientes y así mismo drenar el suelo de minerales y nutrientes hasta que finalmente sólo son compatibles con un entorno desértico.

Los granos contienen fitatos que se unen minerales impidiendo su asimilación fisiológica. Anti-nutrientes en los granos de cereales perjudican directamente la metabolismo de vitamina D, que es esencial para la absorción de calcio (Batchelor 1983, Clemente 1987).

Loren Cordain ha mostrado en, *El Papel Tarde de Las Cereales y Leguminosas en La Dieta Humana, y Evidencia Bioquímica de la Discordancia Evolutiva* (1999) que el excesivo consumo de cereales (que constituye el 50% o más de la dieta) provoca enfermedades de deficiencia de los minerales (calcio y fósforo) como el reblandecimiento de los huesos (raquitismo en los niños y osteomalacia en adultos) (Dagnelie, 1990) y el crecimiento del esqueleto retardado debido a la falta de zinc (Golub, 1996).

Chuang Tsu escribió sobre el "hombre espiritualizado" que "no come cualquiera de los 5 granos, pero inhala el aire y bebe el rocío." Los "Cinco granos" (ahora más de cinco) se utilizan en todo el mundo incluyendo: trigo, arroz, maíz, centeno, cebada, mijo, sorgo y avena, todos los cuales puede causar problemas de salud.

Los granos pueden causar descamación, una condición de la piel como la eczema en las personas que han desintoxicado su cuerpo a través de la dieta y el ayuno. Muchas personas son alérgicas al gluten, una proteína presente en el trigo, centeno, cebada, avena y escanda. Panes de granos germinados se ofrecen como una alternativa, sin embargo, todavía tiene un alto contenido de fósforo que puede prevenir la absorción de minerales.

FRIJOLES

Son frijoles parte de la dieta natural? Pitágoras, el griego bien conocido como matemático, filósofo y fundador del movimiento vegetariano en el mundo occidental, enseñan que los frijoles son un alimento prohibido.

La ciencia moderna le ha dado la razón que muestra que los frejoles (porotos, alubias) que son leguminosas, son indigestas y tóxicos (Liener, 1994), (Gupta, 1987) y ni siquiera la cocción puede eliminar sus elementos tóxicos (Grant, 1982). Frijoles en su forma cocida son famosos por hacer que el gas que es causada por los hidratos de carbono no digeribles.

La soya tiene la mayor contenido de fitato que cualquier otro grano o leguminosa que ha sido estudiado. Parece que es altamente resistente a muchos fitato reduciendo técnicas como la cocción larga y lenta. Sólo un largo período de fermentación reducirá significativamente el contenido de fitato como hacen en la producción de tempeh y tofu de soya fermentada.

Productos fermentados como el tempeh, tofu fermentada, miso (demasiado alta en sal) y salsa de soja (alto contenido de sal) se digiere más fácilmente, pero el uso de queso de soja, leche de soya, carne de soja y yogur de soja, ricos en fitatos, no es saludable. Los vegetarianos que consumen tofu, leche de soya, carne de soya y yogurt de soya como un sustituto de la carne y los productos lácteos tienen graves deficiencias de minerales debido a su alto contenido de fitatos.

En la producción de leche de soya con el fin de eliminar la mayor cantidad de inhibidor de tripsina posible, los frijoles se sumergen por primera vez en una solución alcalina. La solución ya un puré se calienta a continuación a aproximadamente 115 grados centígrados en una olla a presión. Este método destruye la mayor parte, pero no todos, de los anti-nutrientes, pero por desgracia tiene el efecto secundario de la desnaturalización de las proteínas por lo que se vuelven muy difíciles de digerir y mucho más reducido en la eficacia.

El contenido de fitatos permanece en la leche de soya para bloquear la absorción de minerales esenciales como el calcio, magnesio, hierro y zinc. La solución alcalina de remojo produce un carcinógeno, lysinealine. Yogur de soya es elaborado con leche de soya, por lo que no es tan saludable como la soya fermentada.

Los inhibidores de tripsina de la soja interfieren con la digestión de proteínas y puede causar trastornos pancreáticos. Los fitoestrógenos de soya interrumpen el funcionamiento de los endocrinos y puede causar infertilidad y cáncer de mama. Los fitoestrógenos de soya causan hipotiroidismo y puede causar cáncer de tiroides. La fórmula infantil de soya se ha relacionado con la enfermedad de tiroides autoinmune.

En Okinawa, Japón, Dan Buettner, autor de *Las Zonas Azules*, encontró la más larga esperanza de vida libre de discapacidad. Las batatas, brotes de frijoles, cebollas y pimientos verdes son importantes en la dieta. Verduras (la mayoría batata), los cereales (75% menos arroz y fideos que el continente Japonés), y las frutas constituyen el 72% de la dieta en peso. La soya y algas son otro 14%. 6% de la ingesta calórica total es de la forma de la soya y otras leguminosas. La carne, las aves y los huevos en cuenta por sólo 3% de la dieta, los peces alrededor del 11%.

El énfasis está en verduras verde oscuro y alga rica en el calcio. Los residentes de Okinawa, como otro japonés, no comen mucha lechería.

La dieta de Okinawa obtiene la mayor parte de sus calorías de la batata. Queso de soya y salsa de soja constituyen sólo el 6% de las calorías totales. En Japón tofu fermentado es en gran parte desconocida, pero en Okinawa tofu fermentado es bien conocido. Tofu fermentado tiene menos ácido fítico e inhibidores de tripsina de tofu no fermentado.

En 100 gramos o alrededor de 3.5 onzas de nigari (tipo duro) tofu hay 5.6 gramos de grasas poliinsaturadas, 4971 mg de omega-6 y 667 mg ácidos grasos omega-3. El tofu es un alimento alto en grasas poliinsaturadas frente a una cantidad igual de 100 gramos de queso mozzarella de leche entera con 0.8 gramos grasas poliinsaturadas. Las grasas poliinsaturadas pueden causar enfermedades del corazón e hipotiroidismo. Hablaré de esto en detalle más adelante.

El hecho de que los habitantes de Okinawa disfrutan de un alto grado de longevidad y salud no es debido a que consumen soya, debido al hecho de que se come en pequeñas cantidades (6% del total de calorías) en comparación con los alimentos básicos de la camote, verduras, algas y pequeñas cantidades de pescado y carne de cerdo. La dieta Okinawa no justifica el consumo mayor de no fermentada alimentos de soya como la leche de soya, yogur de soya, queso de soya, helado de soya, nueces de soya y tofu no fermentado. Pequeñas cantidades de tempeh de soya fermentado y tofu fermentado si son digerible estaría bien, pero miso y salsa de soya son muy altos en sal que puede aumentar la presión arterial.

EL CALCIO/FOSFORO RATIO

Si usted come alimentos que contienen más fósforo que calcio, se robará los dientes y los huesos de calcio, ya que cualquier exceso de fósforo se excreta por el riñón junto con el calcio en el cuerpo.

Hay un dicho "cómo va el fósforo, por lo que va de calcio" lo que significa es que por cada gramo de fósforo ingerido en la dieta, el cuerpo debe coincidir que con otro gramo de calcio antes de que el fósforo pueda ser absorbido a través de la pared intestinal hacia el torrente sanguíneo. Si no está disponible el calcio requerido de la dieta, el cuerpo se dirigirá a donde quiera que pueda, por ejemplo, de los depósitos de almacenamiento en los dientes y los huesos.

Granos, frijoles, brotes, frutos secos y semillas son muy ricos en fósforo y demasiado baja en calcio y por lo tanto se fuga de su cuerpo de su reservas de calcio almacenadas en los dientes y los huesos.

"Los riñones regulan la cantidad de fósforo en la sangre. Cuando el fósforo se eleva demasiado, los riñones excretan el extra. Infortunadamente, el fósforo y el calcio están estrechamente relacionados y calcio obtiene excretado junto con el fósforo.", dice Joanne Larsen MS, RD, LD del sitio web Preguntar al Dietista. La leche humana tiene un relación calcio:fósforo de 2:1 alimentos lo debe estar cerca de esta relación porque eso es lo que nuestros cuerpos utilizan por primera vez como una fuente de alimento.

Papaya es un alimento rico en calcio. Una taza de puré de pulpa de papaya tiene 55 mg de calcio y sólo 12 mg de fósforo. 4 tazas o un litro de pulpa de papaya tiene 172 miligramos netos de calcio, 220 mg de calcio menos 48 mg fósforo da 172 mg de calcio. La espinaca es una excelente fuente de calcio. La espinaca tiene un ratio de Ca a P de 2.02:1 dando 46 gramos netos de calcio absorbible.

Dr. Norman Walker, autor de *Jugos Vegetales Crudos*, sostuvo que oxálico ácido en su forma cocida se une irreversiblemente con el calcio y evita su absorción. Un exceso de ácido oxálico cocido también puede formar cristales de ácido oxálico en el riñón. Dr. Walker afirmó que los cálculos de ácido oxálico y el bloqueo de calcio no se producen con espinaca cruda porque lo orgánico ácido oxálico se puede metabolizar apropiadamente. El ácido oxálico en su forma cruda es uno de los nutrientes importantes que se necesitan para mantener el tono y peristaltismo del intestino.

Diente de león contienen 187 mg de calcio y 66 mg de fósforo en cada 100 gramos que le dan un rendimiento neto de calcio de 121 mg. Este es uno de la de las fuentes de calcio más alto en el reino vegetal y crece en todo lado gratis.

Verduras del mar son ricas en calcio, magnesio y potasio. Dulse tiene 567.0 mg de calcio y 270.0 mg de fósforo por 100 gramos produciendo 297 mg de calcio. Wakame o Alaria marginata tiene 1,300.0 mg calcio y 260.0 mg de fósforo produciendo 1,040 mg de calcio por 100 gramos. Hijiki tiene 1,400.0 mg de calcio por 100 gramos y sólo 59 mg fósforo produciendo 1,341 mg de calcio por lo que es la mayor fuente de calcio entre las verduras del mar. Copos vegetales marinos se pueden utilizar como sazonador en lugar de sal. Maine Coast Sea Vegetables tiene muchas sabrosas verduras del mar y condimentos para elegir y han sido probado libre de radiación y la contaminación. Los productos lácteos alimentados con pasto, son buenas fuentes de calcio.

Según el USDA cifras (Departamento de Agricultura de los Estados Unidos) brócoli tiene 40 mg de calcio y 67 mg de fósforo por cada porción de 100 gramos dando una pérdida neta de calcio de 27 mg. El brócoli da 1 mg de calcio por cada 1.4 mg de fósforo por lo cual se roban 0.4 mg calcio de su cuerpo por cada mg de fósforo que se come. Probablemente utilizaron productos comerciales cultivados en suelo deficiente en minerales. El brócoli orgánico probablemente produciría una mayor relación de calcio a fósforo.

Hongos blancos comunes pueden ser los peores en el robo de calcio. Contienen, en 100 gramos, 86 mg de fósforo y sólo 3 mg calcio dándole un 1:28.7 relación calcio:fósforo. Cada mg de fósforo robará un miligramo de calcio de sus huesos y dientes. Sólo cuatro grandes setas (aproximadamente 100 g) roban a su cuerpo de aproximadamente 83 mg de calcio.

La mayoría de la gente piensa que las zanahorias son ricas en calcio con 24 miligramos por 100 gramos, pero contienen 42 mg de fósforo según las cifras del USDA. Las zanahorias orgánicas pueden tener una contenido mineral más equilibrado. De acuerdo con cifras del USDA, que se utilizan por NutritionData.self.com, una taza de jugo de zanahoria va a robar a su cuerpo cerca de 42 mg de calcio y un litro se roban casi 168 mg de calcio de su cuerpo. Una taza de jugo de zanahoria contiene 56,6 mg de calcio y 99,1 mg de fósforo de acuerdo con nutritiondata.self.com.

El jugo de zanahoria se debe mezclar con la espinaca, apio, perejil y diente de león para equilibrar cualquier déficit de calcio posible. Pepino tiene un balance de calcio neto negativo. En un pepino grande (aproximadamente 300 gramos) hay 48 mg de calcio y 72 mg de fósforo dando un drenaje neto de 24 mg de calcio. Sin embargo, el pepino es rico en sílice y sílice se convierte en calcio por el cuerpo por transmutación biológica, lo que hace compensar su exceso de fósforo. El sílice es buena para la piel, los tendones y ligamentos.

Si el ácido oxálico en verduras como la acelga es una preocupación utilizar el brócoli, la coliflor y la col, que tienen un menor contenido de oxalato. Acelga, la espinaca y otras verduras que contienen oxalato cuando se cocinan forman un compuesto de enclavamiento con el calcio destruyendo su valor nutritivo. Hay algunas condiciones de salud relativamente raros que requieren una estricta restricción de oxalato. Alrededor del 80% de los cálculos renales formada por los adultos en los EE.UU. son cálculos de oxalato de calcio. La ingesta de azúcar refinado, el alto consumo de proteínas y la ingesta elevada de sodio contribuyen a la formación de cálculos. Un estudio demostró que las mujeres que bebían ½ a 1 litro de zumo de manzana, pomelo o de naranja al día, su valor pH urinario y la excreción de ácido cítrico aumentó, cayendo significativamente su riesgo de formación de cálculos de oxalato de calcio.

Virginia Worthington, un especialista en nutrición clínica con un doctorado en nutrición de la Universidad Johns Hopkins, publicó una revisión (2001) de 41 estudios comparando el valor nutricional de los verduras y frutas orgánicos y convencionales. Dr. Worthington concluyó que las verduras y frutas orgánicos tenían en promedio 27 por ciento más de vitamina C, 21,1 por ciento más de hierro, 29,3 por ciento más magnesio y 13,6 por ciento más fósforo que los convencionales.

Charles Benbrook, jefe científico en el Centro Orgánico y ex director ejecutivo del Consejo de Agricultura de la Nacional Academia de Ciencias, encontró que en el 85 por ciento de los datos comparables puntos, las verduras y frutas de las granjas orgánicas tienen niveles más altos de antioxidantes que produjo en granjas convencionales. En promedio, los niveles antioxidante en los productos orgánicos fueron 30 por ciento más alto. Por lo tanto, para obtener más vitaminas, minerales y antioxidantes en su dieta elija las verduras y frutas orgánica o naturalmente cultivados.

LA IMPORTANCIA DE LOS PRODUCTOS LACTEOS ALIMENTADOS CON PASTO

PRODUCTOS LACTEOS CON GRASA ENTERA SON BUENOS PARA SU SALUD

Las agencias gubernamentales y la industria alimentaria han pasado los últimos años avisándonos que debemos comer productos lácteos bajos en grasa, pero la mayoría de los estudios son en realidad más consistentes con la idea de que la grasa láctea reduce el riesgo de enfermedades de corazón.

Un estudio de 1000 en Suecia encontró que las personas que consumieron la mayoría de la grasa láctea estaban en menor riesgo de ataque al corazón (Warensjö et al, 2010). Para las mujeres, el riesgo se redujo en un 26 por ciento, para los hombres redujo 9 por ciento.

Un estudio de 2010 demostró que las personas que comían más productos lácteos con grasa entera tenían un riesgo 69% menor de muerte cardiovascular que aquellos que comían menos (Bonthuis, Hughes, Ibiebele, verde, y van der Pols, 2010). El estudio duró 16 años y se utilizó una muestra de 1,529 adultos australianos edad 25-78 años. Las personas que han evitado los productos lácteos o han consumido lácteos baja en grasa tenía más de tres veces el riesgo de morir de enfermedad coronaria, enfermedad o accidente cerebrovascular, que las personas que comieron productos lácteos de grasa entera.

Una revisión bibliográfica de 10 estudios encontró que el consumo de leche se asocia con una pequeña, pero significativa reducción en la enfermedad del corazón y riesgo de accidente cerebrovascular (Elwood, Pickering, Hughes, Fehily, y Ness, 2004).

El estudio de Rotterdam de 4807 personas encontró que ingesta de altas cantidades de vitamina K2 estaba relacionada con un menor riesgo de ataque al corazón fatal, la calcificación aórtica y la mortalidad general (Geleijnse, 2004). La mayoría de la vitamina K2 vino de queso de grasa entera.

El estudio Caerphilly (Elwood et al, 2005) utiliza un representante muestra de la población de los hombres en el sur de Gales, 45-59 años entre 1979-83 y les dio seguimiento durante 20 años. Los resultados del estudio mostraron que los sujetos que bebían más de la cantidad media de leche han tenido una reducción del riesgo de accidente cerebrovascular, y, posiblemente, una reducción del riesgo de ataque al corazón.

T. Colin Campbell, autor de *The China Study* ha asociado la caseína aislado, una proteína en los productos lácteos, con el cáncer. También cree que todas las proteínas animales causan cáncer y se debe adoptar una dieta vegetariana estricta. Lo que Campbell se olvidó de observar es que el suero, otra proteína que se encuentra en los productos lácteos, tiene efectos anti-cáncer que se anulan por completo los efectos promotores del cáncer de caseína. Esto lleva a la pregunta: ¿Qué pasaría si la grasa de mantequilla y el suero fue probado con la caseína como ocurre naturalmente en los productos lácteos? No causarán tumores debido a que ya han demostrado que el suero anula los cualidades de caseína que causan el cáncer. Otro de los estudios de Campbell mostró que el crecimiento tumoral inducida por proteína animal podría ser inhibida mediante el canje de las fuentes de grasa en la dieta (aceite de pescado en lugar de aceite de maíz). Esto lleva a la pregunta; ¿Qué efecto tiene la grasa de mantequilla y especialmente la grasa de mantequilla de pastoreo en la inhibición del crecimiento del tumor? Todo esto viene a demostrar que los alimentos deben ser estudiados en su forma entera y no aislados como la caseína.

LAS GRASAS SATURADAS Y EL COLESTEROL NO PROVOCAN ENFERMEDADES DEL CORAZÓN

Los Franceses comen alimentos alta en colesterol y grasas saturadas hecho de leche entera como el queso, yogur, crema, aderezos, salsas y mantequilla, sin embargo, tienen la menor tasa de enfermedades del corazón de cualquier país desarrollado de acuerdo a Organización Mundial de la Salud (OMS). En la isla de Kitava en Papua Nueva Guinea, los nativos no industrializados comen una dieta que deriva el 21% de sus calorías de la grasa, 17% de que es la grasa saturada que se encuentra en los cocos. Las enfermedades del corazón y los accidentes cerebrovasculares son ausente o extremadamente raro en Kitava (Lindeberg y Lundh, 1993). El mito que las grasas saturadas, como se encuentra en quesos de leche entera, yogur y la mantequilla causan las enfermedades del corazón, empezó con el K-ración en la Guerra Mundial II, que fue nombrado por Dr. Ancel Keys usando la primera letra de su apellido. Él desarrolló un paquete de alimentos altos en calorías de carne seca, galletas secas, etc., que ayudaron a ganar la guerra e hicieron el Dr. Keys muy famoso. Durante la Guerra de Corea en 1953 los médicos del Ejército y la Marina conmocionó al mundo cuando se encontraron con que los jóvenes que hicieron autopsias de tenían placa en las arterias, porque por lo general sólo había visto en los hombres mayores.

La gente en los Estados Unidos se estaba muriendo de la enfermedad cardíaca en un epidemia. Dr. Ancel Keyes era muy respetado y en 1953 publico la teoría de que la grasa saturada y el colesterol fue el causa de enfermedades del corazón, y la gente desesperados por una cura, se aceptó como un hecho por el prestigio que sostenía. El problema es que en ese momento las grasas trans se clasificaron como las grasas saturadas, por lo que los alimentos hechos con ellos fueron clasificadas como las grasas saturadas, entonces los estudios posteriores culpan el consumo de grasas saturadas y no las grasas trans y poliinsaturadas que son los verdaderos asesinos.

A sólo 3 años después Ancel Keys cambió de opinión y dijo que en 1956, "En el hombre adulto el nivel de colesterol en suero es esencialmente independiente de la ingesta de colesterol en todo el rango de las dietas humanas." Y en 1997, "No hay relación alguna entre el colesterol en los alimentos y el colesterol en la sangre. Y hemos sabido eso desde el principio. El colesterol en la dieta no importa en absoluto a menos que usted sea un pollo o un conejo." Ancel Keys, PhD, profesor emérito de la Universidad de Minnesota, 1997.

Así que, ¿Por qué no son las grandes cadenas de televisión, periódicos y revistas publicando este punto? Porque mantiene a los fabricantes de alimentos baja en grasa y sin grasa, los fabricantes de medicamentos estatinas y las fabricantes de margarina en el negocio.

Hay más dinero en la promoción de medicamentos que bajan el colesterol en la sangre, productos lácteos sin grasa o bajos en grasa y otros productos alimenticios, margarina, aceites extraídos químicamente y mantecas hidrogenadas, que decir la verdad de que queso natural de grasa entera, yogurt, la mantequilla y el aceite de coco no causan enfermedades del corazón.

El proceso de hidrogenación se descubrió alrededor de la vuelta del Siglo 20, por lo que es posible producir grasas parcialmente hidrogenado, referido a menudo como ácidos grasos trans o grasas trans.

Este fue el primer hecho por el hombre, la grasa artificial para formar parte de nuestro suministro de alimentos. Las grasas trans se producen en el proceso que añade hidrógeno a los aceites vegetales líquidos con el fin de convertirlos en sólidos.

El primer producto comercial Crisco fue introducido por Proctor and Gamble en 1911. El aceite vegetal barato se calienta a alta temperatura de producir una grasa sólida imitando la manteca de cerdo, manteca vegetal (una mezcla de aceite vegetal y grasa de carne de vacuno o cerdo sebo) y la mantequilla. La hidrogenación era más barata y más fácil hacer y por eso los grandes empresas de comida decidieron utilizar sólo aceite vegetal e hidrogenar ella.

Las grasas trans ganaron gran popularidad durante la Segunda Guerra Mundial, cuando muchas personas comenzaron a usar margarina y la manteca como alternativas al racionada mantequilla.

Yo recuerdo haber crecido en la década de 1960 y el uso de Crisco en todo como el pollo frito, papas fritas y pasteles.

Los anuncios publicitarios para la margarina fueron muy famosos y populares como, "No es bueno engañar a la Madre Naturaleza", y una corona se materializado después de comer margarina Imperial. Las grasas trans son aceites parcialmente hidrogenados y se presentan en forma de margarina y mantecas artificiales.

La margarina corriente más popular en los Estados Unidos no tiene grasas hidrogenado, ni trans, sin embargo, es muy alta en grasas poliinsaturadas. 1 cucharada (14.2 g) tiene 8.0 g de grasa de los cuales 2.0 g de grasa saturada, 0.0 g es la grasa trans, 3.5 grasas poliinsaturadas y 3.0 g son grasa monoinsaturada.

Partidarios de la dieta baja en grasa señalan la necesidad de reducir todos los tipos de grasas y citar el siguiente estudio, "Un estudio en seres humanos llevada a cabo por David Blankenhorn, MD, y sus colegas (1990) compararon los efectos de diferentes tipos de grasas sobre el crecimiento de las lesiones ateroscleróticas dentro de las arterias coronarias de las personas mediante el estudio de los resultados de la angiografía tomado un año de diferencia.

El estudio demostró que los tres tipos de grasa; saturada de origen animal, grasas monoinsaturadas (aceite de oliva) y poliinsaturados eran asociada con un aumento significativo de nuevas lesiones ateroscleróticas. Lo más importante, el crecimiento de estas lesiones no se detuvo cuando poliinsaturados grasas del tipo w-6 (ácido linoleico) y monoinsaturadas grasas (aceite de oliva) se sustituyen por grasas saturadas. Sólo mediante la disminución de toda la grasa incluida la grasa poliinsaturadas y monoinsaturadas grasas-hizo las lesiones dejar de crecer."

Este estudio fue refutado, sin embargo, por otro estudio que probó la composición real de la placa arterial de los seres humanos fallecidos y no dependió de la angiografía. Terminado en 1994 (Felton, Crook, Davies, Oliver), se estudió la relación de la grasa de la dieta a la composición de la placa de la aorta humana. El estudio comparó la composición de ácidos grasos de placas de la aorta con la del suero y el tejido adiposo de los seres humanos que habían muerto recientemente.

El contenido en ácidos grasos del suero y el tejido adiposo refleja la ingesta dietética. Se encontraron asociaciones positivas entre el suero y placa de omega 6 (r = 0.75) y omega 3 (r = 0.93, la asociación más alta) ácidos grasos poliinsaturados, y monoinsaturadas (r = 0.70), y también entre el tejido adiposo y la placa de ácidos grasos omega 6 poliinsaturados ácidos grasos (r = 0.89), pero no se encontró una asociación con ácidos grasos saturados.

Los resultados del estudio implican una influencia directa de ácidos grasos poliinsaturados, pero no implico los ácidos grasos saturadas en la formación de la placa aórtica y sugieren que las tendencias actuales favoreciendo aumentaron la ingesta de los ácidos grasos poliinsaturados deben ser reconsiderados.

Grasas poliinsaturadas que se encuentran en los aceites de semillas extraídas (soya, cártamo, algodón, canola, maní, girasol, maíz, lino) son los que hacen a lesiones arteriales y no por la grasa saturada que se encuentra en los productos lácteos alimentados con pasto. El estudio también muestra una asociación positiva de grasas monoinsaturadas y la placa aórtica, aunque menos que la de los ácidos grasos omega-3 u omega-6 grasas poliinsaturadas. Esto significa que los aguacates y el aceite de oliva, que se consideran grasas naturales deben ser consumirse en cantidades limitadas o evitado por completo debido a su alto contenido de grasa monoinsaturada y moderado contenido de grasas poliinsaturadas. Un aguacate mediano de 136 gramo de peso sin piel ni semilla tiene 13,3 g de grasa monoinsaturada y 2,5 g de grasas poliinsaturadas.

La Academia Nacional de Ciencias de EE.UU. rango seguro es de 0,6 a 1,2 gramos de grasas omega-3 poliinsaturados por día para los hombres y las mujeres. Por encima de este rango seguro, advierten: "Si bien no se define en el nivel de consumo que los efectos adversos potenciales de los ácidos grasos poliinsaturados n-3 fue identificado, el extremo superior de AMDR se basa en el mantenimiento de la equilibrio adecuado con ácidos grasos n-6 y en la falta de pruebas que demuestra la seguridad a largo plazo, junto con los estudios in vitro humana que muestran una mayor formación de radicales libres y la peroxidación lipídica con mayores cantidades de ácidos grasos poliinsaturados. La peroxidación de lípidos se piensa que es un componente en el desarrollo de placas aterosclerótica."

El equilibrio adecuado de n-3 a n-6 ácidos grasos se encuentra cerca de 1:1, que significa n-6 o ácidos grasos Omega-6 también deben estar en los 0,6 a 1,2 gramos rango de consumo máximo y no en el rango de 5-10 gramos, la cual es el AMDR actual.

AMDR o Rango Aceptable de Distribución de Macronutrientes es el gama de la ingesta de una fuente de energía particular que se asocia con reducción del riesgo de enfermedad crónica, mientras que proporciona la ingesta de esencial nutrientes.

La mitad de un aguacate mediano tiene 1,25 g de grasas poliinsaturadas, que es en el rango aceptable, sin embargo, esto no incluye el monoinsaturadas grasas, 6,65 g, que también han demostrado ser componentes de la placa aórtica.

El aceite de oliva también es rico en grasas insaturadas. Una cucharada de oliva aceite tiene 9,8 g de grasa monoinsaturada y 1,4 g de grasa poliinsaturada. Comparar este a una cucharada de aceite de coco, que tiene 0,2 g poliinsaturadas grasa, 0.8 g de grasa monoinsaturada y 11,7 g de grasa saturada.

Una cucharada de mantequilla tiene 0,4 g de grasa poliinsaturada, 2,9 g grasa monoinsaturada y 7,2 g de grasa saturada. Una cucharada de crema agria tiene 0,1 g de grasa poliinsaturada, 0,6 g de grasa monoinsaturada y 1,4 g de grasa saturada. Es más saludable usar mantequilla y crema agria hecho de leche de vaca alimentada con pasto y aceite de coco, que son grasas estable y no grasas oxidable, como su fuente de grasa.

EL ESTUDIO DE FRAMINGHAM: "... A MAS GRASA SATURADA COMIDA ... MAS BAJÁ EL COLESTEROL DEL SUERO DE LA PERSONA ... "

El estudio de Framingham es uno de los más famosos y respetados estudios sobre las enfermedades del corazón y el colesterol debido a su larga duración.

Es el colesterol malo para usted? El proyecto se inició en 1948 y todavía está en funcionamiento. Cuarenta años después del inicio de este estudio de 5.000 hombres y mujeres en 1948, su director, el Dr. William Castelli, regañadientes admitió que "en Framingham, Massachusetts, lo más una grasa saturada comía, más colesterol se comía, más calorías se comía, lo más bajo el colesterol sérico de la persona. Se encontró que la las personas que consumieron la mayor cantidad de colesterol, comieron más calorías, pesa lo menos y eran los más activos."

Los que comían más colesterol y la grasa saturada ganó la menor cantidad de peso debido a estar más activo.

Aunque el estudio encontró una asociación entre los niveles altos de colesterol en la sangre y el aumento de la probabilidad de futuros ataques al corazón, el colesterol elevado es sólo una de más de 240 "factores de riesgo" que eran asociado con un mayor riesgo de ataques cardíacos.

Si usted es menor de 50, el colesterol alto se asocia con la muerte y enfermedades cardio-vasculares, es decir, ataques cardíacos y accidentes cerebrovasculares.

Esta asociación se encuentra sólo en los hombres jóvenes y de mediana edad.

En los 30 años de seguimiento del estudio de Framingham, el colesterol alto no era predictivo de infarto después de los 47 años.

Conforme para el Estudio de Framingham, una vez que un hombre llega a los 48 años no existe una relación entre los altos niveles de colesterol y el morir de ataque al corazón.

Lo más alarmante es el hecho de que aquellos cuyo colesterol disminuido sin ninguna intervención corrió un riesgo mucho mayor de ataque cardíaco que aquellos cuyo aumento del colesterol.

El aumento significativo del riesgo de morir por enfermedad cardiaca y accidente cerebrovascular en aquellos cuya disminución del colesterol es lo contrario de lo que se nos ha hecho creer.

PORQUE HAY MUCHOS ACIDOS GRASOS OMEGA-3 EN EL PASTO ALIMENTADO LECHE Y QUESO SIGNIFICA QUE NO NECESITAMOS ACEITE DE LINAZA, PESCADO O HIGADO DE BACALAO PARA CONSEGUIR NUESTRO OMEGA-3 ACIDOS GRASOS

Hay 16,5 mg de ácidos grasos omega-3 y 16,6 mg de ácidos grasos omega-6 ácidos grasos por gramo de grasa de mantequilla de los animales pastoreo. (Dhiman, et al., 1999).

Tres tazas de pasto yogur de leche entera tiene 396 mg de ácidos grasos omega-3 y 398,4 mg de ácidos grasos omega-6. 100 gramos o 3,5 onzas de pasto cheddar queso tiene 544,5 mg de ácidos grasos omega-3 y 547,8 mg de ácidos grasos omega-6. Desde el 544,5 los ácidos grasos omega-3 mg se obtiene ácidos grasos de cadena larga 87,12 mg (DHA, EPA), utilizando la tasa de conversión del 16% para los hombres jóvenes. Jóvenes y sanos las mujeres pueden convertir los ácidos grasos omega-3 a una tasa de 36%, lo que haría darles ácidos 196,02 mg grasos de cadena larga (DHA, EPA) en 100 gramos pasto queso cheddar.

Hay una proporción de omega-6 a ácidos grasos omega-3 de 1:1 en los productos lácteos alimentada con pasto. Esta es la proporción ideal de ácidos grasos esenciales de acuerdo con Jo Robinson, quien es coautor del libro La Dieta Omega (1999) con el Dr. Artemis Simopoulos. Las páginas del libro demostró muchos estudios que cuando la dieta contiene cantidades aproximadamente iguales de estos dos grasas, que tendrán un menor riesgo de cáncer, enfermedades cardiovasculares, trastornos autoinmunes, alergias, obesidad, diabetes, demencia, y varios otros trastornos mentales.

El margen de seguridad establecido por el Instituto de Medicina (IOM) de los EE.UU. Academia Nacional de Ciencias de los ácidos grasos Omega-3 es 0,6 a 1,2 gramos por día para los hombres y las mujeres. El consumo de los productos lácteos anteriores (tres tazas de yogur de leche alimentado con pasto y 3.5 onzas de queso cheddar queso) de una fuente de pastoreo le dará 940,5 mg de omega-3, que se encuentra dentro del rango seguro.

Una nueva investigación muestra que las vacas que pastan en la relativamente altas altitudes puede producir la leche más saludable de todos. En comparación con las tierras bajas herbívoros, la leche de herbívoros suizos de gran altitud (3700-6200 pies) tiene más CLA (ácido linoleico conjugado). CLA se ha demostrado, por numerosos estudios, para prevenir el cáncer.

Las plantas que crecen en altitudes más altas tienen más ácidos grasos omega-3, grasas que se solidifican a temperaturas más bajas que otras grasas, y por lo tanto actuar como una forma de anticongelante (Hauswirth et al, 2004). Queso alpino de Suiza contenía cuatro veces más ácidos grasos omega-3 en comparación con cheddar Inglés comercialmente disponibles y mostró una cantidad significativamente menor de ácidos grasos omega-6.

Algunos defensores de la salud recomiendan tomar aceite de linaza para obtener sus ácidos grasos omega diarias en una dosis de dos gramos de aceite de linaza orgánica, prensado en frío y cinco gramos de prensado en frío aceite de ajonjolí orgánica alta en linoleico al día.

Dos gramos de aceite de linaza tiene 1,097 mg de ácidos grasos omega-3. Hay 2,174 mg de ácidos grasos omega-6 en 5 gramos de aceite de sésamo. Esto es aproximadamente un 2 a 1 proporción de ácidos grasos omega-6 y omega-3, si redondeamos las cifras. Nuestros resultados comer productos lácteos con pasto era, 940,5 mg de omega-3 y 946,2 mg de omega-6 que nos da un mejor cociente de 1 a 1.

Algunos autores recomiendan tomar 10 g de semillas orgánica de calabaza cruda al día, pero esto le dará problemas con el ácido fítico encontrado en la semilla entera.

La mayoría de los autores coinciden en que el uso de las fuentes de alimentos que, combinados, entregan el aceite omega-6 y omega-3 en una proporción de 1:1 a 2,5:1 es muy importante. Ratios más allá de los extremos de este rango no parecen ayudar a los tejidos en oxigenación celular. Omega-6 no es una "mala", pero una buena grasa si deriva de pasto, los productos lácteos enteros de grasa.

El cuerpo necesita el correcto saldo de omega-6 y omega-3 en buen estado (en cualquier lugar entre las proporciones 1:1 y 2,5:1) para funcionar correctamente. Aceite sin daño significa in-oxidado. Todos los aceites de semillas extraídos son dañados por la oxidación cuando se expone al aire. Grasas lácteas alimentadas con pasto que se encuentran en yogur y el queso de grasa entera son saturadas y por lo tanto no son oxidables.

Otros autores recomiendan tomar una dosis diaria de 1 o 1,5 cucharadas de aceite de linaza que le daría 7.2 a 10.8 gramos de Omega-3 ácidos grasos por día (1 cucharada para las mujeres que pesan 100 libras y 1.5 cucharada para hombres de 150 libras.

Otros autores incluso recomiendan tomar 2 cucharadas de aceite de lino por cada 100 libras de peso corporal que daría 21,6 gramos de los ácidos grasos omega-3 por 3 cucharadas de aceite de linaza en una persona de 150 libras. Todas estas recomendaciones para tomar aceites de semillas en la dosis muy por encima de la ingesta dietética de referencia o DRI es peligroso debido a la formación de radicales libres y la peroxidación lipídica de poliinsaturados extraída aceites.

El DRI (Dietary Reference Intake) para los hombres de 14 a más de 70, es de 1,6 Omega-3 gramos por día y para las mujeres de 14 a más de 70 el DRI es 1.1 gramos de omega-3 por día.

El DRI o la ingesta dietética de referencia es establecido por el Instituto de Medicina (IOM) de la Academia Nacional de Ciencias de EE.UU. y es utilizado por los Estados Unidos y Canadá. Las tablas de nutrientes DRI dar esta advertencia por el exceso de consumo de omega-3, "Si bien no se define en el nivel de consumo que los posibles efectos adversos de n-3 se identificó ácidos grasos poliinsaturados, el extremo superior de AMDR (Intervalo aceptable de distribución de macronutrientes) se basa en mantener el equilibrio adecuado con ácidos grasos n-6 y en la falta de pruebas que demuestran la seguridad a largo plazo, junto con humanos estudios in vitro que muestran aumento de la formación de radicales libres y la peroxidación lipídica con mayores cantidades de ácidos grasos poliinsaturados ácidos. La peroxidación lipídica se piensa que es un componente del desarrollo de las placas ateroscleróticas."

El DRI de ácidos grasos omega-6 o ácido linoleico es de 17 gramos por día para los hombres 19-50 y 14 gramos para los mayores de 50. Para las mujeres la DRI de omega-6 es de 12 gramos por día para los 19 a 50 años de edad y 11 gramos de los mayores de 50. ¿Por qué esta cifra es tan elevada dado que los omega-6 ácidos grasos ácidos han demostrado ser componentes de la placa arterial y están conocida a necesitar una relación de 1 a 1 con los ácidos grasos omega-3 para mantener la salud?

Durante la vuelta del siglo pasado, 1900, enfermedades del corazón era prácticamente desconocido en los Estados Unidos, incluso aunque el consumo de mantequilla, queso y leche entera fue alta. Sólo hasta la introducción de las aceites de semillas y aceite de semilla hidrogenado o la margarina y manteca hidrogenado comienzan a escalar enfermedades cardíacas y cáncer. Desde 1920 hasta 1960 la incidencia de las enfermedades del corazón se levantó precipitadamente para convertirse en América el principal causa de muerte. Durante el mismo período el consumo de mantequilla se desplomó a partir de los dieciocho kilos por persona y año, a cuatro. En 1975, estábamos comiendo un cuarto de la cantidad de mantequilla comido en 1900 y diez veces la cantidad de margarina. Dada la evidencia de que grasas insaturados forman placas ateroscleróticas, parece que los aceites vegetales y aceites vegetales hidrogenados en forma de margarina y manteca es la causa de la epidemia de la enfermedad del corazón en los Estados Unidos.

El margen de seguridad de la Academia Nacional de Ciencias de los Estados es 0,6 a 1,2 gramos de ácidos grasos omega-3 por día para los hombres y las mujeres.

Una sobredosis de grasas omega-3 en la forma de tomar el aceite de linaza, aceite de pescado o aceite de hígado de bacalao puede causar el desarrollo de placas ateroscleróticas. Aceite de linaza tiene la friolera de 7.196 mg de ácidos grasos omega-3 por cucharada. Hay 4,767 mg de ácidos grasos omega-3 en 1 cucharada de aceite de pescado salmón. Aceite de hígado de bacalao tiene 2,664 mg de ácidos grasos omega-3 en 1 cucharada. Incluso el consumo de pescado, especialmente pescado graso, tiene su riesgo, medio filete (198 gramos) de salmón coho salvaje, un pescado de graso moderado, tiene 2,918 miligramos de ácidos grasos omega-3.

EL FENÓMENO PARADOJA FRANCESA

Los Franceses por lo general comen tres veces más grasa animal saturada como lo hacen los americanos, y sólo alrededor de un tercio de muchos mueren de ataques al corazón según un artículo publicado en la revista Salon (Fraser, 2000). La comida Francés es alta en grasas saturadas y colesterol, queso con toda su grasa y yogur, mantequilla, pan, frutas y verduras frescas (a menudo a la parrilla o salteado), pequeño porciones de carne (con más frecuencia pescado o pollo que la carne roja), vino, y chocolate negro, sin embargo, tienen una incidencia mucho menor de enfermedades cardíacas que los estadounidenses.

Los Franceses disfrutan de su comida sin culpa y comen de manera estructurada, forma comunitaria, ralentizado, tranquilo y familiar. También comen porciones más pequeñas y no comer en exceso o comer demasiado rápido como los Estadounidenses.

Tampoco los Franceses comen entre comidas o en otras palabras no comen los alimentos chatarra. Los Franceses aman los productos locales y productos lácteos de alta calidad en contraste con la granja industrial producido comida de los Estadounidenses.

Lecherías Francesas tienen más probabilidades de criar a sus vacas con el pasto, lo que resulta en los altos niveles de ácidos grasos omega-3 grasos conjugados que naturalmente pueden prevenir el cáncer.

Los Franceses no se preocupan por la comida baja en grasa, baja en carbohidrato, baja en calorías, simplemente disfrutan de sus ricas quesos, yogures y cremas de leche entera con moderación y no obsesionarse con las calorías y ácidos grasos omega-3.

No venden falsa crema "Sweet and Low" o edulcorante artificial en Francia y no están obsesionados con los suplementos, ya que consigan sus vitaminas y minerales de los alimentos integrales. Su carne se comen en pequeñas porciones y prefieren bares y cafés, más que "todo lo que puede comer" buffets y cadenas de comida rápida.

Los Franceses, como una nación, indican que las grasas saturadas y el colesterol no son la causa de enfermedades del corazón. Mira las estadísticas: Francia tiene 39.8 muertes por enfermedades del corazón por 100.000 personas.

Los EE.UU. tienen 106,5 por 100.000 personas, alrededor de 2 y 1/2 veces más que Francia. FUENTE: Las muertes por enfermedades del corazón por 100.000 habitantes (1995-1998) Mundo Organización de la Salud.

Utilizando las estadísticas más recientes (2004) de la Asociación Americana del Corazón, Francia tenía 208 totales de muertes por enfermedades del corazón por 100.000 en comparación a 348 de los Estados Unidos para los hombres de 35 años a 74. La figura es más alta porque esto es sólo para los hombres mayores, que son los más propensos a morir de enfermedades del corazón.

Ahora, ¿Qué hay de China? ¿No es el estudio de China que supone demostrar que una dieta vegetariana estricta es saludable?

Según datos de la American Heart Association de 2004, utilizando Estadísticas de la OMS, China tiene más enfermedades del corazón que los Estados Unidos y es aún mayor en las zonas rurales de China que en las zonas urbanas: 413 muertes por cada 100,000 rural y 398 muertes de la enfermedad cardíaca urbana, en comparación con 348 por 100,000 en los EE.UU..

Los Chinos y especialmente los Chinos rurales (demasiado pobre para comer carne) se supone que tienen una dieta saludable para el corazón sin embargo tienen más enfermedades del corazón que los Estados Unidos.

Los Franceses comen mucha grasa saturada y colesterol, pero tienen la menor tasa de muertes por enfermedades cardiovasculares entre las naciones industrializadas.

El estudio de China se conoce como prueba concluyente de que cualquier cantidad de proteína animal en la dieta aumenta el riesgo de cáncer y otras condiciones degenerativas de salud. Este estudio no tuvo en cuenta los factores críticos que determinan la idoneidad de productos animales para el consumo humano y la promoción de salud.

¿Cómo responde la salud humana comiendo pasto alimentado, productos lácteos versus los productos lácteos de granja de la fábrica? Sin teniendo en cuenta las respuestas a estas preguntas, ¿Cómo podemos llegar a una conclusión tan audaz que el consumo de cualquier cantidad de proteína animal causa la enfermedad?

Los productos lácteos de las granjas industriales son perjudiciales para la salud humana. Sin embargo, consumiendo cantidades moderadas de alimentos de animales alimentados con pasto como yogur crudo, kéfir, el queso, la crema agria y la mantequilla es esencial para la salud.

Las últimas cifras de abril de 2011 muestran que Francia tiene menores muertes por enfermedades del corazón que Japón, los EE.UU. y China: Francia 0.30% (de la matriz total de la población de las enfermedades del corazón), Japón 0.34%, 0.55% EE.UU. y China .58%. La cifra se calculó dividiendo el número de muertes por enfermedad cardiaca en la población total del país.

Los Franceses tienen una dieta y estilo de vida saludable, ya que tienen la enfermedad cardíaca más baja, que es el asesino #1 en todo el mundo.

Francia tiene una tasa de 29,2 muertes por enfermedad coronaria por 100,000 habitantes por lo que es sólo superada por la isla del Pacífico de Kiribati.

Ese hecho es acuerdo de la página de web worldlifeexpectancy. com que utiliza, "Los datos más recientes de estas fuentes primarias: la OMS, el Banco Mundial, la UNESCO, la CIA y bases de datos de los distintos países para las causas de la muerte de la salud global. Usamos el CDC, NIH y bases de datos estatales y del condado individuales para la verificación y la suplementación de los datos estadounidenses." Ellos combinan todas las estadísticas de las principales fuentes que le da un promedio de todos los datos.

Kiribati es un país pobre y lamentablemente tiene el puesto 40 más alto de accidentes cerebrovasculares entre los 192 países con 141.5 muertes por cada 100,000 por lo cual no es prudente seguir su dieta y estilo de vida. La principal causa de muerte en Francia es el cáncer de pulmón debido al consumo de tabaco.

Según la OMS, "las enfermedades cardiovasculares (Enfermedades Cardio-Vascular o ECV) son la causa número uno de muerte en el mundo: más personas mueren anualmente por ECV que por cualquier otra causa.

Se estima que 17.1 millones de personas murieron de enfermedades cardiovasculares, en 2004, lo que representa 29% de todas las muertes en el mundo. De estas muertes, se estima que 7,2 millones se debieron a la cardiopatía coronaria y 5.7 millones de enfermedad vascular cerebral.

Países de ingresos bajos y medianos se ven desproporcionadamente afectados: 82% de las muertes por ECV se producen en países de ingresos bajos y medianos y se producen casi por igual en hombres y mujeres.

En 2030, casi 23,6 millones de personas morirán por ECV, sobre todo por cardiopatías y los accidentes cerebrovasculares. Se prevé que sigan siendo la principales causas de muerte."

DÓNDE PUEDE ENCONTRAR PRODUCTOS LACTEOS ALIMENTADOS CON PASTO SIN CORRALES

Las nuevas USDA REGLAS ORGANICA para los productos lácteos 2010 son: "Los animales deben comer pasto durante la temporada de pastoreo, que debe ser de al menos 120 días por año; Los animales deben obtener un mínimo de 30 por ciento el consumo de materia seca de pastos durante la estación de pastoreo; Los productores deben tener un plan de manejo de pastos y manejar los pastos como cultivo para satisfacer las necesidades de alimentación de los animales de pastoreo y para proteger el suelo y la calidad del agua; La Ganadería están exentos de los requisitos de 30 por ciento de materia seca durante el período de alimentación final, que no pueden exceder los 120 días. Los animales deberán tener acceso a pastos durante la fase de acabado."

Clover Stornetta es orgánica y pasto alimentado y está disponible en California, Arizona y Nevada. Tanto la leche natural y orgánico es pasto alimentado. Clover Stornetta productos están disponibles en todos los mercados Whole Foods y muchas, pequeñas tiendas de comestibles locales.

Straus Family Creamery en Marshall California es pasto alimentado y está disponible en el norte y el sur de California, Phoenix, Arizona y hasta Portland, Oregon, pero no en Las Vegas, Nevada. Whole Foods Markets, Safeways y tiendas de comestibles más pequeños lo llevan.

Productos lácteos Organic Valley son pasto-alimentado y disponibles en todo los Estados Unidos. En el estado de Nueva York compra Ronnybrook Farms leche y sus productos, una pequeña lechería (no orgánica, pero libre de pesticidas, hormonas y antibióticos) que también envase en vidrio y utiliza prácticas humanas y sostenibles.

La leche orgánica Wal-Mart es vendido bajo su propia marca Great Value y proviene de Aurora Organic Dairy, que también suministra Safeway, Costco, Target y Wild Oats, con sus marcas propias de leche orgánica. John Mackay, presidente ejecutivo de Whole Foods Market, la cadena de supermercados de alimentos orgánicos más grande en los EE.UU., realizó una gira a Platteville granja de Aurora y lo que encontró era "inaceptable" y "no se ajusta a nuestras normas."

Aurora Organic Dairy es una corporación enorme y es realmente un fábrica de producción lechera usando corrales y alimentado con soja orgánica y granos de maíz transgénico tratado con pesticidas. La leche natural, sana viene de pasto-alimentado vacas y no de vacas confinados y alimentadas con granos.

Es importante tener en cuenta que Aurora suministro leche para muchas otras marcas propias como de Costco "Kirkland Signature," marca de productos orgánicos de Safeway "O", "High Meadows" de Publix, de Giant's "Nature's Promise" y Wild Oats leche orgánica. Para encontrar verdadera leche pasteurizada orgánica hay que evitar las gigantescas cadenas de tiendas corporativas e ir a Whole Foods Market o un pequeño tienda local.

Organic Pastures lechería cruda de Fresno no vende sus productos lácteos en Whole Foods Market, pero se puede encontrar en las tiendas locales pequeñas de alimentos naturales, tiendas de comestibles y mercados de agricultores. Leche cruda Claravale se vende en botellas de vidrio en muchas tiendas independientes de alimentos naturales y tiendas de comestibles en California pero no en Whole Foods.

Si usted tiene niños muy pequeños o usted es de mayor edad es mejor utilizar productos lácteos orgánicos, alimentados con pasto, crudos y fermentado como el yogur, el kéfir y el queso. El ácido láctico mata las bacterias dañinas.

Organic Pastures lechería crudo en su sitio web dice que, "Las consecuencias de beber leche cruda contaminada pueden ser muy graves, especialmente para algunos niños pequeños y aquellos que han dañado sistemas inmunológicos o sistemas inmunológicos inmaduros o ciertas condiciones médicas. Al igual que todos los alimentos no elaborados y de materias primas, la leche cruda no se garantiza que sea completamente seguro y libre de bacterias dañinas."

Como estudiante graduado en Wisconsin, Mokua hipotetizó que los altos niveles de ácido láctico en amasi, una leche fermentada tradicional, estaba protegiendo a los niños de las enfermedades causadas por bacterias patógenas. La leche cruda en realidad tiene poco de ácido láctico, pero cuando es cultivado con una cultivo alta de bacterias de ácido láctico, la cultura puede proteger contra el crecimiento de patógenos.

Mokua asumió E. coli debido a E. coli 0157: H7, la bacteria infame que le encanta estar en las hamburguesas, las espinacas y masa para galletas.

Mokua examinó la capacidad de amasi para matar la bacteria E. coli en cumplimiento parcial de su maestría. Para su estudio, Mokua adquirió una cultura amasi de su ciudad natal en Kenia. Compró un poco de leche y yogur comercial y fermentó parte de la leche Wisconsin como amasi y puso un poco a un lado como una leche "control" en el experimento. Luego inocula el yogur, amasi y leche regular (además de otro elemento de control) con la bacteria E. coli.

No esperaríamos que la leche regular mata el E. coli. La leche cruda ni siquiera mata sistemáticamente ya fondo. Sin embargo, amasi hizo matar al patógeno y lo mató más rápido que hizo el yogur cultivado.

Amasi ha matado (reducido de 3.000 recuentos de colonias a 100) las cepas patógenas de E. coli. en 2 horas, el yogur comercial mató a la E. coli en 4 horas.

Los resultados son bastante convincentes y se ajustan a una escuela de investigación más amplia del efecto de los productos lácteos cultivados en la supervivencia de los agentes patógenos.

En este caso, la diferencia principal entre el yogur comercial regular y la amasi fue la cantidad de bacterias de ácido láctico. Las bacterias lácticas, incluyendo lactobacilos, son reconocido como unos probióticos importantes en la salud humana y amasi sucede ser cargado con ellas.

Las bacterias del ácido láctico en amasi ayudaron a proteger la propia amasi de un asalto por patógenos. Se puede hacer lo mismo en su intestino si coges una mala carta en su mesa y consumes las bacterias patógenas. Por supuesto, como en todos los riesgos de la vida, no hay garantías.

La leche cruda se puede utilizar para hacer yogur y otros productos lácteos fermentados porque las bacterias malas son eliminados por el ácido láctico en el yogur.

Beber leche cruda sin fermentar no es saludable porque las lactobacterias pre-digerir la lactosa y la proteína que permite una fácil digestión.

He experimentado beber leche cruda y el resultado fue un dolor de oreja, flujo nasal y dolor de los ganglios linfáticos en el cuello y la congestión. Yogur de leche cruda produce ninguno de estos efectos.

Los niños se adaptan a beber la leche como los niños pequeños, pero esto es en parte la causa de todas las enfermedades de la infancia. La leche necesita ser cultivada para que sea digerible.

LA PASTEURIZACIÓN VERSUS LECHE CRUDA

Hay pruebas de la domesticación de ganado en Mesopotamia ya en 8000 a. C. o alrededor de hace 10.000 años. El ordeño de las vacas lecheras no se convirtió en una parte importante de la civilización sumeria hasta aproximadamente 3000 a. C. o de hace unos 5,000 años. La leche que utilizaron era cruda.

En 1624 las primeras vacas fueron llevadas a la colonia de Plymouth en Estados Unidos. El sacerdote jesuita Eusebio Kino, introdujo el ganado a Baja California en 1679, como parte del esfuerzo misionero para establecer asentamientos misionario. La leche se convirtió en una bendición para los misioneros en tiempo de necesidad. Durante una escasez de alimentos en 1772, Junípero Serra afirmó que "... la leche de las vacas y algunos vegetales de la huerta ha sido [nuestra] subsistencia primaria." En 1776, en la Misión de San Gabriel (sur de Pasadena, California) Padre Fuentes escribió que "las vacas son muy gordas y dan mucho leche rica y ellos (mujeres indígenas en la misión) hacen queso y muy buena mantequilla." Una vez más usando solamente leche cruda.

Hasta mediados de la década de 1800 la mayoría de los estadounidenses y los europeos, bebió la mayor parte de la leche (cruda) fermentada, agriado en los alimentos como el yogur, conocida como la leche cuajada. Leche cuajada es la leche cruda que se ha dejado a la temperatura ambiente para fermentar naturalmente por las bacterias en el aire. Leche cuajada y otras bebidas lácteas fermentadas fueron llamados "leche". Esto también es cierto de las culturas tradicionales basado en leche de todo el mundo que han sobrevivido hasta el siglo XX.

Productos lácteos fermentado, queso fresco y mantequilla eran el núcleo de la dieta Americana colonial tradicional y fresca leche dulce para beber, se limita solo a los agricultores, los niños y lecheras.

Beber leche fresca no empezó a ser popular en los Estados Unidos hasta que en 1850, cuando surgió la necesidad de un sustituto de la leche materna y alimentos para lactantes destetados. Muchos de los exigentes de la leche fresca eran inmigrantes de Europa, donde una transición similar estaba ocurriendo.

Mujeres que se trasladan a las grandes ciudades encuentran la pobreza, la falta de saneamiento, nutrición inadecuada y las largas horas en fábricas.

Estas condiciones insalubres de vida de la gran ciudad resultó en más y más nuevas madres que no pueden amamantar a sus hijos, y por lo tanto la necesidad de sustituir la leche de la madre. Además niños mal alimentados, recién destetados necesitó un alimento nutritivo.

Lecherías destilería o lecherías que alimentan a sus vacas con los productos de desecho de la industria de bebidas alcohólicas, crecieron a la par con el crecimiento de las ciudades. Lecherías destilería, que eran insalubres y alimentan los residuos no-nutritivos a la vaca, de la destilación de granos, incluido un máximo de tres cuartas partes de la leche de la ciudad.

La producción de alcohol resultas en grandes cantidades de grano procesado. Eliminación de residuos de destilería en las grandes ciudades es un gasto grande y por eso la alimentación de los desperdicios a las vacas lecheras tuvo un sentido económico cerca del hecho.

Para los rumiantes herbívoros a comer un alimento que huele mal, los agricultores primero cortan todos los alimentos y el agua, y luego darles sal para inducir sed. Con el tiempo se les dio decantación en frío hasta que se acostumbraron a ella, después de lo cual podrían ser alimentados con comida caliente directo de los aparatos de destilación de alcohol.

Las vacas confinadas a corrales sin mucho espacio, apestosos, lleno de estiércol, sufrió numerosas enfermedades y lesiones debilitantes. La leche de estas vacas abusados era deficiente en calcio y carecía de las bacterias de autoprotección normales. Se llama leche azul debido a su falta de grasa de mantequilla, lo que hace blanco y no de color amarillo. Mantequilla o queso no se podrían hacer de este artificial, hecho en fábrica leche.

La codicia y la ignorancia convirtieron la salud natural que da el alimento llamado leche cruda procedente de vacas alimentadas con pasto en una enfermedad causando producto deficiente en nutrición.

En 1880 no sólo los niños en las ciudades, pero los adultos también empezaron a consumir leche fresca.

Alrededor de 1910, muchas ciudades estadounidenses habían impuesto un requisito de pasteurización debido a las condiciones insalubres de las lecherías destilería en gran parte debido al trabajo de Nathan Straus, quien hizo una fortuna como co-propietario de las tiendas de departamento de Macys Nueva York. Por décadas él estaba promoviendo la pasteurización a través de América y Europa. Haciendo uso de su considerable riqueza, Straus configuró y subvencionó la primera de muchas "depósitos de leche" en la ciudad de Nueva York para proporcionar leche pasteurizada de bajo costo.

En 1889 en Newark, New Jersey el médico Henry Coit, MD instó a la creación de una Comisión de Leche Medical para supervisar o "certificar" la producción de leche limpia y finalmente consiguió uno en 1893.

Después de años de esfuerzo, la leche no pasteurizada era más seguro y disponible para él consumo público, pero cuesta hasta cuatro veces el precio de la leche no certificada.

Leches "crudas" certificadas y pasteurizadas pacíficamente co-existieron durante unos 50 años hasta que en 1944, cuando se puso en marcha una campaña de desprestigio (de medios por las gigantes industrias lácteas granjas industriales, por supuesto) para provocar el miedo a la idea de consumir leche cruda.

La pasteurización es simplemente una solución rápida que permite a las granjas industriales corporativos para beneficiarse de la venta de la leche producida a bajo precio.

En lugar de utilizar costosos, procedimientos de manejo estériles de seguridad de la leche cruda y permitiendo que las vacas pastar pasto en lugar de limitarlos a excremento cargadas corrales, las granjas industriales idearon una solución rápida, para crear la ilusión de la leche libre de gérmenes con el fin de maximizar las ganancias.

En 1940 la leche líquida era un elemento básico en la dieta estadounidense y en 1950 la mayoría de leche era pasteurizado.

La primera prueba de la pasteurización fue completada por Louis Pasteur y Claude Bernard en abril de 1862 y que se hizo por las bebidas alcohólicas no lácteos. El proceso fue concebido originalmente como una manera de prevenir la acidificación del vino y la cerveza, pero en 1886 Franz von Soxhlet de Alemania sugirió que la pasteurización puede ser utilizado para la leche y otras bebidas.

Pasteur describió que los gérmenes no se pueden cambiar de forma. Sabemos hoy en día, a partir de la utilización de microscopios de campo oscuro que los microorganismos son polimórficos y que pueden cambiar; un virus puede convertirse en una bacteria que puede mutar en una levadura u hongo. Bechamp descubrió la naturaleza polimórfico de gérmenes, y luego Bernard describió el "medio" o el medio ambiente que causó los cambios en el germen.

Bernard es el responsable de nuestras teorías hoy en el pH y como la naturaleza de los microorganismos cambian en su forma cuando como el cuerpo se mueve a un pH alcalino a un pH ácido.

En su lecho de muerte, Pasteur cambió de opinión y dijo que Bernard tenía razón, "El terreno es todo, el germen no es nada" La teoría de los gérmenes de la enfermedad es al revés, porque si el cuerpo está limpio y el sistema inmune se funciona bien, la enfermedad no puede producirse incluso si la persona está en contacto con personas enfermas contagiosas.

Dr. Lanctôt señala que la fiebre tifoidea, el bacilo coli y la tuberculosis no son matado por la pasteurización y ha habido un buen número de epidemias de salmonela causado por la leche pasteurizada.

Dr. Lanctôt también señala que la pasteurización destruye las propiedades germicidas intrínsecas de la leche y enzimas saludables como lactasa y que el 50% del calcio de la leche es inasimilable por el cuerpo después de la pasteurización.

En cuanto a la disponibilidad de calcio en la leche pasteurizada en comparación a la leche cruda, los saldos de calcio son menos favorable en los adultos que utilizan la leche pasteurizada que con leche fresca (leche cruda). Además la leche de las vacas mantenidas en el establo durante cinco meses dio balances de calcio menos favorables que hicieron "leche fresco (leche cruda)"ósea la leche de la lechería universitario (Kramer, Latzke y Shaw, 1928).

Los estudios han demostrado que las bacterias dañinas no son la única cosa destruida por el calor de la pasteurización: delicadas proteínas, enzimas, factores inmunológicos, hormonas, vitaminas, disponibilidad de minerales, todo sufren cambios definidos durante el proceso de calentamiento. Los organizaciones de salud pública no disputan este hecho. Cuando los nutrientes por el hombre, como la vitamina D se deben agregar de nuevo para reemplazar las destruidas por el calor, obviamente la calidad de la leche ha sufrido. Hay cientos de factores y componentes presentes en la leche cruda, conocidos y desconocidos, que sinérgicamente crean un alimento natural.

La presunción es que la pasteurización mata las bacterias patógenas en la leche. Sally Fallon de la Fundación Weston Price ha compilado una lista, del gobierno de los Estados Unidos, de los brotes documentados de enfermedades transmitidas por los alimentos a partir de leche pasteurizada para Ted Elkins, Director Adjunto de la Oficina de Protección de Alimentos y Servicios de Salud del Consumidor de Maryland.

La leche pasteurizada causó brotes de la enfermedad:
1945-1,492 casos por año en los EE.UU.
1945-1 brote, 300 casos en Phoenix, Arizona.
1945, varios brotes, los casos de gastroenteritis, 468 9 muertes, en Great Bend, Kansas
1976-Brote de Yersinia enterocolitica en 36 niños, 16 de los cuales se les realizaron apendicetomías, debido a chocolate con leche pasteurizada
1978-1 brote, 68 casos en Arizona
1982-más de 17.000 casos de Yersinia enterocolitica en Memphis, TN
1982-172 casos, con más de 100 hospitalizados en un área de tres estados del sur.
1983-1 brote, 49 casos de listeriosis en Massachusetts
1984 de agosto, 1 brote de S. typhimurium, aproximadamente 200 casos, en una planta en Melrose Park, IL
1984 de noviembre, 1 brote de S. typhimurium, en misma planta en Melrose Park, IL
1985-Marzo, 1 brote, 16.284 casos confirmados, en misma planta en Melrose Park, IL 1985-197,000 casos de infecciones por Salmonella

resistentes a los anti microbianos de una lechería en California
1985-1,500 casos +, la cultura Salmonella confirmó, en el norte de Illinois
Brote de 1987-masiva de más de 16,000 casos confirmados mediante
cultivo de Salmonella typhimurium resistentes a antimicrobianos
remonta a la leche pasteurizada en Georgia
1993-2 brotes en todo el estado, 28 casos de infección de Salmonella
1994-3 brotes, 105 casos, E. coli y Listeria en California
1993-1994-Brote de Salmonella enteritidis en más de 200 debido a los
helados pasteurizada en Minnesota, Dakota del Sur y Wisconsin
1995-1 brote, 3 casos en California
1995-Brote de Yersinia enterocolitica en 10 niños, 3 hospitales aterror-
izado por la contaminación después de la pasteurización
1996-2 brotes Campylobacter y Salmonella, 48 casos en California
1997-2 brotes, 28 casos de Salmonella en California

"Lo que los consumidores tienen que darse cuenta, en primer
lugar," dijo Sally Fallon Morell, presidente de la Fundación Weston
A. Price, "es que la incidencia de enfermedades transmitidas por los
alimentos a partir de productos lácteos, ya sea pasteurizada o no,
es extremadamente bajo. Para el período de 14 años que los autores
examinaron, hubo un promedio de 315 enfermedades al año de todos
los productos lácteos de los que se conocía el estado de la pasteurización. De ellos, había un promedio de 112 enfermedades cada año
atribuidas a todos los productos lácteos crudos y 203 asociados con
los productos lácteos pasteurizados."

"En comparación, hay cerca de 24,000 enfermedades transmitidas
por los alimentos reportados cada año en promedio. Ya sea pasteurizada o no, productos lácteos simplemente no son un producto de alto
riesgo."

En respuesta a una solicitud de la Libertad de Información, los
Centros para el Control de Enfermedades proporcionaron datos sobre
brotes de leche cruda 1993-2005. En este informe del CDC aparece
NINGUNO, repito cero, los casos de enfermedades transmitidas por
los alimentos con leche cruda causada por listeria durante el período,
sin embargo, la leche pasteurizada mirando el gráfico anterior causó
listeria.

Fábricas agrícolas lecheros mantienen hasta las rodillas las vacas
en los excrementos y se alimentaron con una dieta de maíz transgénico y la soya, y tiene 300 veces más bacterias patógenas en sus tractos

digestivos que el ganado que se permite el pastoreo en los pastizales abiertamente.

La pasteurización no fue diseñada para la leche, que fue inventado por la cerveza y el vino. La pasteurización se adoptó para cubrir las horribles condiciones de la pluma confinados, alimentados con grano, fábricas de leche. Qué diferente es esto del ideal de las vacas que pastan contentas en exuberantes campos verdes. Dr. Weston Price viajó por el mundo en busca de grupos aislados de personas que habían mantenido su forma tradicional de producción de alimentos y no confían en los alimentos procesados, civilizados. En un valle de montaña aislada en Suiza el Dr. Price encontró a un grupo de personas, prácticamente sin caries.

En el valle Lötschental en Suiza sólo el 0.3% de todos los dientes estaban afectados con caries. La dieta de los habitantes del valle Lötschental consiste de cuidadosamente procesados pan de masa fermentada de centeno, queso de leche cruda de verano (casi tan grande como la rebanada de pan), que se come con leche fresca de cabra o de vaca. La carne se come sólo una vez a la semana.

Las muestras de alimentos analizadas para el contenido nutricional se encontró era mucho más alto que las muestras de medios de productos lácteos comerciales en los Estados Unidos y Europa, e incluso en las áreas más bajas, no montañosas de Suiza.

Está claro por qué tienen cuerpos sanos y dientes sanos. El promedio total de activadores liposolubles (vitaminas liposolubles A, D, E y K-2) y la ingesta de minerales de calcio y fósforo de estos niños superan con creces el de la ingesta diaria del niño estadounidense promedio. No había necesidad de médicos, dentistas o policía en esta comunidad de base láctea tradicional.

¿Es la leche un formador de moco o es la pasteurización o cocción de la leche que hace que sea formador de moco? La leche cruda y subproductos lácteos crudos contienen la enzima lactasa que ayuda a digerir la lactosa. Las personas que son intolerantes a la lactosa carecen de lactasa por lo que no pueden digerir la lactosa. Esto es por qué tantas personas que son intolerantes a la lactosa no tienen problemas con la bebida de leche cruda. Producción de mucosidad excesiva es un signo común de una reacción alérgica.

Nutricionista, David Getoff de la Fundación Price-Pottenger dice,

"Bueno, no hay que decir la leche cruda, debemos decir si se trata de leche cruda y leche cocida en lugar de pasteurizada (porque está básicamente usando a la temperatura que se usa para cocinar). Cuando lo haga, se destruyen todas las enzimas que se encuentran en la leche, y también se desnaturaliza algunas de las proteínas.

La pasteurización altera la leche. Una gran cantidad de personas que son intolerantes a algunos de los cambios que se han producido en estos alimentos que de otra manera no habría molestado.

Desde mi propia investigación improvisada con un par de miles de estudiantes y pacientes durante muchos años, aproximadamente 8 de cada 10 personas que tienen un problema con la leche o los productos lácteos, no tienen el problema cuando se consumen crudos.

Lácteos pasteurizados causa una variedad de problemas dependiendo de la persona, y las personas no se dan cuenta que no tienen un problema con la leche cruda, que sólo tiene un problema después de que ha sido pasteurizada y homogeneizada. Así que la leche no es necesariamente el problema. Muchas personas saben que son intolerantes a la lactosa que es el azúcar que se produce en la leche.

Intolerancia a la lactosa no es una alergia a la leche. Esto no significa que la leche no es bueno para ellos. Simplemente significa que el azúcar de la leche, que se llama lactosa, no pueden ser correctamente asimilado por el cuerpo ya que la enzima lactasa no es allí o está en una cantidad insuficiente y por lo tanto causa un problema. Pero hete aquí la Madre Naturaleza sabe que el cuerpo humano en general no le va bien con lactosa. Así que puso un montón de lactasa a la leche para que no causar un problema, pero nos matará a todos por la pasteurización de la leche. La mayoría de las personas que son intolerantes a la lactosa puede manejar la leche cruda (siempre y cuando no lo utilice para cocinar)."

Los productos crudos lácteos como el quesillo casero, yogur y el queso son más saludables que el queso pasteurizado, yogur y queso, ya que no se pierde ningún nutriente o enzima. Leche pasteurizada, fluida no fermentada puede ser problemática causando la formación del exceso de mucosidad y los síntomas del resfriado resultantes.

Quesos pasteurizados, yogur y la crema agria son cultivadas por las bacterias y por eso son menos propensos a causar problemas con la formación de moco.

Los franceses aman los quesos elaborados con leche cruda. La leche cruda y quesos de leche crudo especialmente se considera el estándar de alta calidad de productos lácteos en Francia. Muchos tradicionalistas de la cocina francesa consideran quesos pasteurizados casi un sacrilegio. Quesos tradicionales franceses se han elaborado con leche cruda durante cientos de años. Las bacterias que se encuentran en la leche cruda son esenciales para el sabor de muchos quesos.

"El queso es un animal natural, vivo," dice Joe Manacusso, el comprador de queso para Citarella en New York City. "No debería ser tratado con calor y plástico de la manera que es en este país. Eso pone en peligro el producto. Sí hay un pequeño factor de contaminación de los quesos de leche cruda, pero los franceses han estado comiendo de esta manera durante cientos de años sin mayores consecuencias."

Máquinas que venden leche cruda se encuentran en frente de los supermercados en el centro de Francia y en Italia también se pueden encontrar máquinas que venden leche cruda.

Los más famosos (y delicioso) quesos franceses están hechos con leche cruda. Camembert, Brie, Roquefort, y todo lo mejor de estos quesos se elaboran con leche cruda. Quesos de leche cruda se venden en las tiendas de comestibles y mercados pequeños esquinero en todo Francia.

Las mejores marcas de mantequilla que se sirven en los restaurantes con estrellas superior están elaborados con leche cruda. Crème fraîche es una crema culturado que se hace algo como un producto de yogur picante e increíblemente rica. En Francia se encuentra crema pasteurizada normal, pero la mejor crema está hecha a partir de leche cruda y tiene un sabor más rico y texturado.

De los 100-150 quesos de leche cruda en Francia, tres desaparecen cada año, lo que significa alrededor de 40 se han extinguido en la última década. Francia es desde hace mucho tiempo conocido como un consumidor ávido de queso, con más de 1,000 variedades de queso y el consumo global está en aumento en Francia, pero se vende los productos hechos industrialmente más que las variedades artesanales de granja. Cuando un negocio de quesos de granja artesanal cierras, las vacas se venden y las pasturas son sembrada de maíz, y eso contamina las tierras, y por esa razón manteniendo vivos los quesos tradicionales ayuda a crear un desarrollo sostenible.

MARGARINA: LA PRIMERA GRASA
HECHA POR EL HOMBRE

La margarina, alternativa a la mantequilla, es otra cosa que no es sana para el corazón, es altamente procesada, químico cargada y alimento artificial.

En 1989, el benceno, un carcinógeno a base de petróleo y disolvente conocido, se encuentra en el agua mineral Perrier en una concentración media de catorce partes por mil millones. Perrier fue retirado de los estantes del supermercado. El primer proceso en la fabricación de margarina es la extracción de los aceites de las semillas, y esto se hace por lo general con un disolvente a base de petróleo similar al benceno llamado hexano. Aunque el disolvente se eliminó por ebullición, esta etapa del proceso todavía deja alrededor de diez partes por millón de los disolventes en el producto. Eso es 700 veces más que catorce partes por mil millones.

La EPA regula el n-hexano bajo la Ley de Aire Limpio (CAA) y designó n-hexano como un contaminante peligroso del aire en 1994.

En 2010 un empleado de Wintek Corporation en China, una empresa que fabrica componentes de pantalla táctil, murió en agosto de 2009 debido a una intoxicación de hexano.

El hexano se utiliza como un sustituto de alcohol para la limpieza de las pantallas. Los informes sugieren que hasta 137 empleados chinos necesitaban tratamiento para el envenenamiento hexano.

Un episodio de ABC Foreign Correspondent entrevistó encubierta a varias mujeres que habían estado en el hospital por más de seis meses. Las mujeres afirmaron que fueron expuestos a hexano mientras que fabrican el hardware del iPhone.

Aceites refinados como soya, semilla de algodón y maíz ir a través de más de diez otros procesos: descrudado, blanqueado, la hidrogenación, la neutralización, el fraccionamiento, la desodorización, la emulsificación, la interesterificación que incluye el tratamiento de alta temperatura con una solución de sosa cáustica, el uso de níquel como un catalizador, un metal que se sabe que causan cáncer con hasta cincuenta partes por millón en el producto y la adición de antioxidantes tales como hidroxianisol butilado (E320). Estos antioxidantes son generalmente a base de petróleo y se cree que causan el cáncer.

El proceso de hidrogenación, que se solidifica los aceites para que sean untable, produce los ácidos grasos trans que rara vez se producen en la naturaleza. Incluso el aceite de oliva prensado, si se utiliza a temperaturas de fritura, puede causar problemas con la grasa trans.

La margarina es una pesadilla tóxica pero también recuerde que mantecas otros hechos de la misma manera se ponen en muchos alimentos elaborados y que ni siquiera sabe que está comiendo grasas trans hasta que lea atentamente la etiqueta y dice que las grasas son parcialmente hidrogenadas o son de manteca vegetal (Crisco etc.) en la etiqueta.

Grasas hidrogenadas trans se convirtió en la alternativa saludable a la grasa de mantequilla de vaca que fue demonizado con un alto contenido de colesterol.

En 1987, el NHI o Instituto Nacional de Salud, una institución gubernamental del EEUU, declaró que el 25% de la población estadounidense tenía el colesterol alto. Todas las personas con colesterol alto se somete a una dieta estricta durante 3 meses y si eso no funciona, entonces los medicamentos será prescrita.

Coincidentemente, las primaras drogas estatinas para reducir el colesterol fueron puestos en libertad ese mismo año. Esta fue la mayor intervención médica en la historia de los Estados Unidos, sin embargo, nunca fue debatido suficientemente y se publicó en silencio, sin mucha fanfarria.

Esto consolidó aún más el mito de que el colesterol tuvo que ser reducido a salvar a la gente de la epidemia de enfermedades cardíacas.

COMO HACER YOGUR DE LECHE CRUDA, LECHE CUAJADA, QUESO DE YOGUR, QUESO CREMA, RICOTTA Y QUESO MOZZARELLA

YOGUR CRUDO: 1. Usted necesitará una media taza de yogur natural, sin azúcar del supermercado y un galón de leche cruda o un cuarto de taza de yogur y 1 litro de leche cruda. 2. Mezclar el yogur con la leche, machacar los sólidos del yogur en un líquido y se remueve en un movimiento circular hasta que estén bien mezclados.
3. Calentar la leche a 110 grados Fahrenheit o 43 grados Centígrados

usando un termómetro de cocina para estar seguro. 4. Coloque el líquido en un recipiente de vidrio preferible y se cubre con unas mantas o colocar en una hielera para mantener el calor por lo que las bacterias pueden hacer su trabajo a la temperatura correcta. 5. Se convertirá al yogur en 4 a 12 horas. Coloque en el refrigerador para mantenerlo fresco. Guardar la capa superior cremosa en una taza, por lo que se puede comer un poco a la vez o hacer queso crema (ver más abajo). 6. Para el siguiente lote guardar una taza de su yogurt casera para que se arranque el siguiente lote.

LECHE CUAJADA: Tomar leche cruda y se deja reposar al temperatura ambiente durante dos días más o menos. En un clima más cálido la leche se cuaja más rápido. Mantener la tapa abierta un poco para que las bacterias en el aire pueden entrar en la leche. Una vez que se forma una cuajada se puede raspar la crema agria en la parte superior y colóquelo en un plato aparte para ser comido un poco a la vez, ya que es tan rico en grasa. Para el siguiente lote guardar una taza para inocular el siguiente lote de leche cuajada por lo que será más rápido.

QUESO DE YOGUR: Coloque el yogur en un colador y dejar escurrir el suero durante la noche. Guarde el líquido de suero de leche para hacer queso mozzarella.

QUESO CREMA: La parte superior del yogur será toda crema. Rozar la crema de la parte superior y colocarlo en un cernidor y dejar escurrir durante la noche para hacer el queso crema.

MOZZARELLA: Tomar dos tazas de suero de leche ácida te salvó de la fabricación de queso de yogur y añadirlo a un cuarto (un litro) de leche cruda. Poco a poco se calienta en una sartén hasta que esté caliente, pero no demasiado caliente al tacto, que es de alrededor de 110 grados Fahrenheit o centígrados 43. Termómetros de metal para la cocina se puede encontrar por unos 5 dólares para estar seguro de la temperatura. Una temperatura de más de 118 grados Fahrenheit o 48 grados centígrados se matan las enzimas naturales de la leche cruda. Revuelva lentamente hasta que se forma cuajada, que puede ser tomado en la mano y formado en una bola. Exprimir el suero de leche a cabo pulsando la bola con su mano en un colador.

RICOTTA: Hacer lo igual que el mozzarella y añada 1 cuarto de galón o un litro de suero de leche por cuarto de galón o litro de leche cruda.

DIETAS VEGETARIANAS ESTRICTO "VEGANAS" Y DIETAS SEMI-VEGETARIANAS

EL PROBLEMA CON UNA DIETA
VEGETARIANA ESTRICTO "VEGANA"

Una encuesta nacional realizada en abril de 2006 por Harris Inter-active informó que el 1.4% de la población estadounidense es vegano (no comer carne, pescado, productos lácteos o huevos). Otra encuesta fue realizada por Harris Interactive por teléfono dentro de los Estados Unidos en nombre del Vegetarian Resource Group, abril de 2011 y se encontró que aproximadamente el 5% del territorio nacional, casi 15 millones de decir que nunca comen carne, pescado, marisco o aves. Aproximadamente la mitad de estos vegetarianos también son vegano para que pueda obtener la cifra de alrededor de 2.5%, un subido de 1.1% desde 2006. La dieta vegano son cada vez más popular hoy en día entre los adolescentes y jóvenes, especialmente mujeres.

El problema más conocido de la dieta vegano es la falta de vitam-ina B-12. Los veganos tienen típicamente más bajos concentraciones de vitamina B-12 en plasma, mayor prevalencia de deficiencia de la vitamina B-12 y mayores concentraciones de homocisteína plasmática. Homocisteína elevada se ha considerado un factor de riesgo de enfer-medades cardiovasculares y fracturas osteoporóticas óseas.

La vitamina B-12 deficiencia puede producir anormales síntomas neurológicos y psiquiátricos, que incluyen ataxia, psicosis, parestesia, trastornos del desorientación, demencia, disturbios de ánimo y mo-ción y dificultad para concentrarse.

Además, los niños pueden experimentar la apatía y la falta de crecimiento y anemia macrocítica que es una característica común en todas las edades. Macrocítica es de las palabras griegas que significan "célula grande". Una clase de anemia macrocítica es una anemia o sangre, con una concentración insuficiente de hemoglobina, en la que los eritrocitos son más grandes que su volumen normal.

Además de vitamina B-12, las dietas veganos tienden a ser más bajos en calorías, proteínas, grasas saturadas, colesterol, los ácidos grasos de cadena larga n-3 (omega-3), vitamina D, zinc, calcio y la vitamina B-12.

Dr. Weston Price no encontró culturas, que fueron aislados de la civilización moderna, que no habían comido algún tipo de alimento animal, y suponía que no existía ninguna. Es sólo en la mente de algu-nos vegetarianos radicales que el veganismo es creado teóricamente sin ningúna relación con el mundo real.

En *Nutrición y Degeneración Física* por el Dr. Weston Price (se puede descargar de forma gratuita en Internet), el capítulo 16 se indica que la vitamina D no se encuentra en las plantas y se debe buscar en un alimento animal, "Hay un malentendido con respecto a la posibilidad de que los seres humanos pueden obtener suficiente del grupo de activadores vitamina D de nuestros alimentos vegetales modernas o de la luz del sol. Esto es debido a la creencia viosterol o productos similares con otros nombres, derivados mediante la exposición a la luz ultravioleta ergosterol, ofrecen todos los factores nutricionales implicados en el grupo vitamina D. He hecho hincapié en que no son conocidos por ser al menos ocho factores D que han sido definitivamente aislados y doce que han sido reportados como parcialmente aislado.

Coffin ha informado recientemente con relación a la falta de vitamina D en los alimentos comunes como sigue: 1. Una lista representativa de los alimentos comunes fue probado cuidadosamente, mediante la técnica aprobada, por su contenido de vitamina D. 2. Con la posibilidad remota de que las yemas de huevo, la mantequilla, la crema, el hígado y el pescado es manifiestamente imposible obtener cualquier cantidad de vitamina D digno de mención de los alimentos comunes. 3. Las verduras y las frutas no contienen vitamina D.

Se observará que la vitamina D, que el ser humano no fácilmente sintetizar en cantidades apropiadas, deben ser proporcionados por los alimentos de tejidos animales o productos de origen animal. Hasta ahora no he encontrado un solo grupo de origen étnico primitivo, que fue construyendo y manteniendo cuerpos excelentes, viviendo exclusivamente en alimentos de origen vegetal."

Productos lácteos alimentados con pasto contienen altos niveles de vitamina K. Weston Price ha utilizado aceite de mantequilla y aceite de hígado de bacalao para revertir las caries dentales. Este protocolo causó la dentina para remineralizar y sellar la caries dental con un acabado vítreo.

En numerosas muestras de mantequilla probado "Activador X" sólo estaba presente cuando los animales estaban comiendo hierba que crece rápidamente, el verde que se produce en períodos de alta precipitación. Price encontró las mayores concentraciones de activador-X en "la leche de varias especies, que varían con la nutrición del animal."

Price utilizó alimentos de origen animal como el aceite de mantequilla y el aceite de hígado de bacalao para curar los dientes por lo cual el elusivo Activador X-factor K2 MK-4 fue de origen animal y no el tipo MK-7 que es de origen de bacterias o plantas. La forma MK-7 de K2 puede ser producido por fermentación bacteriana, natto es la fuente más alta y el chucrut una fuente menor. MK-4 es el tipo que los mamíferos sintetizar por sí mismos.

En lugar de aceite de hígado de bacalao, que puede causar cáncer, es mejor utilizar mantequilla de color amarillo oscuro, aceite de mantequilla y queso y yogur hecho de leche alimentado con pasto.

EL NÚMERO DE VEGETARIANOS Y VEGETARIANOS ESTRICTOS "VEGANOS" EN LOS ESTADOS UNIDOS DE AMERICA

Un estudio de 2008 titulado "El vegetarianismo en los Estados Unidos", publicado por Vegetarian Times (vegetariantimes.com), muestra que el 3.2 por ciento de los adultos estadounidenses, o 7.3 millones personas, seguir una dieta a base de verduras (una nueva encuesta en 2011 por Harris encontró 5%). Aproximadamente el 0.5 por ciento, o 1 millón, de los que son veganos, que no consumen productos de origen animal.

Además, el 10 por ciento de los adultos estadounidenses, o 22.8 millones personas, dicen que en gran medida siguen una dieta vegetariano inclinada. Si se agregan los 7.3 millones de vegetarianos estrictos a los 22.8 millones "flexitarianos", aquellos que comen carne un par de veces a la semana o sólo los fines de semana y días festivos, se llega a la cifra de 30.1 millones de estadounidenses adultos son vegetarianos o principalmente vegetariano. Esto no incluye a todos los niños menores de 18 años que son veganos o vegetarianos.

Estos flexitarianos están haciendo la transición poco a poco a ser tiempo completo vegetarianos. Si una persona come un poco de carne, sin saberlo, o come un poco de carne en un banquete de fiesta son todavía un 99% vegetariano y debe considerarse vegetarianos estrictos.

Las personas que reducen su consumo de carne para su salud, por los derechos animales o el medio ambiente debe ser considerado vegetarianos principiantes también utilizando el nuevo definición flexible.

Lo mejor es inspirar la gente a dejar de comer carne un día por semana en el comienzo y no ir de golpe. Una vez que saben que tan delicioso recetas sin carne pueden ser van a descubrir por sí mismos que pueden vivir con menos carne en su dieta.

La encuesta, recogida por el Harris Interactive Service Bureau y analizados por los Asociados RRC, encuestó a 5,050 encuestados, una muestra estadísticamente representativa de la población total de EE.UU. La encuesta fue encargada por Vegetarian Times. El estudio de 2008 también indica que de los no-vegetarianos encuestados 5.2 por ciento, o 11.9 millones, son "definitivamente interesado" en el seguimiento de una dieta vegetariana en el futuro.

De los vegetarianos estudiados:
a. 59 por ciento son mujeres, 41 por ciento son hombres.
b. 42.0 por ciento son la edad 18 a 34 años de edad, 40.7 por ciento son de 35 a 54, y el 17.4 por ciento son mayores de 55 años.
c. 57.1 por ciento han seguido una dieta vegetariana por más de 10 años, el 18 por ciento de 5 a 10 años, 10.8 por ciento de 2 a 5 años, 14.1 por ciento menos de 2 años.

El estudio también indica que más de la mitad (54 por ciento) de los vegetarianos actuales citó el bienestar animal como su razón de ser vegetariano, que es un poco más (53 por ciento) para los que dicen que comen una dieta vegetariana para mejorar su salud en general.

Las preocupaciones ambientales se citaron en un 47 por ciento, 39 por ciento citó "métodos naturales para el bienestar", 31 por ciento citó preocupaciones de seguridad alimentaria, el 25 por ciento citó la pérdida de peso, y un 24 por ciento el mantenimiento del peso.

El dinero habla, así que si seguimos el dinero que vemos los vegetarianos y los veganos se afecta a la economía en gran medida en los próximos años.

Editor Vegetarian Times 'en jefe, Elizabeth Turner dice: "El sector vegetariana es una de las categorías de más rápido crecimiento en la industria editorial de alimentos. Es un dedicado grupo de consumidores que crece día a día. "Bill Harper, vicepresidente y editor de Vegetarian Times dice, "Un gran número de personas que están tratando de reducir su consumo de carne, la creación de un mercado de rápido crecimiento para todas las cosas vegetarianas." Vegetarian Times, desde hace más de 30 años, ha estado a la vanguardia del movimiento de vida saludable, proporcionando recetas, información experta en bienestar y soluciones de estilo de vida ecológicamente racionales a los vegetarianos, los veganos y los no vegetarianos.

Incluso en Las Vegas qué está cambiando a un punto de vista vegano. Todos los restaurantes en el hotel de Steve Wynn de Las Vegas sirven platos veganos como una alternativa al menú normal. El multimillonario y ex-fanático de filete lo dejó todo después de sufrir problemas de salud.

El movimiento por los derechos animales recibió un gran impulso cuando la corporación McDonald decidieron que querían comprar de los ranchos que tratan los animales con humanidad. La presión pública dio cuenta de que es bueno para su imagen pública si el McDonalds es compatible con el tratamiento humanitario de los animales de granja. Es sólo una cuestión de tiempo hasta que los arcos dorados ofrece más alternativas vegetarianas como platos de verduras, ensaladas y hamburguesas sin carne usando tempeh.

LA DIETA FLEXITARIANA

Flexitariana fue votado la palabra más útil de 2003 por la American Dialect Society. Flexitarianos son aquellas personas que comen carne sobre una base a tiempo parcial.

Sir Paul McCartney está promoviendo la campaña Meatless Monday o Lunes Sin Carne a sensibilizar el público acerca de la dieta sin carne y su promoción de la salud, los derechos de los animales y los cualidades que apoyan la ecología.

Una flexitariana podría ser alguien que no come carne los lunes o alguien que come carne sólo en días festivos o en las reuniones sociales, o tal vez pedir platos vegetarianos en los restaurantes porque quieren tomar la ventaja de los beneficios de una dieta vegetariano.

Algunos han renunciado la carne roja para reducir las posibilidades de contraer enfermedades del corazón y el cáncer, pero todavía comer pollo y pescado. Hay tantos tipos de flexitarianos, ya que hay tantos diferentes tipos de personas.

Lo bueno es que la gente está haciendo el esfuerzo para reducir su consumo de carne, porque saben que les ayudará a mejorar su salud y también ayudará al medio ambiente y los animales. Más beneficios para la salud será disfrutado por aquellos que comen menos carne.

La revista Vegetarian Times ahora se centra menos en el activismo animal y veganismo y más en recetas con mayor atractivo. Carla Davis, editor en jefe, dijo que los cambios se hicieron después de una encuesta mostró que el 70 por ciento de los más de 300,000 lectores de la revista fueron flexitarianos y no vegetarianos o veganos.

Charles Stahler, co-director del Vegetarian Resource Group, con sede en Baltimore, estima que aproximadamente el 30 por ciento a 40 por ciento de la población de Estados Unidos (315,329,678 EE.UU. Oficina del Censo, 14 de febrero de 2013) de vez en cuando busca comida vegetariana. Eso es alrededor de 95 a 126 millones de personas sólo en los Estados Unidos solamente.

Bruce Friedrich, portavoz de PETA (Personas por el Trato Ético de los Animales), no ve nada malo en el vegetarianismo se centra más en alimentos que los temas que impulsó el movimiento, "Desde nuestra perspectiva, si las personas influenciadas por la salud recortan el consumo de pescado y la carne, eso ayuda a los animales. Si dos personas cortan su carne en medio, eso ayuda tanto como una persona que va completamente vegetariano."

Desde 95 hasta 126 millones de personas en Estados Unidos son de vez en cuando flexitarianos. Si cada uno de ellos se comió el 50% de la carne que comía antes, que sería igual a 47.5 hasta 63 millones nuevo tiempo completo vegetarianos o alrededor de 15-20% de la población de los EE.UU.

Si la población de los EE.UU. podrían ser todos a tiempo parcial, vegetarianos que comen la mitad de la carne que comían antes, entonces habría unos 157 millones a tiempo completo vegetarianos.

La realidad es que incluso los vegetarianos no pueden adherirse a las frutas y verduras estrictamente el 100% del tiempo. Los estudios han demostrado que casi dos de cada tres vegetarianos no lo hacen, o no pueden, a tiempo completo.

La dietista registrada Dawn Jackson Blatner, autor de *La Dieta Flexitariana: El Camino Medio Vegetariana Para Bajar De Peso, Ser Más Saludables, Prevenir La Enfermedad, Y Añadir Años A Su Vida*, publicado en 2008, dice que usted puede tener los beneficios de una dieta vegetariano sin tener que seguir todas las reglas estrictas. Ser un flexitariana es una forma más flexible para ser vegetariano.

Los beneficios de convertirse en un flexitariana o un vegetariano a tiempo parcial son que usted va a reducir la probabilidad de padecer de una enfermedad cardiaca y el cáncer.

Su presión arterial, glucosa, triglicéridos y los niveles de colesterol se caerá que es muy bueno, porque si su colesterol cae por debajo de 150, nunca tendrá un ataque al corazón.

Blatner muestra que, en promedio, los vegetarianos pesan un 15% menos que los no vegetarianos. Blatner estima que la persona promedio podría arrojar hasta 30 libras por apegarse a la dieta flexitariana durante 6-12 meses. Eso es una gran noticia ya que la mayoría de la gente gana peso a medida que envejecen y es bueno saber que la reducción de su consumo de carne y el aumento de los alimentos vegetales se reduce el peso.

Dr. Oz, el famoso médico con su propio programa gracias a la promoción de Oprah Winfrey, admite que no puede ser completamente vegetariano aunque su esposa si es. Él dice que sólo come carne una vez a la semana, y que es prácticamente vegetariano. Dice que tiene problemas con la carne a veces.

Yo apoyo una transición hacia una dieta basada principalmente en frutas frescas, vegetales y productos lácteos cultivados como el yogur y el queso, y también apoyo las campañas flexitarianas y lunes sin carne.

Yo ofrezco recetas vegetarianas basadas en vegetales de hojas verdes, tomate y pepino y vegetales cocidos como el brócoli, la coliflor, la col, calabaza y también patatas y cereales integrales para la transición. Quisiera aprovechar las recetas dadas por los lunes sin carne y el movimiento flexitariana, que son en gran parte a base del grano, frijol y pasta, debe añadir una gran ensalada de hojas verdes y verduras al vapor para equilibrarse. Como platos fuertes de las recetas están muy bien, pero siempre recuerde es esencial comenzar una comida de verduras con una gran ensalada verde y verduras al vapor, y luego comer el plato de cereales, patatas o pasta. Soya y otros frejoles puede ser problemático debido a su indigestibilidad y la producción de gas, sino son fermentados como el tempeh.

Lunes sin carne fue recreada en 2003 como un programa de salud pública en el Johns Hopkins Bloomberg School of Public Health centro para un futuro habitable. La campaña fue apoyada por más de 20 escuelas de salud pública. Su objetivo era ayudar a los estadounidenses a reducir su riesgo de enfermedades prevenibles mediante la reducción de grasa saturada.

La misma idea se inició durante la Primera Guerra Mundial, cuando la Administración de Alimentos EE.UU. instó a las familias a reducir el consumo de productos de primera necesidad para ayudar al esfuerzo de guerra. "La comida ganará la guerra", proclamó el gobierno, y "sin carne lunes" y "sin trigo miércoles" se creó para animar a los estadounidenses a hacer su parte.

Herbert Hoover era jefe de la Administración de Alimentos y encabezó la implementación de la campaña. Además de la publicidad, su oficina ha creado y distribuido folletos de recetas y menús diarios, revistas y folletos.

El efecto fue abrumadora. Unos 10 millones de familias, 7,000 hoteles y casi 425,000 distribuidores de alimentos se comprometieron a observar los días nacionales sin carne. En noviembre de 1917, hoteles en Nueva York han salvado unos 116 toneladas de carne en el transcurso de una semana. Según un artículo del Saturday Evening Post en 1929, "comenzó a los estadounidenses a estudiar seriamente la cuestión de qué y cuánto comían. Muchas personas descubren por primera vez que podían comer menos y no sentir peor - frecuentemente para lo mejor" Volvió la campaña durante la Segunda Guerra Mundial y más allá cuando los presidentes Franklin D. Roosevelt y Harry S. Truman han utilizado el racionamiento para ayudar a alimentar Europa devastada por la guerra. Por lo tanto, para ayudar a ganar dos guerras estadounidenses han dejado de comer carne. Ahora, tenemos que dejar de comer tanta carne para nuestra salud, el problema del cambio climático, la sostenibilidad y para detener el abuso y la matanza de animales en las granjas industriales.

Los veganos y los vegetarianos estrictos necesitan abrazar este movimiento como un paso en la dirección correcta y no la critican por no ser una forma pura de veganismo o vegetarianismo. Dos de cada tres vegetarianos a veces no practican la altura de sus ideales, entonces a veces los puristas no cumplen estrictamente veganismo o el vegetarianismo.

En su episodio Desafío Vegan Oprah se unió a los expertos de alimentos Michael Pollan y Kathy Freston para animar a sus televidentes a tomar decisiones conscientes y saludables de la comida en sus platos.

Activista y autor Michael Pollan compartió que "el 75% del gasto medico está en las enfermedades crónicas relacionadas con la dieta." Luego pasó a elogiar las iniciativas que los norteamericanos desafían a pensar antes de morder, diciendo "todo lo que nos hace ser más conscientes de lo que comemos es el primer paso."

Oprah y 378 miembros de su personal han destacado los efectos positivos y la amplia gama de opciones disponibles con una dieta basada en vegetales. Para fomentar aún más las opciones saludables, Oprah con entusiasmo ha instituido lunes sin carne en los estudios Harpo.

Renunciar a la carne el lunes es un principio de gran orientación hacia un estilo de vida de carne reducido o sin carne. La mayoría de la gente va de golpe en un vegetariano o dieta vegetariana y que puede ser abrumador. Por lo tanto, lo mejor es cortar la carne un día a la semana para empezar para que pueda poco a poco hacer la transición a una dieta de carne reducido. Luego, cuando esté listo, puede agregue otro día sin carne.

También puede dejar de comer carne roja y en su lugar comer el pollo, el pavo, el queso, los huevos y el tempeh. Puede pedir platos vegetarianos en restaurantes y comprar paquetes de platos vegetarianos en el supermercado. Recuerde comer una ensalada de vegetales y verduras al vapor antes de su entrada vegetariana a base de pasta o granos para obtener el efecto del escoba vegetal. La fibra vegetal en las ensaladas y verduras al vapor va a limpiar el moco y la materia tóxica en su intestino.

EL PROCESO DE ENVEJECIMIENTO

LOS TELOMEROS Y LA CIENCIA DEL ENVEJECIMIENTO

El telómero impide la degradación de los genes cerca de los extremos de los cromosomas, al permitir extremos de los cromosomas de acortar, lo que necesariamente se produce durante la replicación del cromosoma. Los telómeros son buffers desechables en los extremos de los cromosomas que se consumen durante la división celular y se reponen por la enzima telomerasa.

A medida que avanzamos en edad, debido a cada división celular nuevo, los extremos de los telómeros no se repone totalmente y se hacen más cortos que crea una pérdida de ADN en la célula nueva, lo que hace no tan bueno como la célula anterior y un poco más viejo. Si los telómeros son demasiado cortos, las células no pueden replicar y morimos.

Elizabeth Blackburn PhD, profesor de bioquímica y biofísica en la UCSF en 1984 descubrió que la enzima telomerasa tiene la capacidad de alargar los telómeros y así permitir que las células se replican sin una pérdida de ADN, y ese implica que la telomerasa puede revertir el proceso de envejecimiento al nivel celular.

Este descubrimiento ganó el Premio Nobel 2009 de Fisiología. Elizabeth junto con Carol Greider y Jack Szostak fueron galardonados conjuntamente con el Premio Nobel de Fisiología o Medicina en 2009 "por el descubrimiento de cómo los cromosomas son protegidos por los telómeros y la enzima telomerasa."

Esta es una gran noticia porque los telómeros cortos son un factor de riesgo no sólo para la muerte, pero para muchas enfermedades también. Acortamiento de los telómeros se ha relacionado con: disminución de la respuesta inmune contra infecciones, diabetes tipo 2, las lesiones ateroscleróticas, enfermedades neurodegenerativas, testicular, esplénica, intestinal atrofia y daño del ADN.

Si pudiera desentrañar la punta de los cromosomas, los telómeros es de aproximadamente 15,000 bases de longitud en el momento de la concepción en el útero materno y 10,000 bases de longitud al nacer. Inmediatamente después de la concepción las células comienzan a dividirse, y sus telómeros se acortan cada vez que la célula se divide.

Una vez que sus telómeros se han reducido a unas 5,000 bases, esencialmente morimos de vejez.

Muchos estudios han demostrado los vínculos entre el estrés crónico y los índices de mala salud y de sus factores de riesgo de enfermedad cardiovascular y una peor función inmunológica. El mecanismo exacto, sin embargo, de cómo el estrés ruinas la salud sigue siendo desconocido.

Blackburn y Epel investigó la hipótesis de que los efectos del estrés de la salud es mediante la modulación de la tasa de envejecimiento celular (Epel et al, 2004). Blackburn y Epel encontrado evidencia irrefutable de que el estrés psicológico, tanto el estrés percibido y el estrés continuo, a largo plazo, se asocia significativamente con un mayor estrés oxidativo, una menor actividad de la enzima telomerasa y más corta longitud de los telómeros, que se conocen como factores determinantes del envejecimiento y longevidad celular, en la linfocitos (células clave del sistema inmunológico) de las mujeres pre menopáusicas sanas.

Las mujeres con los niveles más altos de estrés percibido tienen telómeros más cortos, en promedio, el equivalente de al menos 10 años de envejecimiento adicional en comparación con las mujeres de bajo esfuerzo.

En un estudio reciente (Puterman et al, 2010) se demostró ejercicio para amortiguar los efectos del estrés sobre la longitud de los telómeros. Entre las mujeres que no hacían ejercicio, cada unidad de aumento en la Escala de Estrés Percibido se relacionó con un aumento de 15 veces en las probabilidades de tener telómeros cortos. Los que hacían ejercicio regularmente no mostró ninguna correlación entre la longitud de los telómeros y el estrés percibido. Eso es una gran noticia! El ejercicio puede anular los efectos del envejecimiento causado por el estrés. Situaciones de tensión y estrés, especialmente importante como la muerte de un familiar, se puede tratar con ejercicio regular.

En 2009 se descubrió que el tomar un multivitamínico aumenta su longitud de los telómeros (Xu, Q. et al, 2009). En promedio, las mujeres que tomaron suplementos multivitamínicos tenían telómeros cinco por ciento más largos que las mujeres que no tomaron suplementos que significa que su edad biológica era diez años más joven. Los suplementos que contienen sólo las vitaminas B o reductores de estrés, no tienen ningún efecto sobre la longitud de los telómeros. Los preparados multivitamínicos que contienen antioxidantes eran mejores que otros tipos de multivitaminas. Los telómeros de las mujeres que tomaron multivitaminas antioxidantes son un ocho por ciento más de lo normal.

Algunas mujeres han tomado suplementos con sólo unos pocos micronutrientes. Estos no tuvieron ningún efecto. Las píldoras que contienen sólo hierro en realidad acortar los telómeros. Los suplementos con vitamina B12 extra era una excepción. La vitamina B-12 alarga los telómeros. Vitaminas y minerales que aumentan la longitud del telómero son:

Folato; Esta vitamina B es importante para la estructura y función del ADN y ARN.

Vitamina B12; En combinación con ácido fólico, esta vitamina B es importante para la metilación, o desintoxicación de la homocisteína. Los niveles más altos de homocisteína se asocian con aumento de estrés oxidativo.

La Niacina (nicotinamida); Puede influir en la longitud del telómero a través de su múltiples actividades de regulación y coenzimática.

La Vitamina A y beta-caroteno; Estos antioxidantes reducen las concentraciones de moléculas de señalización perjudiciales y aumentar los beneficiosos para ayudar a reducir el estrés oxidativo.

Vitamina D; Mayores niveles de vitamina D, bajan los niveles de proteína C-reactiva (CRP), una proteína con los efectos nocivos y asociado con la longitud de los telómeros acortados y la inflamación. La vitamina D parece inhibir algunos de los efectos nocivos de CRP.

Las Vitaminas C y E; Estas vitaminas antioxidantes son ampliamente reconocidos para limitar el estrés oxidativo y el daño en el ADN y los telómeros.

Magnesio; El mineral requerido para la actividad de varias enzimas implicadas en la replicación y reparación del ADN. Bajas cantidades de este mineral también se asocian con mayores concentraciones de CRP.

Zinc; Este mineral es necesario para una variedad de enzimas, incluyendo ADN polimerasas, que son importantes para el ADN y el mantenimiento de los telómeros.

Hierro; En contraste con los otros nutrientes, suplementos de hierro está asociada con telómeros más cortos. Esto es probablemente debido a la capacidad pro-oxidante del hierro para estimular la generación de radicales libres. Aunque los suplementos de hierro pueden aumentar el estrés oxidativo, el hierro de la dieta o multivitaminas que contengan menos (hierro) no se asocia negativamente con la longitud de los telómeros.

Otros Bioactivos son:

La Curcumina y la cúrcuma; Curcumina y su componente principal

cúrcuma, son especies comunes alimenticias que estimulan la síntesis de antioxidantes, protegiendo así contra el estrés oxidativo. Ratones alimentados con dietas que contienen curcumina tenía una tendencia a telómeros más largos en comparación con los controles.

De cadena larga omega-3 los ácidos grasos; Altos niveles plasmáticos de ácido de cadena larga de ácidos grasos omega-3 docosahexaenoico (DHA) y ácido eicosapentaenoico (EPA) puede proteger contra el estrés oxidativo al aumentar la actividad de las enzimas antioxidantes superóxido dismutasa, catalasa y glutatión peroxidasa.

Los Polifenoles; Los polifenoles de semilla de uva y té verde proporcionan protección adicional para el ADN y los telómeros de estrés oxidativo. Los que beben té verde con regularidad tienen telómeros más largos, mientras que los ratones alimentados con polifenoles de semilla de uva tenían telómeros más largos en comparación con los controles. Uvas oscuras y moras son ricas en polifenoles.

Carnosina en un estudio (Preston, Hipkiss, Himsworth, Romero, y Abbott, 1998) mostró que era el único antioxidante para proteger significativamente cromosomas celulares del daño oxidativo. Otros antioxidantes no puede proteger completamente las proteínas.

Algunas de las condiciones relacionadas con la edad que la carnosina pueden ayudar a prevenir (y tratar) incluyen: degeneración neurológica, la senescencia celular (envejecimiento celular), reticulación de la lente del ojo, la acumulación de proteínas dañadas, atrofia muscular, déficit circulatorio cerebral, reticulación de colágeno de la piel, la oxidación de LDL colesterol, daños cromosómicos del ADN y la formación de productos de glicación avanzada (PGA).

La carnosina es un dipéptido de los aminoácidos beta-alanina e histidina. El queso es más alta en proteínas que el yogur y tendría un mayor contenido de carnosina. Los aminoácidos en la espirulina ayudan a la creación de carnosina.

Beta-alanina suplementación ha sido demostrado por dos estudios para aumentar el nivel de carnosina en los músculos (Harris et al, 2006), (Hill et al, 2007). El estudio de Harris mencionado ha demostrado que se puede tomar una cantidad entre 3.2 gramos y 6.4 gramos por día para aumentar significativamente los niveles de carnosina y mejorar el rendimiento.

¿Por qué no toma carnosina directamente y no beta-alanina? Al ingerir el suplemento carnosina, la mayor parte se descompone en el tracto gastrointestinal (GI) en beta-alanina e histidina. Algo de carnosina puede escapar del tracto GI libremente, pero se descompone rápidamente por la enzima carnosinasa. Beta-alanina e histidina son llevados en el músculo, donde se convierten de nuevo en la carnosina por la enzima carnosina sintetasa.

Usted tendría que tomar sustancialmente más carnosina para acercarse a las mayores concentraciones de carnosina que alcanzan tomando la dosis científicamente recomendada de beta-alanina, que es entre 3.2 gramos y 6.4 gramos por día. Se ha sugerido que 4 gramos de beta-alanina en un día alcanzará los niveles de carnosina que 6.4 gramos producen.

La dosis de beta-alanina que se utiliza para revertir las canas es de 2 a 3 gramos por día durante por lo menos 4 meses para ver resultados. Durante este tiempo también tomar cobre sebacato 22 mg y una buena multi-vitamina. El suplemento multivitamínico ayudará la función de la tiroides, que es esencial para la producción de pigmento del cabello.

LAS MITOCONDRIAS Y EL PROCESO DE ENVEJECIMIENTO

El proceso de envejecimiento implica una disminución del número de mitocondrias por célula, lo que resulta en menos energía por célula, ya que las mitocondrias son las centrales eléctricas de la célula. Las mitocondrias generan la mayor parte del suministro de la célula de trifosfato de adenosina (ATP), que se utiliza en la sodio/potasio bomba para crear diferencias de potencial eléctrico que da lugar a la creación de bioelectricidad.

¿Qué pasa con la edad es que usted termina con mitocondrias cada vez menos por célula y también un montón de los que aún existen están dañados y no funcionan tan bien. A medida que usted envejece usted siente que tiene menos energía porque las mitocondrias están desapareciendo o dañado. Estas mitocondrias dañadas también filtrarse una gran cantidad de radicales libres. Usted puede hacer nuevas mitocondrias mediante el ejercicio, pero hay otras maneras de hacerlo. Arginina en combinación con colina y vitamina B-5 o pantotenato es capaz de hacer nuevas mitocondrias. También las mejores vitaminas para los hombres a tomar 45 minutos antes de tener relaciones sexuales son la arginina, colina y vitamina B-5. Esto proporciona más óxido nítrico, que es esencial para la erección.

Los médicos sugieren que una dosis estándar de L-arginina en forma de píldora pueden ser de uno a tres gramos con un máximo de nueve gramos en un período de 24-horas. Otra forma de complementar su dieta con este aminoácido es comer alimentos ricos en arginina, como los productos naturales lácteos alimentados con pasto.

Las fuentes alimenticias de Arginina (por cada 100 gramos)

Queso Mozzarella, parcialmente descremada 1042 mg (3.5 onzas)
Queso mozzarella de leche entera 928 mg
bajo contenido de humedad
Queso mexicano, queso asadero 760 mg
similar al queso Monterrey Jack
Requesón, crema, 497 mg
cuajada grande o pequeña
Espirulina Una cucharada (7 gramos) 290 mg
Yogur, natural, leche entera 104 mg

La ingesta adecuada o AI de colina para adultos de sexo masculino, 19 años y más es de 550 mg por día para los hombres y 425 mg por día para las mujeres. Los vegetarianos estrictos que no consumen leche o los huevos pueden estar en riesgo de ingesta inadecuada de colina. Una taza de brócoli cocido, solo tiene 62 mg de colina. Suero en polvo tiene 225 mg de colina por 100 gramos u 3.5 onzas. Frutas incluyendo aguacates, que es el fruto más alto en colina, son fuentes pobres de este nutriente. Un aguacate entero pequeño (136 gramos) tiene sólo 19.3 mg de colina.

¿Por lo tanto, que realmente es la causa del proceso de envejecimiento? La teoría de radicales libres de envejecimiento y las enfermedades relacionadas con la edad por Dr. Denham Harman, se presentó por primera vez en 1956, y se ha mantenido muy bien en los últimos años.

En 1972 el extendió la idea de implicar la producción mitocondrial de especies reactivas del oxígeno (ERO), tales como H_2O_2 (peróxido de hidrógeno) y $OH-$ (radical hidroxilo).

Dr. Harman muy pronto se dio cuenta de que la mayoría de los antioxidantes no entran en la mitocondria, donde los radicales libres son generados y el problema más grave con los radicales libres está dentro de las propias mitocondrias. Los únicos antioxidantes que pueden entrar en las mitocondrias son la superóxido dismutasa, la coenzima Q10, el glutatión y catalasa. La catalasa es el más poderoso de los antioxidantes mitocondrial. Superóxido dismutasa, catalasa y glutatión peroxidasa se disminuye con la edad avanzada.

El glutatión no se puede tomar como un suplemento porque es hecho en la célula. N-acetil-cisteína (NAC) actúa como un precursor del glutatión. NAC se metaboliza rápidamente en glutatión, una vez que entra en el cuerpo. Se ha demostrado en numerosos estudios científicos y ensayos clínicos para aumentar la producción intracelular de glutatión y es aprobado por la FDA para el tratamiento de la sobredosis de paracetamol. Debido a la acción mucolítica del glutatión, NAC (Mucomyst es el nombre de marca) se utiliza comúnmente en el tratamiento de enfermedades pulmonares como la fibrosis quística, bronquitis y asma.

El ácido alfa lipoico o ALA aumenta los niveles de glutatión intracelular, y es un antioxidante natural, producida por el cuerpo, con capacidad atrapadora de radicales libres. Tiene la capacidad de regenerar oxidado antioxidantes como la vitamina C y E y ayuda a hacerlos más potentes. ALA también es conocido por su capacidad para mejorar la captación de glucosa y puede ayudar a prevenir el daño celular que acompaña a las complicaciones de la diabetes. También tiene un efecto protector en el cerebro.

El selenio es un cofactor para la enzima glutatión peroxidasa. Suplementos de selenio se han hecho populares debido a que algunos estudios sugieren que pueden desempeñar un papel en la disminución del riesgo de ciertos cánceres, y en cómo el sistema inmune y la glándula tiroides función. Sin embargo, demasiado selenio puede causar algunos efectos tóxicos, incluyendo malestar gastrointestinal, uñas quebradizas, caída del cabello y daños en los nervios leve.

La coenzima Q-10 (CoQ-10) es una sustancia vitamina que se encuentra en todo el cuerpo, pero especialmente en el corazón, hígado, riñón, y páncreas. La coenzima Q-10 también se puede realizar en el laboratorio. La coenzima Q-10 tiene un papel en la producción de ATP, una molécula en las células del cuerpo que funciona como una batería recargable en la transferencia de energía. La coenzima Q-10 se ha probado para el tratamiento de trastornos heredados o adquiridos que limitan la producción de energía en las células del cuerpo (trastornos mitocondriales), y para mejorar el rendimiento del ejercicio.

La ubiquinona es soluble en grasa, la forma oxidada de CoQ-10. El ubiquinol es la forma reducida y tiene mejor solubilidad en agua y mayor absorción que la ubiquinona. Las personas sanas menores de 40 años puede efectivamente transformar la ubiquinona en ubiquinol. La forma ubiquinol de CoQ-10 es la más efectiva para personas mayores de 40 años o aquellos que sufren en cualquier edad con problemas de salud. La absorción es un factor clave con cualquier suplemento, incluyendo CoQ-10.

Carnosina aumenta la producción de catalasa que se reducen los niveles de peróxido de hidrógeno. También la carnosina mostró que era el único antioxidante que puede proteger significativamente cromosomas celulares del daño oxidativo (Preston, Hipkiss, Himsworth, Romero, y Abbott, 1998). La mejor manera de aumentar los niveles de carnosina es tomar beta-alanina o aumentar su ingesta de proteínas como el queso y la espirulina.

Dr. Bruce Ames y sus co-investigadores, descubrieron que en ratas viejas, ácido lipoico y la acetil-L-carnitina protegía significativamente las mitocondrias del daño oxidativo y la decadencia asociado con la edad (Liu, Atamna, Kuratsune, y Ames, 2002). Según los autores, "alimentando las ratas viejas con acetil-L-carnitina y el ácido lipoico restauró la función mitocondrial, disminuyó los oxidantes, mejoró la disminución asociada a la edad en la actividad ambulatoria y la memoria y evita las mitocondrias del decaimiento oxidativo y la disfunción."

La ciencia bioquímica occidental descubrió los misterios de las mitocondrias. La mayor fuerza de la medicina occidental es su punto de vista mecanístico, es decir, una enfermedad es causada por un mecanismo o sendero metabólico. Si entiende cuáles son esos mecanismos se puede racionalmente diseñar un proceso para intervenir en los mecanismos para evitar que la enfermedad causa daño y para eliminar la enfermedad. El problema con los sistemas de medicina tradicional como la medicina ayurvédica, la medicina tradicional China y la higiene natural aún es que hablan en términos generales como "caliente" y "frío". Ellos no se basan en mecanismos bioquímicos específicos.

Otro nutriente necesario para extender la vida humana es la taurina, un aminoácido que contiene azufre. Es muy importante para proteger tejido eléctricamente activo como el corazón, los ojos, y el cerebro. La taurina se encuentra en los productos lácteos como el queso, el requesón y el yogur.

Si usted no tiene suficiente vitamina B-6, B-12 y ácido fólico, la homocisteína puede acumularse que promueve la aterosclerosis (la acumulación de placa en las arterias). Los niveles de homocisteína en la sangre que se consideran normales, son en realidad aterogénico, y un factor de riesgo para la enfermedad cardiovascular según Durk Pearson y Sandy Shaw. La mayoría de las personas simplemente no están recibiendo suficiente ácido fólico, B-6 y B-12 para prevenir la aterosclerosis causado por la homocisteína. Si una persona quiere conseguir niveles protectores y reducir drásticamente los niveles de homocisteína, hay que tomar estas vitaminas solubles en agua tres o cuatro veces al día y en dosis mucho más de lo recomendado. Según Durk Pearson y Sandy Shaw, unos investigadores del longevidad bien conocidas, para aumentar la memoria y el rendimiento cognitivo (procesos mentales) debe tomar la colina y una serie de cofactores para maximizar la conversión a la acetilcolina:

1. La vitamina B-5 o pantotenato de calcio (ácido pantoténico) trabaja a través de la coenzima A para aumentar la acetilación de la colina para formar acetilcolina.

2. Otro cofactor es betaína, también llamada trimetilglicina (TMG), ya que ahorra colina de ser transformados en otros productos químicos. Un gran parte de la colina que se tome se oxida en betaína, y proporcionando la betaína puede reducir esa pérdida.

3. Otro cofactor es fenilalanina que puede ser utilizado para hacer el betaphenethylamine neuromodulador.

4. También necesita vitamina B-6 o piridoxina que es necesario para formar la dopamina noradrenalina, y betaphenethylamine y cobre para ayudar a las reacciones.

Un informe del gobierno de Estados Unidos de la Agencia para la Investigación de Salud y Calidad examinó la literatura sobre el SAM-e (S-adenosilmetionina, un químico natural que se encuentra en todas las células vivas) para el tratamiento de tres condiciones diferentes: depresión, osteo-artritis y enfermedades del hígado. Ellos encontraron que los medicamentos recetados eran mejores para la enfermedad de hígado, pero para el tratamiento de la osteoartritis y la depresión SAM-e fue muy eficaz y muy comparable a los medicamentos recetados. Funciona mucho más rápido en el tratamiento de la depresión que el Prozac.

EL CONSUMO EXCESIVO DE
FRUCTOSA PUEDE CONDUCIR A ENFERMEDADES

El consumo excesivo de fructosa puede causar una serie de problemas de salud graves. La fructosa y especialmente los refrescos endulzados con jarabe de maíz de alta fructosa, bebidas endulzado de frutas y zumos de frutas, y también plátanos maduros y frutos secos, se convierte en ácidos grasos libres, lipoproteínas de muy baja densidad (la forma dañina de colesterol) y triglicéridos, todos los cuales se almacenan en forma de grasa. Los ácidos grasos creados durante el metabolismo de la fructosa se acumulan en forma de gotas de grasa en el hígado y en los tejidos musculares, causando resistencia a la insulina y el hígado graso no alcohólica. Resistencia a la insulina puede progresar a la diabetes tipo II.

El metabolismo de la fructosa en el hígado crea una larga lista de productos de desecho y toxinas, incluyendo una gran cantidad de ácido úrico, lo que aumenta la presión sanguínea y causa la gota. La fructosa es el carbohidrato más lipófilo, en otras palabras, la fructosa se convierte en glicerol activado (g-3-p), que se utiliza directamente para convertir los ácidos grasos libres en triglicéridos. La más (g-3-p) que tenga, la más grasa que almacena.

La limitación de fructosa y azúcar es muy importante para prevenir el envejecimiento y aumenta el longevidad. El exceso de azúcar o la ingesta de fructosa (especialmente de frutos secos y dátiles) aumenta la insulina y los niveles de leptina y disminuye la sensibilidad de los receptores para estos dos hormonas vitales, lo que aumenta el riesgo de diabetes tipo 2 y acelera el envejecimiento en general.

La glicación es un proceso en el que el azúcar se adhiere con proteínas para formar los productos finales de glicación. Este proceso crea inflamación, que puede activar el sistema inmunológico. Los macrófagos son células barredoras que son parte de su sistema de defensa inmune y, como tales, tienen receptores especiales para los productos finales de glicación. Estas receptores especiales para los productos finales de glicación se unen a los PGAs (productos de la glicación avanzada) en su cuerpo y deshacerse de ellos. El problema es que este proceso defensivo también pueden causar daños, y el tejido de cicatriz dentro de las arterias creadas por este proceso se denomina placa.

El periódico Los Nutrientes publicó un informe (Luevano-Contreras & Chapman Novakofski, 2010) sobre el impacto de la fructosa en el envejecimiento, "Los datos apoyan que los PGAs endógenos se asocian con el funcionamiento de órganos en declive. A partir de hoy, la restricción de la ingesta de PGAs y el ejercicio ha demostrado la reducción de forma segura de los PGAs circulantes, con una mayor reducción del estrés oxidativo y los marcadores inflamatorios. Se necesita más investigación para apoyar estos hallazgos y para incorporarlos en las recomendaciones para la población de edad avanzada."

El estudio continúa diciendo: "En los últimos veinte años, ha habido una evidencia creciente que los PGAs podría estar implicado en el desarrollo de enfermedades crónico-degenerativas del envejecimiento, como la enfermedad cardiovascular, la enfermedad de Alzheimer y las complicaciones de la diabetes mellitus. Los resultados de varios estudios realizados en modelos animales y en humanos muestran que la restricción de los PGAs dietéticos tiene efectos positivos en la cicatrización de heridas, la resistencia a la insulina y las enfermedades cardiovasculares. Recientemente, el efecto de la restricción de la ingesta de PGAs se ha informado a aumentar la vida útil en modelos animales."

PGAs también están implicadas en la degeneración macular, diabetes, cataratas, y el debilitamiento y la rigidez de colágeno en el cuerpo. Colágeno saludable le ayuda a lucir joven y mantenga sus vasos sanguíneos flexible. Cuando el colágeno se endurece y debilita, entonces se empieza a parecer mayor y la presión arterial empieza a subir.

El ajo contiene azufre, que ayuda al cuerpo a producir colágeno. El ajo contiene taurina y ácido lipoide que apoyan las fibras dañadas de colágeno. Haga ajo en un componente regular de sus comidas. Los tomates son ricos en licopeno antioxidante que inhibe colagenasas.

Tomate cocido tiene aún más licopeno que en la forma cruda: tomates cocidos proporcionar 7298 µg por taza, mientras que los tomates crudos proporcionar 4631µg por taza. Las colagenasas son enzimas que destruyen el colágeno. La vitamina C es esencial para la producción de colágeno en la piel. Las guayabas son muy ricos en vitamina C, 228 mg por porción de 3.5 oz.

Las células excretan los PGAs en el suero sanguíneo que luego son eliminados por los riñones. Los riñones pueden ser sobrecargados por todas esas PGAs. Esta sobrecarga puede formar un bucle de retroalimentación positiva hasta que el riñón falla. Este es un problema común con los diabéticos que tienen a menudo PGAs excesivas debidas a exceso de glucosa en su sangre. No es raro que los diabéticos sufren insuficiencia renal y requieren un trasplante de riñón debido a PGAs excesivas. Si el ácido úrico es alto o si usted tiene gota, sería conveniente limitar la fructosa de 15 gramos o menos.

Como regla general, una dieta de menos de 10% de calorías como fructosa es aceptable para la mayoría de la gente. El consumo de fructosa moderada de menos de o igual a 50g/día o aproximadamente el 10% de las calorías no tiene ningún efecto perjudicial sobre control de lípidos y glucosa y menor o igual a 100g/día de fructosa no influye en el peso corporal (Rizkalla, 2010). Este estudio señala que no existe una relación directa entre el consumo moderado de fructosa de la dieta y de los marcadores de riesgo de salud. La mayoría de los estudios que muestran la lipogénesis excesivo y otros efectos adversos están en el intervalo de 15 a 20% de calorías de la dieta de fructosa.

Digamos que usted comió en un día: papaya, crudo, 1 pequeño (4-1/2"de largo x 2-3/4" de diámetro) (152 g), Piña, crudo, 1 rebanada (3-1/2"x día 3/4"de espesor) (84 g), fresas, crudo, 10 medianas (1-1/4" de diámetro) (12 g), manzana, crudo, 1 mediano (3"de diámetro) (182g), tomate, rojo, maduro, crudo, entero 2 grandes (3" de diámetro) (182g). Esto proporciona 29.5 gramos de fructosa de acuerdo con la calculadora de nutritiondata.self.com. En una dieta diaria de la muestra, que incluye verduras y yogur, con un total de 1412 calorías, esto produce sólo el 6% de las calorías en forma de fructosa. Esto está muy por debajo del 10%, por lo que casi se podría doblar la cantidad de fruta y estar bien, lo que sería 59 gramos de fructosa.

También debemos recordar que en los vegetales y las frutas, la fructosa se mezcla con fibra, vitaminas, minerales, enzimas y fitonutrientes beneficiosos, todos los que moderar los efectos negativos metabólicos de la fructosa. La cuestión de la fructosa de la dieta y la salud está vinculada a la cantidad consumida, que es el mismo problema para cualquier nutriente macro o micro. La glicosilación es un proceso bueno en el cuerpo. La glicosilación es cuando la enzima apropiada asegura un azúcar se une a exactamente la parte derecha de la proteína (o grasa). Proteínas glicosiladas se utilizan para defenderse de las enfermedades e inhiben el desarrollo de la diabetes tipo II.

La glucosilación por otra parte es cuando accidentalmente azúcares se unen a las proteínas sin la ayuda de una enzima, y esto puede resultar en azúcares unidos en todo tipo de formas impredecibles. La glicación sucede por accidente y sólo cuando nuestros niveles de azúcar en la sangre son altos.

La glicación es reversible en cuanto los niveles de azúcar de sangre caer con la mayoría de los azúcares y las proteínas de desacoplamiento y ningún daño está hecho. El problema es si su azúcar en la sangre se mantiene alto, como ocurre con los diabéticos o pre-diabéticas, el combinación de azúcar con proteínas dará como resultado la creación de una glucosilación avanzada producto final (PGA). La glucosa es el menos reactivo de todos los azúcares y es el principal azúcar en nuestra sangre. Fructosa por otro lado es diez veces más reactivo que la glucosa (McPherson, Shilton, y Walton, 1988).

PGAs son peligrosas porque enlace fácilmente entre sí mismas y con otras proteínas en un proceso llamado reticulación. PGA reticulación del colágeno, que da a las paredes arteriales y nuestra piel su elasticidad, resulta en el endurecimiento de las arterias y las arrugas y la flacidez de la piel. PGAs causar la oxidación de las partículas de colesterol LDL, haciéndolos mucho más propensos a ser atrapados en las paredes arteriales, que conduce a la enfermedad cardíaca y accidente cerebrovascular.

Nuestro cuerpo puede descomponer y eliminar glucosa producida PGAs aunque con el tiempo se acumulan en nuestros órganos y tejidos y eso hace que envejezcamos debido a la excesiva acumulación de PGAs. El problema es que las PGAs, hecho con moléculas de fructosa, son resistentes a nuestro sistema de eliminación. No sólo se hizo a 10 veces la tasa, tampoco se pueden ser eliminados.

Cuando los investigadores empezar a buscar en las marañas de proteínas retorcidas que se acumulan en las neuronas de los pacientes de Alzheimer, descubren PGAs en abundancia. Esto es probable la razón porque otros investigadores han recogido en la asociación entre la enfermedad de Alzheimer (demencia y otros) y azúcar en la sangre.

Cuando PGAs se acumulan en el cristalino, la córnea y la retina del ojo, se resultan en las cataratas y la degeneración macular que lleva a la ceguera. Cuando las PGAs se acumulan en los túbulos finas de los riñones, se resulta en la pérdida de la función renal.

El consumo de refrescos endulzados con fructosa (jarabe de maíz de alta fructosa es el 55% de fructosa y 42% glucosa), o incluso comer una gran cantidad de frutas secas como pasas nos da una gran inyección de fructosa y un gran aumento en la producción instantánea de las PGAs.

El consumo de fructosa alta también conduce a un aumento de la resistencia a la insulina. Con el tiempo la resistencia de insulina hace que nuestro nivel de glucosa en sangre persistentemente elevado, que es una segunda fuente importante de PGAs.

Si su médico sospecha que usted de ser diabético, a menudo se pondrá a prueba el nivel de HbA1c (o A1c, para abreviar). Cuando los médicos probar para ver si usted es diabético, se miden el nivel de una forma glicosilada de hemoglobina llamada HbA1c. Un nivel de HbA1c elevada indica que hay presente PGAs significativa que es un signo seguro de que su azúcar de sangre es demasiado alta persistentemente.

Los estudios observacionales y controlados han vinculado el consumo de fructosa con la diabetes tipo II, enfermedades del corazón, ceguera apoplejía, enfermedades renales e incluso el Alzheimer. PGA investigaciones han recorrido un largo camino en la última década y pueden proporcionar un mecanismo unificador que explica por qué la incidencia de estas enfermedades está explotando.

La mayoría de los estudios dicen que la fructosa de la fruta no es el problema, sino que podría ser, si se come una gran cantidad de pasas, dátiles, higos secos, sandía y demasiado plátanos maduras.

Digamos que usted se comió la mitad de una sandía, que pesa diez libras, en una sola sesión. Eso le daría 75.9 gramos de fructosa en una dosis grande a la vez. Esa cantidad se resultara en una gran cantidad de PGAs dañinas.

Si usted comió 30 bananas grandes en un día usted estaría consiguiendo 198 gramos de fructosa. Incluso los 15 plátanos grandes es de 99 gramos y alto todavía. Si usted comió una libra de deglet noor dátiles estaría consumiendo 88 gramos de fructosa. Una libra de pasas comido en una sesión te da 133 gramos de fructosa. Una libra de higos secos le pondrías 102 gramos de fructosa.

Comer frutos secos y frutas de alta fructosa como el plátano y sandía es tan malo como beber una gran cantidad de bebidas gaseosas. Una lata de cola de 12 onzas tiene 22 gramos de fructosa.

De los diez primeros frutos más altos en fructosa y sacarosa por 100 gramos de peso o 3.5 onzas, el primer siete son frutos secos. Personas que comen alimentos crudos han sabido por mucho tiempo que el consumo de una gran cantidad de frutos secos ruinas los dientes, pero no sabía que también estaban causando problemas a sus órganos internos.

1. Dátiles, medjool, fructosa: 32 gramos, sacarosa: 530 mg

2. Pasas de uva sin semillas, fructosa: 30 gramos, sacarosa: 450 mg

3. Dátiles, deglet noor, fructosa: 20 gramos, sacarosa: 24 gramos

4. Higos, secos, sin cocer: fructosa: 23 gramos, sacarosa: 70 mg

5. Melocotones, secos, sulfurado, fructosa: 13.5 gramos, sacarosa: 15 gramos

6. Albaricoques, secos, sulfurado, fructosa: 12.5 gramos, sacarosa: 7.9 gramos

7. Ciruelas secas (ciruelas pasas), fructosa: 12.5 gramos, sacarosa: 150 mg

8. Arándanos, jarabe, pesado, fructosa: 9.0 g y sacarosa: 10 mg

9. Arándanos, jarabe ligera, fructosa: 8.4 gramos, sacarosa: 410 mg

10. Uvas, cruda, sin semillas Thompson fructosa: 8.1, sacarosa: 150 mg
fuente: nutritiondata.self.com, herramienta de búsqueda de nutrientes

Contenido de fructosa total de fruta por porción
Las siguientes categorías se enumeran en orden de mayor a menor cantidad de fructosa total:

Tamaño de la porción de fruta, Fructosa, Fructosa total
Dátiles, deglet 1 taza cortada 28.8 gramos, 63.8 g
Pasas de uva sin semilla 1 taza 43.0 gramos, 43.7 g
Uvas sin semillas 1 libra 36.4 gramos, 37.1 g
Higo, seca 1 taza 34.0 gramos, 34.1 g

Melón 1 fruta mediana 10.3 gramos, 22.3 g
Sandía 1/16 286 gramos 9.6 gramos, 13.1 g
Manzana 1 fruta mediana 10.7 gramos, 12.6 g
Pera 1 fruta mediana 11.1 gramos, 11.8 g
Plátano 1 grande 6.6 gramos, 9.9 g
Naranja, Washington 1 fruta 3.2 gramos, 9.2 g
Nectarina 1 fruta mediana 1.9 gramos, 8.8 g
Durazno 1 pequeña 2.0 gramos, 8.2 g
Dátiles medjool 1 dátile de 7.7 gramos, 7.8 g
Cereza, dulce 1 taza con/semilla 7.4 gramos, 7.6 g
Tangerina 1 fruta mediana 2.1 gramos, 7.4 g
Frutilla, enteros 1 taza 3.5 gramos, 4.2 g
Mora 1 taza 3.5 gramos, 3.6 g
Frambuesa 1 taza 2.9 gramos, a 3.2 g
Dátiles Deglet 1.4 gramos, 3.1 g
Ciruela 1 2 1/8 pulgadas diámetro 2.0 gramos, 3.0 g
Aguacate, 1 fruta Hass 0.109 gramos, 0.191 g

Fructosa total es la suma de fructosa a partir de sacarosa y fructosa.
fuente: Nutritiondata.self.com

En Gran Bretaña, el contenido de azúcar de las manzanas se ha incrementado hasta en un 50 por ciento durante la última década. Nueva razas de manzana que llega a los estantes han sido cultivadas para dar un sabor más dulce. Variedades más dulce como Pink Lady, Braeburn y Fuji son cada vez más populares entre los consumidores británicos.

Las cifras muestran de la Agencia de Normas Alimentarias del gobierno británico de que hace diez años, que las manzanas Golden Delicious, Granny Smith y Pippin Cox Orange contiene 10-11 por ciento en peso de azúcar.

Una nueva investigación por el Departamento de Agricultura de EE.UU. encontró que la manzana moderna típica ahora tiene un contenido de azúcar de hasta el 15 por ciento o el equivalente de cuatro cucharadas de azúcar.

En conclusión el exceso de fructosa, que se encuentra en los refrescos y otros alimentos endulzada con jarabe de fructosa de maíz y frutas secas o frutas muy dulces como pasas, dátiles y plátanos, deben ser restringidos.

Cabe señalar que a pesar de fructosa es tan perjudicial, peroxidación de lípidos grasos ácidos poliinsaturadas produce cerca de 23 veces más rápido las PGAs que los azúcares simples (Fu et al., 1996).

ALMIDÓN

Almidón de lavandería y almidón de cocina son a la vez considerados venenos por el Centro Nacional de Toxicología de los Estados Unidos. Para el almidón de cocina los síntomas enumerados son problemas gastrointestinales como la obstrucción intestinal y dolor en el área del estómago.

Para el almidón de lavandería (con muy largo plazo de la exposición a través del contacto piel): la salida de orina disminuyó significativamente (o ninguno), ictericia (ojos se ponen amarillos), diarrea, vómitos, convulsiones, colapso, fiebre, presión arterial baja, ampollas en la piel, piel azulada, de los labios, o uñas, la piel descamación, piel amarilla, coma, convulsiones, somnolencia, temblores de los brazos, manos, piernas o pies, espasmos de los músculos faciales. Si el almidón se inhala, puede causar respiración sibilante, respiración rápida y superficial, y dolor de pecho. Si el contacto del almidón es con los ojos, puede causar enrojecimiento, lagrimeo y ardor.

Volkheimer redescubrió el efecto Herbst que es almidón que se encuentra en la sangre y la orina después de la ingestión de almidón de maíz crudo o almidón cocido en galletas (Prokop, 1990). El término "persorción" ha sido acuñado para este fenómeno interesante y significa la absorción directa a través de los tejidos permeables.

Volkheimer también encontraron que los ratones alimentados con almidón crudo se envejece a un ritmo anormalmente rápido, y cuando se disecaron los ratones alimentados con almidón, se encontró con una multitud de las arteriolas bloqueadas en cada órgano, cada uno de los cuales causó la muerte de las células que dependen de la sangre suministrado por la arteriola.

Bizcochos contienen almidón cocido por lo cual el efecto se produce también comiendo otros almidones (incluso cocido o bien hervido); como las papas cocidas, arroz blanco, arroz, mandioca, tapioca y coliflor cocido y crudo. Las zanahorias tienen un poco de almidón, pero en su mayoría tienen un sabor dulce de su alto contenido de azúcar natural. Verduras sin almidón incluyen la lechuga, el apio, la espinaca, la col rizada, col, diente de león y el perejil. Frutas vegetales sin almidón son tomates, pepinos y pimientos.

INCIDENTES DE ESTRÉS GRAVE SON LOS QUE GASTAN LAS PILAS Y ENVEJECEMOS MAS RAPIDO

Incidentes extremadamente estresantes, como la muerte de un ser querido, ser robado, estafado o atacado, una demanda, una disputa familiar importante, luchando con su cónyuge o pareja, ser despedido de su trabajo, gastan grandes cantidades de energía para enfrentar el problema.

Añádase a esto la preocupación y la ansiedad y el miedo que libera las hormonas del estrés; cortisol y la adrenalina, que drenan las reservas vitales de sus riñones. Incluso los pequeños incidentes como el daño de su computadora o un factura de agua o luz inesperadamente alta, pueden dañar su cuerpo.

LOS BENEFICIOS DE VIVIR EN LAS ALTITUDES ELEVADAS

Un estudio de 1150 hombres y mujeres publicados en la Revista de Epidemiología y Salud Comunitaria (Baibas N, A Trichopoulou, E Voridis, D Trichopoulos, 2005) mostró que las personas que viven en altitudes superiores a 3.000 metros de Grecia tenían una esperanza de vida más larga que los que viven cerca del nivel del mar.

No solamente viven más tiempo, pero su tasa de enfermedades del corazón era casi la mitad de sus homólogos viviendo cerca del mar. Los investigadores creen que los ajustes que el cuerpo produce para vivir en un altitud elevada puede ser beneficioso para la salud general del corazón.

El ejercicio en altitudes más altas hace que el cuerpo tenga que trabajar más duro y eso ayuda a fortalecer el corazón y mejora la resistencia y el aguante. El estudio concluyó: "El aumento de actividad física de caminar sobre terrenos escarpados, en condiciones de hipoxia moderada entre los residentes de la montaña podrían explicar estos resultados."

AUMENTAR LA LONGEVIDAD
DORMIENDO NO MAS QUE 7 HORAS POR NOCHE

El aumento de la tasa de mortalidad se ha asociado con dormir 8 horas o más. Es una creencia común que 8 horas de sueño que se necesita para una salud óptima, sin embargo, un estudio de seis años y más de 1.1 millones de adultos edades de 30 a 102 ha demostrado que las personas que reciben sólo 6 a 7 horas por noche tienen una tasa de mortalidad más baja. Las personas que duermen 8 horas o más, o menos de 4 horas por noche, han tenido una tasa de mortalidad significativamente mayor en comparación con los que duermen un promedio de 6 a 7 horas.

Investigadores de la Universidad de California, San Diego (UCSD), Facultad de Medicina y la Sociedad Americana del Cáncer colaboró en el estudio, que apareció el 15 de febrero de 2002 en la revista Archives of General Psychiatry, una revista de la Asociación Médica Americana (Kripke, Garfinkel, Wingard, Klauber, Marler, 2002).

Aunque los datos indican tasas de mortalidad más altas con una larga duración del sueño, el estudio no pudo explicar las causas o razones de esta asociación. En primer autor Daniel F. Kripke, MD, profesor de psiquiatría de la UCSD que se especializa en la investigación del sueño, dijo: "No sabemos si los períodos largos de sueño lleva a la muerte. Se necesitan estudios adicionales para determinar si el establecimiento de su reloj de alarma antes realmente va a mejorar su salud." Sin embargo, agregó, "las personas que ahora promedian 6.5 horas de sueño por noche, pueden estar seguros de que se trata de una cantidad segura de sueño. Desde un punto de vista de la salud, no hay razón para dormir más tiempo."

El estudio, que aborda los problemas del sueño como parte del Cancer Prevention Study II (CPSII) de la Sociedad Americana del Cáncer, también indicaron que los participantes que informaron de ataques ocasionales de insomnio no tenía una mayor tasa de mortalidad, sino que eran las personas que tomaron las pastillas para dormir tenían más probabilidades de morir antes. "El insomnio no es sinónimo de sueño corto", dijeron los autores en el artículo. "Los pacientes suelen quejarse de insomnio cuando su duración del sueño se encuentran dentro de la gama de personas sin síntomas de sueño." Agregaron que los médicos creen que la mayoría de las quejas del paciente acerca de "insomnio" en realidad están relacionados con la depresión, en lugar de un diagnóstico de insomnio.

Las mejores tasas de supervivencia se encuentran entre los que dormían siete horas por noche. El estudio demostró que un grupo de dormir 8 horas tenían un 12 por ciento más probabilidades de morir en el plazo de seis años que los que dormiran 7 horas, los demás factores son iguales. Incluso aquellos con un mínimo de 5 horas de sueño vivieron más tiempo que los participantes con 8 horas o más por noche.

Aunque el estudio se llevó a cabo 1982 a 1988, los resultados no han estado disponibles hasta hace poco debido a la longitud de tiempo requerido para entrar y analizar la gran cantidad y variedad de datos de los 1.1 millones de participantes.

Anoche mi cuerpo comenzó a sentirse débil y lento alrededor de las 9:30, así que fui a la cama. Me desperté refrescado y mis ojos se abrieron naturalmente listo para el día. La clave para dormir bien es escuchar a las señales de su cuerpo en cuándo debe ir a la cama. A veces es necesario ir a dormir muy temprano como 7 p.m. Usted puede despertarse durante la noche, pero sólo quedándose en la cama, con sus pies elevados, con las luces apagadas, le dará el descanso profundo que su cuerpo ansía. A veces, cuando estás realmente cansado por el exceso de ejercicio o el exceso de viajar o ir de compras, usted tendrá que ir a la cama temprano y levantarse más tarde por lo que el cuerpo puede recuperarse. Cuando una persona es enfermo o herida se está recuperando y necesita dormir y descansar lo más posible al igual que el zorro cuando se rompe una pierna, él no se mueve hasta que sea sanado.

A menudo existe la tentación de quedarse despierto hasta tarde y pasar por encima de cansancio de su cuerpo, pero creo que ese estreses su cuerpo y se envejece más rápido. De vez en cuando en la noche del sábado está bien quedarse despierto hasta tarde, pero después hay que conseguir sus 7 horas de sueño. Por lo tanto, si usted fue a la cama a las 2 a.m. tendría que dormir hasta las 9 de la mañana para conseguir su ideal 7 horas de sueño. Yo aprendí en la medicina China que dormir antes de la medianoche es más saludable porque los picos de energía para el hígado son a partir de las horas de las 01 a.m.-03 a.m. y por lo tanto es importante para el rejuvenecimiento del hígado para estar en un estado de sueño profundo antes de 01 a.m.

El ir a dormir a las 23:00 o 23:30 significa levantarse a las 6 o 6:30 de la mañana para conseguir 7 horas de sueño. También puede ir a dormir a las 12 medianoche y levantar a las 7 a.m. a pesar de que es más saludable ir a dormir antes de la medianoche. Yo personalmente tiendo a dormir bien durante toda la noche sin despertarme si me voy a dormir a las 11 o 11:30.

CÓMO EL AGUA VIVIENTE LE ANIMA A USTED

El agua viviente está viva, ya que contiene enzimas vivas, la chispa de la vida. Las enzimas contienen la chispa de la vida o "chi", "qi" como los chinos lo llaman.

Chi es una forma de energía bioeléctrica asociado únicamente a los seres vivos. Los Chinos han estudiado esta bioeléctrica "chi" durante 5,000 años y descubrió que se corrió en meridianos específicos o canales de energía del cuerpo.

Esto encaja con las fotos Kirlian del aura o bioeléctrica ámbito de la vida, los alimentos crudos muestran los campos grandes, luminosas y el de los alimentos cocinados muestran campos pequeños, oscuros.

Para ser lo más vital que usted puede ser, comer alimentos frescos y crudos, ya que tienen más "chi" en ellos. Para sentirse naturalmente eufórico tenemos que comer alimentos ricos en "chi", que se encuentra en alimentos vivos, rico en agua bioactiva.

La fibra no contiene la fuerza vital o chi sólo la porción líquida de la fruta o verdura, que se llama "agua viviente" o agua bioactiva. La mejor fuente de agua viviente son las frutas frescas. Las frutas son unos 70% -98% de agua viviente. Las frutas tienen un contenido mucho más alto de enzimas vivas, bioactivos mediante la comparación de los vegetales.

Envejecimiento está asociado con el contenido de agua del cuerpo. Los bebés tienen un contenido de agua de hasta 77%, un anciano puede tener sólo 45% y un adulto tiene alrededor de 60%. Los primeros 10 años de vida muestra la más dramática disminución en el contenido de agua. Se nos ha dicho por los expertos en salud de beber 8 vasos de agua al día para mantenerse hidratado. En la dieta transición y en una dieta frugívora usted está siendo hidratada por el agua viviente en las verduras y frutas frescas y no por el agua muerto, cargado de minerales inorgánicos.

Los minerales inorgánicos en agua del grifo y agua de manantial se depositan en el cuerpo y causan la artritis y el endurecimiento de las arterias. Agua destilada y agua purificada puede drenar minerales del cuerpo. El agua viviente que se encuentra en frutas, verduras, 100% jugo puro y agua de coco es más saludable que agua inorgánica; agua de grifo (puede contener cloro, arsénico y otras sustancias químicas tóxicas), agua destilada, agua filtrada, purificada o agua mineral. Usted puede hacer un té de hierbas con agua de coco. Limonada se realiza mejor con jugo de manzana puro y jugo de limón. En el ayuno es mejor hacer un té laxante de sen con agua purificada o destilada para evitar minerales inorgánicos y otros contaminantes.

CÓMO HACER LA DIETA DE TRANSICIÓN: LOS PRINCIPIOS BÁSICOS

NUESTRA DIETA ES UN HÁBITO
QUE NOSOTROS ADOPTAMOS

La mayoría de la gente come lo mismo día tras día como el cereal y la leche en la mañana, un sándwich, papas fritas y fruta para el almuerzo y la carne, el arroz y las verduras para la cena.

Un vegetariano puede comer fruta para el desayuno, sopa y ensalada para el almuerzo y el brócoli y arroz para la cena. El mismo menú se come día a día sin cansarse de él. También es posible comer sólo verduras, frutas y la leche cultivada, preparados de muchas maneras diferentes, día tras día sin aburrirse.

Muchas interacciones sociales se centran en caer en los alimentos, tales como las vacaciones de Acción de Gracias con su comida de pavo, Pascua con jamón, la Navidad con el pavo o el jamón y la fiesta de cumpleaños con pastel y helado.

Una tradición de comer todo nuevo no necesita ser desarrollado en base al placer sensual, sino más bien en cómo la comida desarrolla la mente y el cuerpo.

La gente de montaña de Cerdeña tiene la mayoría de los hombres de más de 100 años de antigüedad, ya que comer un montón de queso de leche de oveja casero y verduras como zapallitos, tomates, patatas, berenjenas y habas.

La dieta americana (y muchos países occidentales), se basa en carnes cocidas, patatas y arroz, el pan blanco, las hamburguesas, los perros calientes, papas fritas, pizza, pasta de trigo refinada, leche pasteurizada, grano alimentado, hormona del crecimiento inyectados productos lácteos y no muchas frutas y verduras.

Esto es por qué hay tanta enfermedad cardíaca, el cáncer, la diabetes, la obesidad, la enfermedad mental y la violencia social en nuestra sociedad. Esta dieta SAD (American Standard Diet) tiene una gran cantidad de carbohidratos procesados como el jarabe de maíz alto en fructosa y azúcar blanco que desencadena un sobredosis de insulina y la formación de glucosilación avanzada de productos finales (PGAs), que puede conducir al endurecimiento y obstrucción de las arterias.

La dieta SAD también tiene una gran cantidad de proteínas de carne roja, almidón cocido y aceites procesados que cuando se come obstruyen el sistema del cuerpo tubular elástico (vasos sanguíneos y linfáticos) con moco y la placa. La dieta de transición apoya la salud general y el bienestar del cuerpo y por lo tanto el bienestar de las emociones y facultades mentales.

DESPUES DE UN TIEMPO ALIMENTOS ANTIGUOS PIERDEN SU ATRACIÓN CUANDO SU CUERPO Y MENTE SON MAS LIMPIOS

Algunas personas no pueden imaginar renunciar los platos de carne, la carne y todo los platos basados de fideos, frijol, papa y arroz. Después de un tiempo, a medida que se hace mas limpia y más sensible, se siente lo que estos alimentos te hace a ti y te das cuenta de que es mejor para sentirse bien comer nuestros alimentos naturales dados, que siguen siendo un esclavo de los hábitos alimentarios antiguos.

Cocina y el arte de la buena cocina es en realidad una forma inteligente de hacer que los alimentos poco saludables, tales como carne, granos y frijoles, a algo sabrosa vistiéndolos con salsas de lujo y especias.

Realmente no cuestionan la forma en que se les enseñó a comer. Nuestros padres nos dan su forma de comer cuando éramos niños y realmente no lo cuestionamos hasta que alcanzan la madurez a la edad de 18-21. Nuestra cultura también nos imprime con sus costumbres de alimentación que se han transmitido durante siglos.

Si realmente enfermamos, nos hace cuestionar nuestra forma habitual de comer. A los 13 años tuve acné tan severo que me afectó psicológicamente. Me daba vergüenza mostrar mi cara cubierta de acné y puntos negros. Yo estaba desesperado por encontrar la causa de mi plaga, así que empecé a leer y se enteró de que los nueces, el chocolate y los alimentos fritos aumentan el acné o "granos".

Así que corté todo el chocolate, las nueces y patatas fritas religiosamente. Me ayudó un poco, pero no del todo porque todavía estaba consumiendo leche pasteurizada, carne, pan, fideos y otros alimentos que forman el moco que fueron la causa. Si yo hubiera cambiado mi dieta a una dieta de frutas, vegetales y productos lácteos alimentada con pasto yo podía haber evitado tanto sufrimiento.

En el modo normal de comer, cocinar elaborada y lavado de platos requiere mucho tiempo y genera residuos tanto de los alimentos envasados y latas. De esta forma simple de comer libera tanto tiempo y energía que se puede utilizar para hacer lo que es realmente importante en la vida. Recuerde que debe mantener el paso creativo con nuevas recetas.

IDEA DE RECETA: Ratatouille: Una berenjena grande (berenjena), la mitad de una calabaza pequeña (kabocha un calabaza japonesa tiene el mejor sabor), 3 calabacines, 3 tomates grandes picados y una cebolla grande salteados en aceite de oliva hasta que estén blandas. Cortan las verduras en cubos, mezclar bien con las cebollas salteadas y tomates, añadir orégano seco, sal de hierbas, y luego cocinar a vapor hasta que estén tiernos.

UNA INVITACIÓN A LA TRANSICIÓN

Los invito a conocer a su fisiología porque es su fuente de salud y felicidad. Educación para la salud nos libera de la ignorancia y la obediencia ciega a las drogas basadas científicos médicos y veganos, promotores de alimentos crudos, que a la vez mantienen la salud verdadera un secreto de nosotros.

La ciencia médica se ha vuelto demasiado dura y rígida y se ha perdido la parte artística e intuitiva de la curación. Se ha convertido en demasiado dependientes de las drogas para alterar artificialmente la bioquímica, lo que realmente hace un supresión de los síntomas que volveremos más adelante más agravado. La dieta es la manera de equilibrar la bioquímica natural del cuerpo. Educación para la salud en el manejo de la dieta, el ejercicio y el estrés es la clave para crear personas sanas y pacíficas.

La dieta de transición permite desintoxicar en una manera lenta y segura, permitiendo a uno adaptarse gradualmente a una dieta vegetariana balanceada o semi-vegetariana a base de verduras y frutas sin complicaciones graves. La dieta de transición permite a las personas a regresar a su pureza natural en el cuerpo y la mente, como era en el principio, en el paraíso original. Allí vivió en las frutas jugosas y verduras de la huerta complementada con la leche cultivada de los animales de pastoreo de hierba y en el puro, el aire enrarecido con la luz solar, radiaciones cósmicas y de la tierra que naturalmente nos rodeaban.

Nuestra ocupación fue el cuidado de los huertos de frutas y hortalizas, que a su vez proporcionan aire para respirar, fragancias aromáticas, agua viva, fructosa, minerales orgánicos y vitaminas.

La ecología del paraíso era una forma de vida equilibrada, creando ninguna contaminación ni desequilibrio climático. Fue un auto-regeneración, el sistema de vida proporcionando toda la comida, el aire y el agua necesaria para una simple, vida infantil, natural para los seres humanos y toda la creación.

ADVERTENCIA PARA PERSONAS QUE USAN MEDICAMENTOS, DIABETICOS O AQUELLOS CON OTRAS ENFERMEDADES

Si usted tiene actualmente un grave problema de salud consulte a su profesional de la salud (nutrición inclinado) para ver si está lo suficientemente bien como para hacer un cambio de dieta.

Si usted está usando medicamentos que son sustento de la vida, para dejar los sería fatal. Si su médico le dice que puede disminuir a los medicamentos, entonces tienes que ir muy, muy despacio en la desintoxicación del cuerpo, porque los productos farmacéuticos y pesticidas tóxicos almacenados se liberan en el torrente sanguíneo cuando te desintoxicas.

Los diabéticos deben consultar con un médico integrativo para ver si todo está bien para hacer la dieta de transición a base de verduras cocidas y crudas, arroz integral cocido, papas, pan de centeno crujiente, pan integral, pasta integral y un mínimo de crudo y lo cocido fruta.

LA DIETA DE TRANSICION ES DE BAJO COSTO

Las verduras como la lechuga, las zanahorias y el brócoli, que son alimentos básicos de la dieta de transición, son de bajo costo. En los mercados de agricultores se pueden encontrar productos de bajo precio y alta calidad orgánica y, a menudo puede recoger la fruta muy madura y verduras sin costo. El arroz integral y las patatas son de bajo costo si se compran en sacos de 25-50 libras.

Lo ideal sería que uno tenga algo de tierra, alquilada o en

propiedad, para cultivar hortalizas y frutas con el fin de cosechar sus productos frescos propios. El excedente puede ser vendido en las tiendas locales, restaurantes y mercados de agricultores.

Poco a poco, a medida que más personas se vuelven vegetarianos o vegetarianos a tiempo parcial y son cada vez más árboles frutales y huertos, todo el mundo va a cambiar. La ecología y el clima se estabilizarán por más árboles se plantan y menos siendo talados para la producción de carne.

COMO ENCONTRAR
FUENTES BARATAS DE ALIMENTOS ORGÁNICOS

Un movimiento hacia los alimentos orgánicos naturales, evita las toxinas dañinas del nervio agroquímicos que fueron desarrollados originalmente como armas para el Segunda Guerra Mundial. Busca en los mercados de agricultores y tiendas de alimentos naturales que suministran productos orgánicos y cultivados naturalmente, a un precio asequible.

El crecimiento de su propio paraíso en un jardín del patio trasero es la forma más económica de ir.

VER LA VIDA COMO UN VIAJE
O TRANSICIÓN, NO UN DESTINO

Aprende a disfrutar el viaje de la transición. Trabajar para ver la perfección de la vida tal cómo es y cómo se desarrolla. Todo tiene un propósito y todo tiene una causa y todo está revelando la perfección innata de todas las cosas. En realidad todo trabajo para el bien, aunque a veces la vida es tan dolorosa. El dolor es el maestro.

El permanecer en el momento presente, libre del pasado y el futuro, es vital para estar en contacto con las necesidades siempre cambiantes de su cuerpo. Escuchar al cuerpo, porque está movido por el Espíritu. Habrá días buenos que te sientes lleno de energía como un niño y días malos cuando están congestionados o limpiando y sientes abatido y deprimido.

¿Te acuerdas de cuando estabas tan ansioso por comprar algo que quería tan mal, y luego la decepción y la des-ilusión cuando te das cuenta que no te hace feliz? Las cosas no nos hacen verdaderamente felices, ni el cumplimiento de metas temporales, estar vivo y viviendo en el flujo magnífico y el proceso de la vida es la felicidad suficiente, un milagro.

El mundo material es transitorio como el arco iris y pasarán. La salud alta y la felicidad es la unidad con la que no cambia, el Espíritu increado, inmortal.

Caminar, nadar, correr, la práctica de yoga, entrenamiento con pesas y deportes como el fútbol, el tenis, el fútbol americano y el baloncesto, ayudan a mantenerte joven y en forma.

Fuentes termales, jacuzzis, baños de turcos y baños de sauna ayudan al proceso de desintoxicación. Cantar levanta el espíritu y elimina la mucosidad de los pulmones.

LA COMIDA PUEDE HACERTE
SENTIR BIEN EMOCIONALMENTE

No comer puede hacerte perder temporalmente el control de sus emociones.

Esto podría ser mal etiquetados como síndrome bipolar o maniaco-depresivo, pero en realidad es una falta de comer a tiempo y de los alimentos adecuados, que suministrará azúcar en la sangre esencial y detener la eliminación de materiales tóxicos.

Una comida de verduras con proteínas, almidón cocinada y grasa realmente le hará sentirse centrado, conectado a tierra e inamovible como una roca.

Una comida de la fruta no se puede hacer esto de una persona que no ha ido limpiar su cuerpo.

Hay un horario y una rutina rítmica de los tiempos de comida. Usted va a comenzar a sentir un poco menos centrada estable o tan pronto como empiece la limpieza demasiado o se carece de azúcar en la sangre. Esto puede ocurrir de 3-6 horas desde el momento de la última comida.

UNA TRANSICIÓN GRADUAL SE NECESITA PARA ADAPTAR SU MENTE Y CUERPO PARA UNA NUEVA FORMA DE COMER

Una transición gradual, a largo plazo se necesita para adaptar no sólo su cuerpo, sino su mente y todos sus hábitos y deseos. Si tratas renunciar de golpe a todos los alimentos poco saludables esto va a sorprender a su cuerpo y sus patrones mentales habituales. Estos patrones de hábito se vuelven y le causan a los atracones de comida de todos tus viejos favoritos de nostalgia y añoranza. Es por eso que si usted lo hace lentamente deje el antiguo, y ver el efecto que tiene en su energía y emociones y, por lo tanto, usted será consciente y deliberadamente, a lo largo del tiempo en vez de obligarte a pura fuerza de voluntad para renunciar a ella, de una vez por todas.

NO HAGA NADA DURANTE PUNTOS DE TRANSICIÓN DE BAJA

Lo mejor es no hacer nada durante los puntos bajos de la transición. Cuándo se siente muy débil o deprimido, no tome ninguna acción, simplemente tomarlo con calma y descanse hasta que se sienta mejor. Cuando las emociones se salen de control se debe evitar tomar cualquier decisión o entrar en discusiones. Espere hasta que el periodo de baja pase porque al final todos pasan. Aquí es donde su fe le llevará a través de los tiempos difíciles.

LA REDUCCION GRADUAL DE ALIMENTOS QUE FORMAN MOCO

Con los años, poco a poco se come menos moco formando alimentos. Recuerde que los vegetales cocidos como el brócoli y la col no son moco formando y por lo tanto no se ralentizará la velocidad de eliminación. Patata cocida, arroz, pasta y pan son moco formando y por lo tanto puede reducir la velocidad a eliminar el moco y la materia tóxica de su cuerpo. Verduras actuan como una escoba intestinal. Cuando acaba de empezar la transición uno empieza a comer almidón cocido como el arroz integral dos veces al día después de las verduras, a continuación, después de algún tiempo, se come una vez al día, más tarde, comes sin granos, las pastas, las papas o el pan, pero siempre comiendo dos comidas grandes al día (desayuno de vegetales o frutas están bien, según sea necesario).

Después de algunos años, y cuando esté listo se puede comer fruta cocida y cruda en primer lugar seguida unos minutos después por una ensalada con un aderezo de yogur y vegetales crudos y cocinados para sus comidas.

Sugerencias para las comidas de frutas cocidas al vapor son rodajas de manzana cubierta con canela en polvo y miel natural o jarabe de arce, las dátiles (crudas o al vapor), higos secos (empapadas o al vapor) y las ciruelas pasas remojadas (ayuda ácido a enlazar). Con el polvo de algarroba puede hacer un puré de plátano a su consistencia deseada haciendo un pastel, brownie húmedo o un pan seco.

Poco a poco, sólo la fruta cruda se come antes de la ensalada. Evitar demasiado frutas cítricas que son altamente limpiadoras.

Naranjas, pomelos verdes sin madurar y limones contienen ácidos frutales muy fuertes que pueden dañar permanentemente el esmalte de los dientes, sobre todo si se chupa ellos con los dientes delanteros.

Comer sólo fruta cruda o incluso solo verduras y frutas crudas antes de hacer una transición gradual de desintoxicación pueden causar caries y pérdida de dientes debido al exceso de ácidos se libera demasiado rápidamente, lo que acidifica la sangre y debido a la falta de calcio y vitamina liposoluble encontrado en productos lácteos. Comer un montón de yogur de leche cruda y queso natural garantiza el equilibrio mineral adecuado para sus dientes. Proteja sus dientes lavando los con bicarbonato de sodio después de una comida fruta. Evite cepillarse después de comer sólo fruta porque el esmalte se suaviza con los ácidos de frutas y puede ser quitado por un cepillo de dientes. Cepillarse las dientes y usa hilo dental después de una comida vegetal.

La etapa final de la transición se reduce al consumo de grasas insaturadas (aceite de aguacate, de oliva y de las aceitunas). En esta etapa una comida de dulce, jugosa fruta cruda se puede comer para el almuerzo seguida por una ensalada de hortalizas crudas y cocidas. Uno puede comer más ligero verduras al vapor como el brócoli, calabaza (kabocha, bellota), judías verdes y alcachofas.

La grasa es el aceite de oliva (extra virgen), aceitunas (Kalamata o español), crema de aceite de coco y la mantequilla. Un "gazpacho" ensalada de frutas vegetales se pueden hacer con los tomates picados, pepino rallado, pimiento rallado, aguacate, espirulina, jugo de limón, la cebolla y el ajo.

Las aceitunas son buenos como guarnición, ya que tienden a unir moco, sin embargo, puede engordar si es comido en exceso.

El aguacate es fácil comer en exceso, así que es mejor medir antes de la comida la cantidad de aguacate que se va a comer y se adhieren a la parte. Los aguacates pueden ser engañosos, saboreando bien, pero alta en las grasas poliinsaturadas, los cuales puede conducir al cáncer y las enfermedades del corazón.

El aceite de oliva es una grasa más segura, pero debe ser controlada para evitar la formación de moco y la grasa corporal. Poco a poco, con los años, uno necesitará menos aceite de oliva, las aceitunas y el aguacate (alto contenido de grasas poliinsaturadas) y vivir cómodamente en la gran variedad de frutas y verduras complementadas con leche cultivada (crema agria, mantequilla, queso, requesón y yogur).

Hierbas suplementarias, minerales y vitaminas son necesarias para curar el cuerpo de los errores del pasado y protegerlo de la contaminación actual.

UN CUERPO-MENTE LIMPIO ES JOVEN Y ENERGETICO

Si usted está haciendo la transición correctamente, debe sentirse con energía y elevado en espíritu. Un sentimiento alegre y feliz debe brotar naturalmente, porque su energía vital no esta obstruido. Las arrugas en su rostro se reducirán si usted está limpiando correctamente, proporcionándole una apariencia más juvenil.

LA DURACIÓN DE UNA TRANSICIÓN

Hacer una transición demasiado rápida no sería beneficiosa ya que las toxinas se liberan demasiada rápida todos a la vez, lo que hace trabajar demasiado los órganos de eliminación, lo que agotan la vitalidad inherente del cuerpo.

Una transición más lenta conserva su juventud y vitalidad. Tomando demasiado tiempo para cumplir una transición es sólo montar vallas, jugando en la oscuridad.

La longitud de la transición depende de cuánto tiempo ha estado comiendo una forma convencional. Profesor Arnold Ehret tomó ocho años para limpiar completamente su sistema, pero no te preocupes, lo principal es comenzar a sentirse mejor de inmediato por la eliminación gradual de material tóxico. También depende de si quieres hacer la transición a una dieta semi-vegetariana con alimentos cocidos y crudos, una dieta lacto-vegetariana con alimentos cocidos y crudos (que llevará más tiempo) o una dieta lacto-vegetariana sobre todo cruda con verduras, frutas y productos lácteos (que tendrá el más largo).

LA ESCOBA VEGETAL Y
LA DESACELERACIÓN DE ELIMINACIÓN

Verduras cocidas y crudas, con su alto contenido de fibra, físicamente barre todo el aparato digestivo, librándolo de moco y la materia tóxica almacenada de muchos años de abuso de la dieta.

Hay muchos pliegues diminutos en el intestino delgado y el intestino grueso, donde las partículas de moco y alimentos no digerido pueden quedar atrapados que ocasiona una obstrucción del flujo de alimentos a través del sistema digestivo.

La fibra curso de verduras crudas como zanahoria rallada, lechuga y pepino y vegetales cocidos como el brócoli, la col, la coliflor y judías verdes físicamente cepilla las paredes del intestino haciéndolos limpio así que la comida digerida puede fluir fácilmente a lo largo del tubo digestivo.

Verduras crudas o cocidas no retrasarán su eliminación, pero si limpian físicamente el sistema de tubo digestivo. Con el fin de reducir la velocidad de su eliminación cuando se convierte tóxico es necesario comer almidón cocido y también suficiente grasa y proteína. Arroz integral y patatas son moco formando lo que permite una disminución de la eliminación de moco y material tóxico del cuerpo.

Si usted se siente realmente débil y nervioso es el momento de comer un poco de almidón cocido en forma de patatas, arroz integral, pan de centeno fresco o pasta de grano entero que se ralentizará la eliminación de sustancias tóxicas del cuerpo y te sentirás mejor casi inmediatamente. Estos son dos puntos muy importantes a tener en cuenta.

LOS VEGETALES CRUDOS SE NECESITAN POR SUS ENZIMAS Y COMO UNA ESCOBA VEGETAL

Verduras crudas para ensaladas incluyen lechuga, espinaca (bueno para la unión de moco ácido y la materia tóxica) y los tomates. Las zanahorias finamente ralladas en la ensalada son deliciosos. Las zanahorias tienen un poco de almidón que ayuda a hacer la comida más complejo y por lo tanto más lento de digerir. Pepinos cortada en rodajas finas como el papel, los son una buena adición.

Chucrut crudo, orgánico embotellado o hecho en casa ayuda a mantener el tracto digestivo alcalino por las toxinas y neutralización añade sabor. La ensalada de verduras puede ser de lechuga cruda, espinaca, zanahoria rallada, tomate, pepino en rodajas, el pimiento y aliñada con aceite de oliva, las aceitunas, chucrut y mayonesa o yogurt crudo. Comer verduras al vapor como la coliflor, el repollo y el brócoli, después o con la ensalada.

El almuerzo se come alrededor de las 12 pm (mediodía) y la cena a las 6 pm, lo que permite unas 6 horas entre las comidas, lo que da al cuerpo tiempo suficiente para ayunar entre comidas y así desintoxicar. Coma más temprano (10:30) si se siente débil.

El agua pura, destilada se puede beber entre las comidas o usar un buen agua purificada por ósmosis inversa embotellada. Añadir un poco de jugo de limón y lima y un poco de edulcorante natural como la miel cruda, natural o stevia. O utilice glaciar fuente de agua de montaña con bajo contenido de sólidos disueltos, si está disponible.

Evite limonada y tés muy edulcorados por el azúcar de caña o azúcar moreno porque se pudren los dientes rápidamente. Al beber agua pura que está ayudando a su cuerpo a eliminar las toxinas.

Acelerar y frenar la velocidad de eliminación es la clave artística a la dieta transición. Uno puede ralentizar la velocidad de eliminación mediante el uso de moco formando alimentos o utilizar frutas y el ayuno para acelerarlo, dependiendo de cómo se siente.

Recuerde que debe disfrutar de la transición, que no significa la limpieza demasiado rápido, lo que te hace infeliz e irritable. Recuerde que una gran parte de la transición depende de la persona y por lo tanto tendrá que experimentar para ver lo que funciona para usted.

La intuición y fe en su sentido común interior en cuanto a lo que realmente necesita para ser feliz en este momento es lo que hace que esta manera de comer funcione. Es como si la dieta te hace sentir y actuar que es importante.

Si necesita retrasar su eliminación para ser más amable e interesante persona extrovertida, hacer usted mismo y las personas a su alrededor un servicio y comer para vivir como una persona más útil y feliz.

La fruta se utiliza en pequeñas cantidades o evitarse cuando se empieza a cabo en la transición, ya que despierta demasiado moco. Manzana al vapor o al horno es la excepción y se puede comer antes o con las verduras cocidas. Vegetales o frutas en el desayuno se puede comer, si es necesario para que pueda trabajar en la mañana, pero para ayudar al proceso de eliminación sólo toma líquidos en la mañana.

EVITANDO DEMASIADO FRUTA
DISMINUYE LA VELOCIDAD DEL ELIMINACIÓN

Comer sólo o mayormente frutas durante semanas o meses, o un ayuno con agua o jugo demasiado largo, crea un desequilibrio que a menudo puede causar un atracón en muchos alimentos viejos problemáticos. Ser impaciente no ayuda a la transición.

Frutas, como manzanas al vapor cubierto con un poco de canela y miel cruda o jarabe de arce real, se pueden comer inmediatamente antes o durante la comida vegetal o también ciruelas (empapado), pasas, mango secos e higos secos. Estas frutas no acelerar su eliminación y le dará ese sabor de algo dulce.

DESACELERANDO LA ELIMINACIÓN

Recuerde que la coliflor al vapor, brócoli y calabaza no detendrán la eliminación, así como el moco formando arroz y patatas cocidas.

Pan crujiente de centeno (Ryvita y Wasa son dos marcas mejor conocidas) tiene una gran cantidad de fibra para ayudar a barrer el tracto digestivo y que también se ralentizará su eliminación.

Arroz integral orgánico se ralentizará la eliminación de manera muy eficaz, y por lo tanto debe ser utilizado por principiantes y transicionistas más avanzados en cantidades moderadas sin comer en exceso, ya que puede causar una condición similar a la artritis para desarrollar la creación de dolor en las articulaciones, si se consumen en exceso.

ALMIDON COCIDO AYUDA FRENAR EL PROCESO DE ELIMINACIÓN Y ELIMINA EL NERVIOSISMO QUE VIENE CON UN LIMPIEZA DEMASIADO RÁPIDO

Se necesitan arroz integral o patatas para detener una eliminación rápida, si usted apenas está comenzando la transición.

El arroz integral tiene la fibra de salvado de que actúa como una escoba vegetal a diferencia de arroz blanco que es pegajosa.

Las patatas son menos ácido que el arroz integral, pero forma más moco. Ellos pueden ser cocinados al vapor rápido en la forma de rebanadas delgadas, o pueden ser cortadas en rodajas finas y cocinado al horno, o se cortan en cubos y luego se hierve. El arroz o las patatas se deben comer al final de la comida para facilitar la digestión, así no se confunda los órganos digestivos.

Pan crujiente de centeno es bueno para la transición, porque se barre mecánicamente el intestino, limpiando el moco endurecido y se puede utilizar cuando se está de viaje o no es capaz de cocinar.
Sal ayuda a disolver el moco y ayuda en la digestión del almidón.

Nori, un tipo de alga marina roja gruesa comestible, gránulos de algas marinas, sal de Wright y la sal con hierbas (hierbas mezcladas con sal marina como Herbamare por A. Vogel) son las mejores maneras de agregar sal.

Se necesita sal natural para sazonar el arroz y las patatas. Mantenga sal al mínimo porque el exceso de sal es malo para los riñones y se anota por las líneas y bolsas oscuras debajo de los ojos. Use la menor cantidad de sal necesaria para que la comida tenga un buen sabor.

LA DIETA DE ELIMINACIÓN PARADA

Si está limpiando muy rápido y eres muy delgado, deprimido, infeliz, antisocial, desmayos al levantarse rápidamente, siempre cansado, su rostro se ve cansado, tiene dificultad para respirar u otras experiencias similares, debes detener su eliminación por el consumo de más almidón cocinado, proteína y grasa y menos ensaladas crudas y verduras a vapor.

Evitar todas las frutas, ya que acelera la eliminación. Quédate con suficientes verduras para tener suficiente fibra para una buena función intestinal. Comer unas hojas de lechuga, zanahoria rallada y apio vestida con un montón de proteínas, como leche cuajada, queso crudo o mayonesa, además de aceite de oliva, aguacate, aceitunas y un poco de verduras al vapor como calabaza kabocha y coliflor, y luego un montón de grano entero pasta al horno, arroz, pan y tostadas de trigo integral y pan crujiente de centeno con aguacate. Está haciendo hincapié en la moco formando almidones, proteínas y grasas, y restar importancia a los vegetales crudos y cocinados y evitar todas las frutas. Esto proporcionará suficiente moco para detener el excesivamente rápida eliminación de moco y varios venenos almacenado en los tejidos de los 15, 20, 30 o más años de una alimentación equivocada, el uso de medicinas y de una vida estresante.

Permanezca en esta dieta moco rico sólo por el tiempo que sea necesario para volver a la normalidad, porque si te quedas demasiado tiempo en esta dieta se puede oscilar en la otra dirección y llegar a ser excesivamente mucosidad obstruido y congestionado. Siempre hay un punto de equilibrio que debe ser encontrado entre demasiado y demasiado poco de la eliminación.

Exceso de eliminación puede ser desencadenada por las circunstancias estresantes como viajar y comer alimentos que no están acostumbrados. Ayuno cuando usted no está preparado para ello también puede desencadenar un episodio agudo de eliminación. Comer demasiado ligera por muchos días seguidos también puede acelerar la velocidad de eliminación en exceso.

Para detener una excesiva tasa de eliminación es necesario agregar las comidas. Comer tantas veces al día como sea necesario para sentirse bien en esta dieta detener eliminación. La idea es dejar la excesiva tasa de eliminación mediante la adición de los alimentos que forman moco y la adición de las comidas.

ALIVIO DE EMERGENCIA

Si tiene un caso de emergencia de severa hinchazón dolorosa y gas incorporar laxante herbal sen para alivio inmediato. Sen o casia puede limpiar las entrañas tan efectivamente como un enema y es más conveniente.

Un laxante vaciará totalmente las entrañas unas cinco horas después de tomarlo. Abuso de enemas puede crear un debilitamiento de los intestinos, hasta que sólo es posible evacuar los intestinos con un enema.

A profesionalmente dado colónica o una alta enema (limpia el colon superior) es útil para los principiantes para eliminar incrustaciones de moco endurecido (placa mucoide) que se forma en las paredes del colon después de años de abuso.

ALIMENTOS CRUDOS VERSUS UN
TRANSICIÓN UTILIZANDO ALIMENTOS COCIDOS

Entusiastas de los alimentos crudos niegan la necesidad de la utilización de los alimentos cocinados transitoriamente. Frutos secos grasos, semillas, aguacates y durians son moco formando.

Combinar la fruta dulce con frutos secos y semillas, y comer almidón crudo crea fermentación. Combinaciones malas crean ácido, alcohol y gas, lo que ralentiza su eliminación, creando una sensación de alivio de los síntomas de desintoxicación de ansiedad, debilidad y depresión.

Estos alimentos se ralentizará su eliminación, pero si no se hace una transición deliberada con verduras cocidas y crudas, almidón cocido, ciertas grasas y proteínas, en combinación con el ayuno, y por lo tanto nunca va a desintoxicarse y ser verdaderamente sin mucosidad y por lo tanto saludable.

Partidarios de los alimentos crudos no pueden limpiar sus cuerpos y siempre anhelan moco formando, enfermedad causando alimentos debido a que han evitado hacer una transición adecuada.

DIETAS CRUDAS NO LIMPIAN EL CUERPO

Consumir una dieta alta en frutas y verduras sin un período previo de transición puede ser perjudicial para los órganos vitales, porque las sustancias altamente tóxicas como moco fermentado, plaguicidas y medicamentos, que se almacenan en las células de grasa y los espacios intercelulares, será pronto liberado, inundando el torrente sanguíneo, lo cual puede dañar los órganos eliminativos e incluso provocar la muerte. Sobrecargado, el cuerpo no puede purificarse, por tanto, disminuyendo la velocidad del eliminación, ayuda a la limpieza natural del cuerpo. Ralentizando el ritmo de eliminación se guarda el energía vital del cuerpo.

PROTECCIÓN DE LOS DIENTES

Sus dientes están en peligro si uno come sólo fruta durante largos períodos. Azúcar de la fruta en un cuerpo tóxico crea fermentación ácido que corroe el esmalte de los dientes. La falta de verduras ricos en minerales y leche cultivada desmineraliza los dientes. Chupar los cítricos verdes, como las naranjas verdes, se disuelve el esmalte de los dientes en el frente. Los frutos secos, azúcar, azúcar de caña, jarabe de arce y la miel, incluso causa la caries dental ya que su alto contenido de azúcar drena minerales y alimentan bacterias.

Limpieza de los dientes después de cada comida por el cepillado, el uso de un enjuague bucal y hilo dental previene la formación de cavidades. Evite las dietas de frutas exclusivas y cítricos y piñas verdes y siempre tendrás los ácidos fuera del esmalte con un enjuague de agua cuando no está en casa.

LÍQUIDOS AYUDA
EL PROCESO DE DESINTOXICACIÓN

Para ayudar a los procesos de desintoxicación beber líquidos en la mañana y cuando tenga sed. Líquidos ahuyentar a la materia tóxica del cuerpo. Utilice agua purificada por inversa osmosis o destilada teñida con limón y un edulcorante natural como la miel para evitar minerales inorgánicas. La fuente de agua del glaciar es una buena bebida baja en minerales sólidos disueltos si está disponible. Las aguas subterráneas de pozos o manantiales contienen minerales disueltos, que toman semanas para eliminar del cuerpo y se puede causar dolor en las articulaciones.

Jugo de vegetales orgánicos recién hecho con un exprimidor es un agua viva naturalmente destilada (apio, zanahoria, espinaca, tomate, pepino y perejil es una buena mezcla). Jugos embotellados procesados con calor o enlatadas (V-8, etc.) también son buenos porque tienen menos efecto de limpieza debido a su falta de enzimas.

Té de hierbas endulzado con stevia es una excelente bebida relajante. Jugo de fruta fresca como piña, manzana y naranja también son buenas bebidas para incluir en la dieta en cantidades moderadas, pero sólo si se utilizan productos maduros, no ácido.

DOS COMIDAS AL DIA: LÍQUIDOS COMO LO DESEAS

Dos comidas al día permite que el cuerpo desintoxique fácilmente. Tan pronto como le sea posible, trate de tomar jugo de fruta, jugo de verduras, té de hierbas y limonada en la mañana o en la noche, ya que más días a la semana como sea posible hasta que finalmente puede adaptarse a dos comidas al día.

Alguien a partir de una dieta convencional, no vegetariano puede comer en la mañana otro comida vegetal o frutal si están teniendo problemas con los DOS COMIDAS AL DIA PLAN. Si usted se siente inquieto e insatisfecho con muchas emociones negativas es probable que esté limpiando demasiado rápido. La solución es añadir más grasa, la proteína y el moco formando almidón cocido a sus comidas, pero sin exagerar. La comida debe ser lo suficientemente grande como para satisfacer su hambre, para que no se sienta débil un poco tiempo después de comer.

SI USTED ESTÁ PERDIENDO PESO DEMASIADO RÁPIDO

El exceso de pérdida de peso puede ser revertido por el consumo de un montón de arroz y las papas y agregar más mayonesa, queso crudo, yogur de leche cruda, las aceitunas y el aceite de oliva o el aguacate en las ensaladas. No tenga miedo de comer lo suficiente moco formando alimentos, para no perder el peso. Hay que encontrar ese punto donde te sientes bien energéticamente y bien acerca de cómo se mire. Aumentar la cantidad de alimentos que usted come en cada comida para asegurarse de que está recibiendo suficientes calorías. Puede que tenga que aumentar temporalmente el número de comidas que tiene por día a tres o más, a fin de frenar el proceso de eliminación.

LA TRANSICIÓN DE UNA DIETA DE CARNE

Los que han comido una dieta de carne toda su vida tendrá una gran cantidad de ácido úrico en el cuerpo creando una condición ácida. El cuerpo de un vegetariano es más alcalino. Si desea eliminar la carne por completo, primero dejar de comer carne (carne de res, cordero, cerdo), luego el pollo, pavo, pato y pescado. A continuación, utilice hamburguesas de soya "tempeh" y empanadas de tempeh marinadas por un tiempo, luego cambiar a yogur de leche cruda, queso crudo, mayonesa, guacamole de guisante verde y espirulina. Vea la sección de proteína para las recetas.

DEJANDO LA CARNE

Mayonesa casera, yogur de leche cruda, queso requesón, queso crudo sin cuajo animal, aguacates y tempeh son buen sustitutos de carne cuando acaban de empezar. Empanadas de la carne de tempeh son excelente sustitutos proteicos de carne. Algunos productos de tempeh son marinados y gusto justo como la carne. Uso excesivo de la soja podría conducir a la formación de bocio, un enfermedad de los tiroides debido a la deficiencia de yodo (yodo une de soja) por lo que es mejor usar el tempeh con moderación. Si usted decide reducir el consumo de la carne y ser semi-vegetariana o eliminar el consumo de la carne y ser lacto-vegetariana, está tomando pasos hacia una mejor salud. Eliminación de alimentos que provocan un exceso de mucosidad y toxicidad elimina carnes, aves, pescados y mariscos (pescados, mariscos y aves de corral pueden utilizarse transitorio), pan blanco, arroz blanco, avena, frijoles, nueces, semillas, huevos (pueden utilizarse transitorio), margarina, productos del panadaría hecho con harina blanca, colas, café, té, alcohol, todo orgánico o frutos comerciales y verduras y todos los bocados de comida chatarra (galletas, pasteles, chips, barras de caramelo).

LA DIETA TRANSICIÓN:
QUÉ COMER Y COMO CÓMER

QUE ES SALUDABLE PARA COMER?

Brócoli y coliflor son dos de las mejores verduras, debido a su excelente sabor, pero sólo si se cocinan, ya que contienen una gran cantidad de almidón que necesita ser cambiado por el calor en azúcares simples para facilitar la digestión. Coliflor cruda puede causar indigestión, gases y distensión abdominal.

Berenjena, zapallo, calabacín, col rizada, coles, col (cortada en cuartos u octavos) y judías verdes al vapor hasta que estén suaves también son excelentes. Las verduras crucíferas como la col, la coliflor, el brócoli, la col rizada y coles de Bruselas se comen cocidos para convertir su almidón en azúcares simples y la facilidad de digestión durante la transición.

Verduras cocidas ayudan a retrasar la eliminación de los residuos debido a su amplia fibra, que absorbe las toxinas y barre mecánicamente el tracto digestivo (que es más de 30 pies de largo), evitando así el daño a los órganos que debe procesar el exceso de toxinas se eliminan.

Estas verduras cocidas no son moco formando (coliflor es un poco de moco formando) y no ralentiza el ritmo de eliminación tanto como el arroz integral, patatas, aceite de oliva y la mayonesa que se están formando mucosidad. Verduras cocidas se pueden comer después o con la ensalada cruda. Los vegetales crudos proveen enzimas que ayudan a digerir los alimentos deficientes en enzimas como los verduras cocidas.

LA DIETA TRANSICIÓN SIMPLIFICADO

1. ENSALADA CRUDA
2. VERDURAS AL VAPOR: BRÓCOLI, COLIFLOR, CALABAZA DE INVIERNO, CALABAZA, BERENJENA
3. ALMIDÓN COCIDO: ARROZ INTEGRAL, PATATAS, PASTA INTEGRAL, PAN CRUJIENTE CENTENO
4. HACER UN AYUNO DE UN DIA: UTILICE SEN EL HIERBA LAXANTE, NO COMES DESAYUNO, ALMUERZO NI CENA, TOMA JUGO DE HORTALIZAS Y FRUTA, AYUNA HASTA LA MAÑANA DEL DIA SIGUIENTE

Con el fin de recuperarse de la enfermedad, utilice los pasos básicos anteriores. Aliñar las ensaladas y verduras con yogur, requesón
y queso. Objetivo para dos comidas vegetales al día en ayunas por la
mañana con jugos o té. Coma sólo verduras y nada de frutas en esos
días en que usted está perdiendo peso demasiado rápido o se siente
débil y nervioso.

GUÍA A LA DIETA TRANSICIÓN
MENU DEL DÍA

Cada persona es un individuo único con un historial único de
comida y grado de congestión mucosa, por lo cual cada persona
tendrá que experimentar y encontrar detalles de lo que funciona para
ellos. Recuerde esto cuando utilice el siguiente directriz menú diario
para el desayuno, el almuerzo y la cena. Recuerde que debe ser flexible y tener diversión con ella.

DESAYUNO

"EL PLAN DE NO DESAYUNO O NO CENA": Comer dos comi-
das grandes al día ayuda a desintoxicar el cuerpo más rápido. Puedes
saltarte la cena o saltarse el desayuno lo que sea mejor para usted.
La mañana es la eliminación ideal y el tiempo de limpieza. Ayunar
con solo aire, también conocido como un ayuno secado, hasta que
sientes cómoda. Luego beba agua de coco y jugo de verduras. Jugo
de vegetales puede ayudar a neutralizar las toxinas más rápido. La
combinación de jugo de zanahoria, tomate, espinaca, apio y pepino va
a neutralizar las toxinas y ayudar a mover los intestinos.

Si usted no puede funcionar bien si ayuna por la mañana, comer
un poco de puré de manzana embotellada, manzana cocida (al vapor
o al horno) y frutas secas como las ciruelas pasas, las pasas de uva
y frutas secas como el mango, piña o plátano. Estas frutas cocidas y
secas que no va a acelerar su eliminación demasiado porque carecen
de las enzimas.

Si usted se siente muy débil y nervioso, coma una ensalada con
aderezo, verduras al vapor y un almidón cocido para el desayuno
para frenar la eliminación. Poco a poco trabajar para tomar sólo agua
de coco, jugo de sandía, jugo de verduras, sopa o jugos de frutas o
vegetales embotellada en la mañana durante la fase inicial de la transición.

Jugo empaquetado con tratamiento térmico tiene menos enzimas para acelerar su eliminación, por lo que es una buena opción.

Es importante sentirse bien para poder trabajar bien y relacionarse con la gente de una manera saludable. Si está limpiandose demasiado rápido sentirá inestable, nervioso como pequeños alfileres, agujas y le están molestando, haciéndote irritable y anti-social. Con el fin de frenar la eliminación comer una gran ensalada con grasas y proteínas, además de verduras cocidas y almidón como el arroz integral cocido y patatas.

Recuerde siempre ser flexible y comer tantas veces como sea necesario para sentirse bien.

ALMUERZO
En Tres Piezas

1. Ensalada: Lechuga (hoja roja, seda, hoja de roble, lechuga romana, repollo, cortada por un cuchillo o rasgado a mano para el tamaño deseado), espinaca, zanahoria rallada, rodajas de tomates y pepino, apio picado.

Aliñar con chucrut (tipo orgánico embotellado o chucrut crudo casero) vinagre de arroz sazonado o vinagre de sidra de manzana y cantidades moderadas de aceitunas naturales (kalamata griego son excelentes), aceite de oliva y el aguacate.

Chucrut crudo casero pueden ser realizadas con repollo crudo y prensado en un extractor. Tomar el jugo y la pulpa y colóquela en un frasco de vidrio cubierto y dejar reposar hasta que madura, que suele ser de 2 a 3 días, dependiendo del clima. Se trata de una comida muy beneficiosa, para neutralizar las toxina

Para la proteína utilizar yogur de leche cruda. Para hacerla tomar leche cruda mezclada con yogur comprado, un media taza por galón de leche, calentada a 110 grados F entonces mantuvieron calientes envuelto en una cobija o ponen en un pecho de hielo durante 24 horas. O utilizar la mayonesa de huevo casero. Para hacerlo romper dos huevos en la licuadora y luego añadir lentamente un cuarto litro de aceite de oliva, que es una taza o 250 ml, mientras que la mezcla, añadir el limón, la cebolla, la sal al gusto. Los aderezos se describirán en detalle más adelante.

Idea Para Una Receta: Pruebe la ensalada de hojas de espinaca y la lechuga, hacer un aderezo de aceite de oliva, jugo de limón o vinagre de arroz sazonado, la mayonesa o yogur cruda, picada de tomate, albahaca fresca picada, cilantro picado, el ajo picado. Coma las hojas de espinaca y lechuga con la mano, poniendo cada hoja en el aderezo. Servir con las aceitunas.

2. VEGETALES CON ALMIDON COCIDO: Cocinar al vapor, o ponerles en una sartén cubierta con un poco de agua en la parte inferior, la elección de uno o más de; la coliflor, el repollo cortado en cuartos, brócoli, espárragos, berenjena (berenjena), calabaza, judías verdes.

Cocinar las verduras al vapor convierte su almidón en azúcar simple. La coliflor es ligeramente formación de moco, los otros no lo son.

Comprar un dispositivo de vapor de metal y colocarlo en el fondo de una olla. Llene la olla con agua suficiente para llegar a la parte inferior del dispositivo de vapor de metal. Lleve el agua a ebullición y luego cubra con una tapa y cocine a fuego lento. Cuando es suave pero no blanda esta lista para comer.

Rebanadas de manzana pueden ser cocidas al vapor y cubierto con canela y miel o jarabe de arce.

Idea Para Una Receta: Un toque de Italia: la berenjena en rodajas o repollo en cuartos al vapor con rodajas de tomate, cebolla picada, orégano, hierba de sal y aceite de oliva hace un delicioso plato con sabor italiano.

3. LOS ALIMENTOS CON ALMIDON COCIDOS: Arroz integral es bueno para los que empiezan la transición. El arroz integral es más ácido que la patata por lo cual es bueno para los cuerpos saturados de ácido de los principiantes.

Sazonar con un poco de sal de hierbas o sal marina natural y aceite de oliva. Comer sólo dos veces al día ayuda a desintoxicar el cuerpo rápidamente. Comer comidas grandes con un montón de verduras cocidas y almidón cocido, le permite sentirse bien comer sólo dos veces al día.

Pastas de grano entero como la lasaña, espaguetis, etc. son buenas para frenar la eliminación de los consumidores de carne a largo plazo que están empezando la transición (los que comen carne son más ácidos). Pastas y el arroz integral se pueden utilizar de forma intercambiable. Pasta se cocina de forma rápida hirviendo durante un corto período de tiempo (5 minutos por lo general) para ablandar a la firmeza correcta llamado al dente.

Para dar a la pasta una textura masticable secador se puede poner en el horno a 250 grados F por 45 minutos después de la ebullición. En la dieta pre-mucuslean hay almidón cocinado en ambas comidas, en la dieta de poco muco hay reducido almidón cocinado o no almidón cocido. Alimentos con almidón cocido es un alimento básico en la dieta pre-mucuslean y un elemento uso ocasional en la dieta mucuslean.

Los principiantes empiezan la transición con la dieta pre-mucuslean, e a continuación, cuando esté listo, avance a la dieta mucuslean.

La papa se puede comer después de ha sido comido por un tiempo el arroz integral. La papa es más alcalina y moco formando que el arroz integral, por lo que es bueno para detener su eliminación.

La papa es más cómoda de usar porque se cocina más rápido. Patata cortada en rodajas de un cuarto a media pulgada a lo ancho, se puede cocinar en 15 minutos al vapor. Las papas también se pueden cortar a lo largo en rodajas de media pulgada o en forma de papas fritas y cocerlos al horno hasta que estén tiernas y doradas, se sazona con un poco de sal y aceite de oliva.

Para **LA CENA** coma la misma manera como lo hizo para el almuerzo. Recuerde que debe mantener el interés por probar nuevas recetas.

EL ADEREZO PARA LA ENSALADA:
LA PARTE GRASA
Y LA PORCION DE PROTEINA

La porción de grasa: aceite de oliva virgen o virgen extra (lo que significa que no se extrae químicamente) es la grasa más fácil de digerir y la grasa preferida para la transición. Crema agria también puede ser usada o un yogur sin grasa completa. Use sólo la suficiente grasa como sea necesario. Si tiene un exceso de moco en la garganta después de comer, reducir la cantidad de grasa utilizada. El aceite de oliva es una buena preparación general con un poco de jugo de limón añadido a su gusto.

Jugo de chucrut es una alternativa saludable del vinagre regular o se puede usar vinagre de arroz sazonado o vinagre de sidra de manzana de acuerdo a sus gustos.

Aguacate se utiliza mejor con moderación (una porción moderada en proporción con ensalada de verduras), ya que forma mucho moco (se tapa la nariz después de comer) y también son malos para el hígado si se consumen en exceso debido a su alto contenido de grasas poliinsaturadas.

Aguacate puede puré en guacamole (mezclado con tomate picado, el jugo de limón, cilantro, ajo) y se comen con la ensalada como aderezo o simplemente comer una cucharada con las comidas para satisfacer ese antojo de algo cremoso.

El aceite de oliva y sal de hierbas (sal de mar mezclada con hierbas en polvo) se pueden añadir mientras se cocina al vapor las verduras para darles más sabor.

Aceitunas enteras se unen tóxico ácido presentado en el cuerpo que los hace muy útiles para reducir la carga tóxica del cuerpo durante la transición. Griegos aceitunas Kalamata tienen un excelente sabor. Se necesitan sólo uno o dos aceitunas para infundir la ensalada con ese sabor de oliva. Aplasta la aceituna y saque el hoyo, y luego mezcla con las verduras. Aceitunas Kalamata no son tratadas con gluconato ferroso que puede dar aceitunas un sabor metálico.

LA PORCION DE PROTEINA: Las proteínas recomendadas para aquellos que han estado comiendo carne durante mucho tiempo y quieren reducir o renunciar a ella son la mayonesa, el yogur y el queso crudo debido a su facilidad de digestión. Es más fácil de digerir proteínas de queso, el yogur y la mayonesa se necesita para bajar de la proteína de la carne pesada.

Se trata de "El METODO METADONA" que los adictos a la heroína utilizan para salir de la heroína, con un producto químico menos adictiva, y así reduciendo progresivamente el químico, evitando así reacciones de desintoxicación extremas. Así que empezar a añadir la mayonesa, el yogur o el queso en su dieta y poco a poco disminuir el consumo de carne para hacer el cambio más fácil.

"EL PLAN DE MAYO": Huevo crudo mezclado con aceite de oliva envuelve la proteína en el aceite, que ayuda a disfrazarlo como una grasa. Esto hace que sea más fácil de digerir y por lo tanto es la proteína recomendada para iniciar la transición, si usted ha estado comiendo carne. La mayonesa se hace con dos huevos de gallina (huevos del campo si es posible) con una taza de aceite de oliva, que es de 250 ml o un cuarto litro, añade lentamente la aceite mientras se mezcla en una licuadora los dos huevos. Si usted tiene una batidora de mano esto facilita el proceso. El jugo de limón, la cebolla, el ajo y la sal se pueden agregar para darle sabor.

"EL PLAN DE YOGUR": Yogur crudo, natural se realiza mediante un yogur natural comercial que se actua como el cultivo iniciador. El yogur puede ser utilizado por aquellos oponerse firmemente a la utilización de huevos. Yogur crudo, casero y queso son buenas cuando se empieza a cabo, ya que ayuda a neutralizar las toxinas y ayuda a nutrir las bacterias del tracto intestinal.

Queso crudo es más pesado que la leche cruda cultivada en yogur porque está tan concentrado en grasas y proteínas, pero se puede usar si la leche cruda es difícil de encontrar o es demasiado cara. Si el queso crudo no está disponible, también puede utilizar un queso pasteurizado natural, a diferencia de los quesos procesados como Velveeta y Kraft singles.

Lo mejor es utilizar leche cruda para hacer yogur, pero el cultivo iniciador de yogur puede ser de yogur de leche pasteurizada. Huevos del campo son los mejores para hacer mayonesa y una buena calidad del aceite de oliva refinado. El tipo de aceite de oliva refinada tiende a hacer una mayonesa con un mejor sabor.

Para obtener más proteínas y minerales utilizar espirulina de alta calidad y añadirlo a las ensaladas. La proteína se come con una ensalada cruda para facilitar la digestión.

Encontrar la fuente de proteína que es más fácil de digerir. Si ha sido un vegano estricto por mucho tiempo, yogur casero prima proporcionará la vitamina D, B-12 y calcio, que se ha estado perdiendo.

La cantidad de grasa y proteína que se utiliza está determinada por la reacción de su cuerpo. Si usted comienza a escupir moco durante o después de comer su comida, entonces usted necesita para reducir la cantidad de grasa y proteína utilizada.

Nueces, semillas, frijoles y maní no son una buena fuente de proteínas y grasas, ya que son muy difíciles de digerir. Ellos contienen inhibidores de las enzimas y nutrientes, que se pueden reducir por remojo y o cocinar, pero incluso hacer esto son demasiado difícil de digerir. Son muy ricos en fósforo que drena el calcio de los dientes. Si utilizas pescado y pollo, también debe utiliza el queso y el yogur para asegurarse de que está recibiendo suficiente calcio y las vitaminas liposolubles K y D.

PROTEÍNAS: ¿CUÁNTO NECESITAMOS Y CUALES SON LAS MEJORES FUENTES

Buenas fuentes de proteína son yogur casero hecho con leche cruda, requesón, queso de granja y otros quesos. Espirulina y chlorella también son buenas fuentes de proteína.

Las proteínas que se encuentran en la carne, pescado y aves cocidos a alta temperaturas en la parrilla o frito producen aminas heterocíclicas que se han relacionado con varios tipos de cáncer, incluyendo los de colon y de mama. El ácido úrico es un fuerte irritante de los nervios simpáticos que da la carne un efecto estimulante después del consumo.

Comer demasiada proteína (rara vez ocurre menos que uno sea un física culturista o una levantador de pesas comiendo un sobredosis de proteína) libera demasiado nitrógeno en la sangre que debe ser eliminado por los riñones, causando daños en el proceso. Dietas altas en proteínas ácidas hacen que el cuerpo de utilizar calcio almacenado para neutralizar el ácido, lo que lleva a un debilitamiento de los dientes y los huesos.

Una dieta baja en proteínas puede causar hipotiroidismo, donde el cuerpo no produce suficiente hormona tiroidea para mantener el metabolismo alto. Un síntoma común de hipotiroidismo es la manos y los pies fríos. Dr. Raymond Peat dice que cuando la tasa metabólica es óptima, la mayoría de los adultos que no son completamente sedentarias deben tener alrededor de 130 a 150 gramos de proteína por día.

Cuatro onzas de carne contiene aproximadamente 25 gramos de proteínas, sin embargo, algunos productos lácteos tienen más proteínas que la carne: cuatro onzas de queso cheddar tiene 28 gramos de proteína. Tener cuatro onzas de queso tres veces al día sería cumplir con el requisito bajo, básico de alrededor de 75 a 80 gramos de proteína.

Un litro de leche contiene 31,4 gramos de proteína y un litro de yogur de leche entera tiene 34 gramos de proteína. Beber leche líquida no es tan saludable como el uso de yogur de leche fermentada, que es más fácil de digerir. Tres cuartos o litros al día de yogur es mucho, así que lo mejor es combinar comer yogur con queso para obtener la cantidad óptima de proteínas en una dieta lacto-vegetariana.

Los huevos son altos en ácidos grasos poliinsaturados, omega-3 y omega-6 lo cual puede causar enfermedades del corazón. La función baja de la tiroides puede ser causada por el exceso de consumo de triptófano, metionina y cisteína encontrado en carnes de músculo y hígado.

ETAPAS DE LA TRANSICIÓN

ETAPAS DE LA TRANSICIÓN

Para hacer el cambio a una dieta lacto-vegetariana o semi-vegetariana mas fácil y el menor dolor como sea posible, lo mejor es ir muy despacio, dando pequeños pasos. De esta manera no se sentirá abrumado psicológica y fisiológicamente.

Etapa Preparatoria

La etapa preparatoria es para aquellos que han comido la dieta normal omnívoro, basado en carne, toda su vida y nunca han comido una dieta vegetariana estricta sin carne durante mucho tiempo. Si usted es vegetariano o vegano, omita esta etapa. Si va a hacer la dieta flexible o semi-lacto-vegetariano entonces sólo reducir el consumo de carne poco a poco a la mitad de su consumo normal.

Primer paso: Dejar de Lado la Carne Roja

El primer paso para hacerse vegetariano es dejar la carne de vacuna, cordero y cerdo, y en su lugar utiliza orgánicamente planteadas, pollo y pavo de corral, quesos crudos orgánicos, huevos del campo y pescado bajo en grasa de las aguas limpias. Es más seguro para quedarse con conocidas fuentes libres de toxinas o organica en su selección de la carne y pescado.

Pollo orgánico puede costar un poco más, pero es mejor que tener que preocuparse por contraer cáncer. Después de unos meses o años, o por cualquiere tiempo que es necesario para estar listo para el próximo gran cambio, puede dejar poco a poco el pollo y pescado. Asegúrese de saber qué peces son riesgosos.

Pescado para evitar

Evitar alto mercurio de peces y mariscos: atún blanco, filetes y atún blanco en lata, (nota: el atún claro enlatado, que aparece más adelante, tiene un contenido moderado de mercurio), fletan, la caballa, ostras (Costa del Golfo), el lucio, el mar bajo, tiburón, pez espada, el blanquillo (pargo dorado).

Evite el salmón cultivado debido a su alto contenido de contaminantes: Algunos pescados son ricos en PCBs o bifenilos policlorados, que son neurotóxicos, químicos bloqueadores de hormonas prohibidas en 1977 en los Estados Unidos. Los PCBs son contaminantes orgánicos persistentes (COPs) que se acumulan en la grasa animal. Salmón de piscifactoría se crían más de alimentación que incluye el pescado y, a veces otros animales, como ganado, por lo que sus

sus cuerpos recogen los COPs.

Otros COPs presente en el pescado incluyen el plaguicida organo-
clorado dieldrín (contaminación del agua por los agroquímicos) y
dioxinas que resultan de papel blanqueado con cloro y la fabricación e
incineración de plástico PVC.

Pescado para comer

Bajo en mercurio y contaminantes orgánicos persistentes: Anchoas,
trucha alpina, cangrejo, lenguado del Pacífico, el arenque, cangrejo,
arena limanda, vieiras, Pacific lenguado, tilapia, salvaje de Alaska y
el salmón del Pacífico (fresco o en lata), el bagre de granja, almejas,
lubina rayada y esturión. Los niños y las mujeres embarazadas o en
lactancia pueden comer esos peces bajo en mercurio y contaminantes
dos o tres veces a la semana.

Para evitar el exceso de grasas poliinsaturadas elegir pescado
muy bajo en grasa (menos de 2,5 por ciento de grasa por cada 3 onza
ración). De acuerdo con el Consejo de Mariscos de Nueva York pescado muy bajo en grasa incluyen almejas, bacalao, brosmio, cangrejo
azul, cangrejo dungeness, platija, mero, abadejo, mero, rape, mahi-
mahi, langosta norte, perca marina, faneca, la perca (agua dulce), la
perca (norte), el lucio (lucioperca), abadejo (Atlántico), el pargo rojo,
vieiras, camarones, cangrejo de las nieves, el lenguado, calamares,
atún (listado), atún (aleta amarilla) y pescadilla. Las almejas, lenguado
y la platija son bajos de mercurio y muy baja en grasas.

Pescado bajo en grasa tendrá menos del 5 por ciento de grasa y
más de 2,5 por ciento de grasa por cada porción de 3 onzas. Pescado
bajo en grasa son la perca, lubina, pez gato, el salmonete, la trucha
arco iris, pez espada, salmón rosado, salmón chum, tiburón, fundir y
bajo rayado. Lubina rayada es a la vez pobre en grasas y mercurio.

Bacalao, lenguado del Atlántico, lubina chilena, el rape, el reloj
anaranjado, el camarón y el pargo son bajos en mercurio, pero están
sobreexplotadas o destructivamente cosechadas y, como tal, se debe
ser evitado por el bien del medio ambiente.

Mercurio Moderado: Si usted no puede encontrar alternativas, y
luego comer a este grupo, pero les advertimos que el mercurio, metales pesados se acumulan en su cuerpo y es difícil de quitar: halibut
de Alaska, bacalao negro, azul (Costa del Golfo) cangrejo, bacalao ,
Cangrejo Dungeness, ostras orientales, mahi-mahi, mejillones azules,

abadejo, atún (enlatado). Las mujeres embarazadas y los niños o lactantes pueden comer no más de una selección en la lista, una vez al mes.

Antes de comer pescado de aguas locales es mejor consultar con el departamento de salud de su estado para los avisos de contaminantes. Evite comer la piel y partes grasas del pescado, ya que es donde los COPs recogerá. Evite el exceso de grasa por comer pescado al horno, a la parrilla y asado a la parrilla, pero no fritos.

Poco a poco, se puede reemplazar el pescado con deliciosas empanadas de tempeh sazonadas que compiten con las hamburguesas de carne en sabor. Por ejemplo, usted podría tratar de no comer carne de ave o pescado una vez a la semana y sustituirlo con un sustituto de la carne tempeh.

A continuación, intente gradualmente dos, tres o más días a la semana coma un sustituto de la carne tempeh, recordando que los cambios lentos hacen que sea más fácil para su cuerpo y su mente para adaptarse.

El ácido úrico, pesticidas, hormonas y antibióticos están siendo liberados a medida que suelta la carne, por lo cual no debes sobrecargar el torrente sanguíneo con demasiada toxinas a la vez.

Se recomienda arroz integral y pasta de grano entero en esta etapa de abandono o reducción de la carne, ya que son más ácidos que los papas. Esto le ayudará dejar una dieta ácida de carne porque los granos servirán de acidez que la carne anteriormente proporcionaba.

Comer una gran ensalada de lechuga y verduras con almidón al vapor (brócoli, coliflor, repollo, etc.) en las comidas, junto con el pollo, el pescado o el tempeh. Las verduras le ayudarán a absorber las toxinas que están siendo eliminadas, cuando se suelta la carne. Coliflor cocida aderezada con jugo de limón y sal de hierbas sabores como el pescado.

Los pasos anteriores se aplican también si desea reducir su consumo de carne, pero no renunciar a ella por completo.

Etapa de Pre-Mucuslean
El siguiente paso, o el primer paso si ya eres vegetariano o vegano,

es la etapa de Pre-Mucuslean. En esta etapa se come verduras dos veces al día, ensalada y verduras con almidón cocido aderezado con mayonesa o productos lácteos, seguido de un almidón cocido como el arroz integral, pasta de grano entero, pan crujiente de centeno, pan tostado de trigo integral o patatas.

Utilice el más ácido arroz integral, pasta y pan para empezar, luego use la más alcalino papa. En este momento usted está comiendo proteínas, grasas y almidón cocido en ambas comidas. La etapa de pre-Mucuslean es una preparación para la etapa de Mucuslean, donde el moco formando almidones cocidos como la patata y el arroz integral se reduce lentamente. Esta etapa puede durar bastante tiempo, así que tómese su tiempo y disfrutar de la transición.

Etapa Mucuslean

En la etapa Mucuslean se reduce los moco formando alimentos ricos en almidón cocido como el arroz integral, las patatas y el pan hasta que está comiendo sin almidón cocido. Lo que hace esta etapa diferente de la etapa de Pre-Mucuslean es que esta eliminando el almidón cocido (arroz integral, pasta integral, patatas, pan crujiente de centeno, pan tostado de grano entero) en una o dos comidas, hasta que usted está comiendo sólo ensalada y las verduras cocidas con almidón. En esta etapa se empieza a comer pequeñas porciones de frutas cocidas y crudas antes de las comidas vegetales.

La ensalada se aliña con yogur hecho en casa, queso requeson, queso y crema agria o mayonesa de huevo. Queso crudo o un buen queso natural se puede encontrar en el mercado, ya que es difícil de hacer en casa.

Al final vas a comer sólo leche cultivada (queso, requesón, yogurt) o mayonesa como su fuente de proteínas, sin almidón cocido. Comidas vegetales se componen de una ensalada de lechuga y platos de verduras cocinados como la sopa de Bieler, además de brócoli al vapor, espárragos y judías verdes. Verduras cocidas pueden ayudar a vestir las ensaladas crudas. Algunos alimentos cocidos como la sopa de Bieler es posible que no quieren renunciar, ya que es tan sabrosa y saludable.

Etapa Amucosa, Alta en Comida Cruda

En esta etapa se come sólo frutas (diferentes frutas pueden comerse secuencialmente uno después del otro para evitar la indigestión) seguido de, después de un descanso de 15 minutos, una comida de verduras como una ensalada, sopa o bocadillos.

Las fuentes de la proteína y grasa son: yogur casero, requesón, crema agria, mantequilla y queso (crudo o natural), todos hecho con leche de animales alimentados con pasto.

Fruta dulce y jugosa como la manzana y el mango se comen secuencialmente uno después del otro. Comience con la fruta más jugosa y dulce, como la sandía y comer una mini comida de sandia y luego seguir con las frutas más sólidas como las ciruelas y manzanas.

Deje un poco de tiempo al comer melones para ayudar la digestión (5 a 10 minutos más o menos) y luego siga con el próximo fruta. Esta espera es importante a la hora de comer melones, porque su naturaleza acuosa necesitan ser comido primera y luego hacer una pausa antes de comer las frutas más sólidas como las manzanas. Si usted come dátiles comerlos al último, ya que son más secos y más difíciles de digerir. Asegúrese de comer en un tiempo total de una hora para tanto las frutas y verduras para facilitar la digestión.

La caries dental puede ocurrir comiendo fruta sin verduras o leche cultivada o comer demasiadas frutas inmaduras (cítricos, piña, mango) y demasiados dátiles. Comer o beber sólo cítricos maduros en moderación y comer o beber sólo piña con un olor dulce y un color amarilla en moderación.

Frutas sub-ácidas, dulces, jugosas como ciruelas, melocotones, albaricoques, manzanas, mangos, papayas, chirimoyas y las muchas variedades de bayas, cultivadas en suelo fértil, rico en minerales, preferible de su propio jardín, son las frutas ideales para comer.

Sopa de verduras es una manera deliciosa de tomar sus verduras sin necesidad de un aderezo con grasa. Sacar el jugo de apio, espinacas, tomates, perejil, remolacha y un poco de pepino con un extractor. Filtrarles dos veces, la tercera vez ponga 3 dientes de ajo en el cernedor. Calentar la sopa, así que es caliente al tacto, pero no hirviendo, esto evitará la pérdida de enzimas.

Para hacer un burrito envuelve hojas de lechuga o col con; espinaca, apio picado, el tomate y el queso rallado crudo o queso requesón. Ese hace una buena alternativa de la comida rápida comun y es un cambio a la ensalada, para romper la monotonía.

SABER CUANDO PARAR

En un momento dado ya no tolerará mucho almidón cocinado en la forma de pasta, arroz, patatas, pan crujiente o pan integral tostado.

Si obtiene gas, indigestión y erupciones en la piel con cualquiera de los alimentos con almidón, esto es cuando se sabe parar. Es hora de dejar de comer mucho almidón y pasar a la etapa mucuslean (menos-mucosa) o sin mucosidad (amucosa) cuando llegue la señal.

Esto no significa que usted nunca va a comer almidón de nuevo porque si usted tiene una crisis de eliminación es posible que va a necesitar el almidón para suprimirla temporalmente. También puede golpear a otro nivel de toxicidad a un nivel más profundo y puede necesitar almidón de nuevo.

Sin embargo, para todos los efectos ha terminado con el almidón, en forma de granos cocidos y papas por el momento y se puede comer ensaladas y verduras amucosa al vapor como el brócoli, calabaza (zapallo), judías verdes, productos lácteos cultivados y frutas. Zumo de espinaca es laxante y se puede combinar con la zanahoria, el apio, el perejil y lechuga para crear una bebida nutritiva.

Usted está entrando ahora en las etapas MENOSMUCOSA Y AMUCOSA pero recuerde que usted tenga que frenar, en caso de emergencia, su eliminación con los alimentos como la coliflor o calabaz al vapor. En términos de la fuerza que una comida forma moco la orden va como la siguiente; pasta de trigo integral se está formando más moco que la patata que es más mucosa que el arroz integral que es más mucosa de pan crujiente de centeno que es más mucosa de coliflor.

Cuánto hay que comer es realmente guiado por el sistema de mensajes del apetito interior. Es esa vocecita que dice que eso es suficiente. Ver la televisión mientras come puede interferir con este mecanismo. Comer es en realidad comunión con las fuerzas divinas de la naturaleza, tal como figuran en enzimas, vitaminas y minerales de los alimentos ricos en vida.

De alguna manera hemos perdido la sencillez de comer. Caímos en la costumbre de moler la baya de trigo duro y seco en harina y luego horneado con leña o gas. Y después la gente brotó la semilla del trigo y luego cocinan en el sol, pero esto también no era la dieta de frutas, verduras y productos lácteos cultivados.

Cada comida puede ser una comunión con lo divino como lo era en el paraíso original, el jardín de árboles frutales.

Comer para el entretenimiento, como comer y ver programas de deportes o películas está perdiendo el acto espiritual comunitaria de comer. Hacer una cosa a la vez es un arte, una meditación, mientras que la multi-tarea puede provocar la pérdida de la concentración en un solo punto y el estrés y la tensión resultante. Escuchar la voz interior de la moderación es la práctica de la conciencia.

El deseo por más y ser codicioso y goloso realmente viene de no ser consciente, atento, concentrado, que reside en el corazón, la esencia espiritual interna. De la práctica de una alimentación consciente nos hacemos más conscientes de todas las otras actividades como un bono.

Coma lo suficiente para que no va a perder peso o tener hambre muy rápido, pero no en exceso, porque se sentirá muy hinchado y con dolores estomacales. Disfrute de sus comidas como son una fiesta de amor. Comer recostado en la cama con la cabeza levantada por una almohada en la espalda, completamente relajando mientras disfruta cada bocado masticando lentamente, y luego cuando vuelvas a la mesa usted será más consciente de comer.

CUANTO COMER Y CUANDO
PARA EVITAR PROBLEMAS DE DIGESTION

LA IMPORTANCIA DE COMER
EN HORAS DE LA COMIDA REGULAR

Comer a tiempo, las comidas regulares, es muy importante para sentirse bien en la dieta y mantener la meta de comer dos comidas al día. Si esperas demasiado tiempo para comer se obtiene "nerviosismo" (irritabilidad, débiles, un sentido de alfileres y agujas).

A las 11 o 12:00 horas dependiendo de su horario de trabajo y cómo se siente, es el momento para comer vegetales y a las 5 o 6 en la tarde, dependiendo de su horario de trabajo y cómo te sientes, coma otra comida.

Si es necesario puede comer fruta en la mañana hasta que se pueda adaptar a tomar sólo jugos u otras bebidas en la mañana. O tal vez prefiera comer un desayuno para trabajar bien y comer más ligero o tomar líquidos por la noche. Puede comer un poco de fruta (manzana, crudas o cocidos al vapor, pasas, dátiles) con o justo antes de las comidas. De esta manera está comiendo fruta dulce sin acelerar la tasa de eliminación.

Si puede pasar cómodamente 5 a 7 horas entre las comidas vegetales está haciendo progreso en la limpieza de su cuerpo. Si puede ir sólo 3 horas después del almuerzo, debes comer una comida más complejo que incluye más almidón cocido (arroz, patata, pasta, crujiente de centeno), aceitunas, aceite de oliva, proteínas y verduras al vapor como coliflor.

Cuando empiezas la transición, en cada comida vegetal está comiendo algo de proteína en la forma de mayonesa o leche cultivada y la grasa en forma de aceite de oliva o aguacate. Almidón se come al último para ayudar la digestión. Esto evita la mezcla de almidón y proteínas que pueden crear indigestión.

Alimentos se moverán a través del cuerpo en secciones o capas si come uno tras otro. La orden es proteína/ensalada primero, luego vegetales al vapor; brócoli, calabaza, etc., luego almidón cocida; arroz, patatas, crujiente de centeno y pan integral tostada. Arroz comida en exceso forma ácido en el cuerpo y puede causar una condición artrítico, así que usarlo con moderación.

Si uno se siente muy débil al despertar, comer en la mañana una ensalada con proteína y grasa, verduras cocidas, y almidón cocido como la papa o arroz integral para equilibrarse. Entonces, cuando se sienta mejor, come fruta en la mañana y más luego prueba sólo jugos en la mañana.

El objetivo es ayunar con líquidos en la mañana porque este es el momento que el cuerpo hace su mejor limpieza.

Todo este proceso es la gestión de moco: controlando la tasa de eliminación de moco. Períodos de energía más altos del día son temprano en la mañana y después de comer el almuerzo o la cena. Períodos de baja energía coinciden con cuando empiezas a tener hambre; las finales de la mañana y en la tarde. No comiendo bocadillos entre comidas liberará una gran cantidad de energía que se pierde digiriendo los alimentos.

COMER DEMASIADO SOBRECARGA Y OBSTRUYE EL SISTEMA, COMER MUY POCO DESINTOXICA DEMASIADO RÁPIDO

Comer suficiente comida, pero no más, para tener un movimiento intestinal después de comer. Si comes demasiado almidón cocido, proteínas y grasas, se obstruyen los tubos y causa lentitud y letargo. Si no comes suficiente almidón cocido (arroz, patata), proteínas y grasas se desintoxica demasiado rápido.

Lentamente, meditativamente, masticando bien es la mejor manera para maximizar la digestión y también desarrollar la conciencia de estar lleno. Horace Fletcher era un maestro de la salud que recomienda masticar los alimentos muchas veces hasta que se licua. Curó mucha gente sólo usando esta técnica porque la comida era licuada y porque causó menos obstrucción del sistema.

Sin embargo, no fue totalmente exitoso porque el pan que él licuo todavía ha creado moco y estreñimiento en el intestino, lo que finalmente provocó su fallecimiento.

Cuando uno consigue más limpia uno será altamente sensibilizado a la menor infracción de comer; si come mucho arroz o proteína o comer demasiadas veces, o comer algo contaminado con pesticidas y fertilizantes artificiales.

Uno puede conseguir fuertes dolores de cabeza o hinchazón y gas.

Comer una comida y no esperar suficiente para comer otra vez, puede alterar el entero sistema digestivo causando gases y distensión abdominal.

Es mejor comer otra vez después de 5 a 6 horas cuando el estómago está vacío. Es mejor comer dos o tres veces, si es necesario, grandes comidas, en vez de comer muchas comidas más pequeñas durante el día porque esto permite que el cuerpo desintoxica y descansa.

VIENDO EL TAMAÑO DE LAS PORCIONES

Observar cuidadosamente el tamaño de las porciones de arroz (integral) o papa para que pueda controlar la velocidad de su eliminación. Come demasiado arroz integral o patata y sientes densa y estreñido, comer muy poco y sientes irritable y debilitado. Es un arte para encontrar ese punto dulce entre los extremos.

EL PUNTO DE EQUILIBRIO:
ENCONTRANDO LA MEDIA DE ORO

El punto de equilibrio es encontrar el punto dulce de moderación; no mucho y no poco. Recuerde que si usted está perdiendo peso demasiado rápido, o sientes débil y nervioso, dejar de comer fruta y sólo comer ensalada (con un aderezo de proteínas y grasas), vegetales cocinados y almidón cocida para retrasar la eliminación. Si comes muy poco de alimentos que forman moco y demasiada fruta, va a empezar a desintoxicar demasiado rápido, que provoca irritabilidad, debilidad y pérdida de peso.

Comer demasiado moco formando pasta integral, arroz, proteínas y alimentos grasos, se obstruyen su sistema demasiado, comer poco y liberas demasiado rápido su toxicidad interna. Ver cualquier mucosidad proveniente de la nariz o en la garganta como una señal que puede utilizar menos moco formando alimentos.

El tamaño de la porción es muy importante, ver que usted no come mucha proteína, grasa, pasta integral, crujiente de centeno, arroz y papa, porque cualquier sobrecarga se ralentizar y empantanen todo el sistema. Comer demasiado y comer muy poco crean una red de obstrucción en los órganos que causa debilidad y letargo. Con tiempo usted gradualmente va a reducir la cantidad de moco formando almidón, proteínas y alimentos grasos que come, por lo que subsiste con menos y menos.

Lo más moco formando almidón cocida que necesita para sentirse bien, lo más tóxico es su cuerpo.

Usted podría preguntarse, "¿Por qué no puedo simplemente dejar todos estos alimentos y comer frutas y verduras?" La respuesta es que para 15, 20 o hasta 25 años o más ha estado comiendo mal, por lo cual su cuerpo está saturado con toxinas y moco en capas profundas dentro de los tejidos celulares, que literalmente toman años para eliminar.

NUECES, SEMILLAS, AGUACATES Y GUISANTES

Si uno se apega a los frutos secos, semillas y aguacates, a pesar de que están comiendo todos los alimentos crudos, nunca va a librarse de su toxicidad. Los alimentos crudos o cocinados de grasa y de proteína concentrada obstruyen el flujo de su energía y le impiden por completo la limpieza.

El alto contenido de grasa poliinsaturada es el problema con nueces y semillas. El exceso de grasa poliinsaturada crea radicales libres y le roba oxígeno del cuerpo. La grasa de fruta dulce, verduras verdes y leche cultivada es baja en concentración de grasa poliinsaturada y no causan estos problemas.

Las nueces y otras semillas no son naturales para comer, ya que su finalidad es reproducir su especie. Guisantes verdes son la excepción a esta regla. Nueces y semillas contienen antinutrientes que impiden la digestión como una defensa en contra de ser comido. Nueces y semillas le dan indigestión y estreñimiento.

Nueces y semillas, incluyendo semillas remojadas pueden obstruir el sistema linfático causando un dolor de garganta. Para engañar a la Naturaleza remojando semillas para eliminar los antinutrientes, no engaña a nadie, ya que siguen siendo demasiado altos en fósforo y grasas poliinsaturadas.

Guisantes verdes son bajos en grasa con sólo 0,22% en peso, mientras que la almendra es de 51% de grasa en peso y también de proteínas del 21% en comparación con la proteína del guisante verde 5,4%.

La muy popular nuez contiene una grasa friolera de 65% y también la proteína es de 15%. Anacardos son 44% de grasa y 18% de proteína en peso.

Guisantes frescos, ligeramente hervido o al vapor o comido cruda, digieren bien y no causan estreñimiento ni formación de moco, si no son sobre-comido.

El guisante verde es una legumbre, pero si se cosecha un poco inmaduro, tiene un fruto vegetal verde en calidad en lugar de una calidad de semilla. Guisantes frescos son la mejor calidad si se cultiva en su propio patio trasero sin utilizar fertilizantes ni pesticidas químicos. Productos cultivados naturalmente en casa, adquiere una calidad totalmente diferente.

El sabor es como la noche y día en comparación con los guisantes verdes comerciales que se venden en los mercados o en latas. Una planta alimentada con fertilizantes químicos adquiere un producto químico, la calidad artificial que una persona desintoxicado puede ver, oler y saborear. Si no puede cultivar sus propios guisantes verdes ir al mercado del agricultor cerca de ti y buscar el pequeño jardinero orgánico y no el gigante productor orgánico agroindustria. El jardinero pequeño tendrá el producto de mayor calidad. Durante el invierno, si usted no puede encontrar los guisantes verdes frescos se pueden comprar guisantes verdes enlatados de cultivo biológico.

COMER TARDE EN LA NOCHE
NO PERMITE QUE EL CUERPO DESCANSE

Si usted come tarde por la noche y luego digiriendo toda la noche, ese no permitirá que el cuerpo descanse y recuperare. El descanso nocturno es muy importante y debe hacerse en ayunas con el estómago vacío.

Comer cena temprano y tomar sólo líquidos filtrados si es necesario hasta el día siguiente permitirá que el cuerpo rejuvenece por ayunar cada noche. El ayuno es la clave para la salud debido a que el cuerpo se rejuvenece por un descanso completo de toda la digestión y la actividad. Cuando el zorro se rompe la pierna instintivamente sabe que acostarse e inmovilizar la extremidad fracturada y ayunar.

MANTENER LA REGULARIDAD, LIBRE DE ESTREÑIMIENTO

Para estar libre de estreñimiento uno tiene que encontrar los alimentos que causan estreñimiento y no causan estreñimiento. La papaya es muy laxante pero comer un montón de bananas por sí solo puede causar estreñimiento. Yogur y queso requesón no causan estreñimiento, pero queso curado pueden causar estreñimiento.

Tenemos que experimentar en nuestro propio cuerpo para ver qué alimentos estriñe nuestro propio cuerpo en particular. Comer muy temprano en la mañana o muy tarde en la noche puede detener hasta los intestinos. Comer demasiadas veces al día o comer demasiado en una comida tiene el mismo efecto.

El ritmo natural y necesario dice cuanto y cuando debe comer. El agua de coco, jugo de sandía y jugo de verduras pueden sustituir a una comida cuando usted siente que necesita algo de comer. Para una recogerme cuando es tarde en la noche o muy temprano en la mañana,tomo agua de coco o jugo de verduras filtrado para evitar ser detenido con el estreñimiento. Se necesita jugo filtrado, porque el exceso de pulpa en el zumo puede causar indigestión.

Cuando es realmente necesario, como cuando uno tiene gas severo, la fermentación, la indigestión o el estreñimiento, tomar el laxante herbal senna. Tés de hierbas que contienen senna pueden comprar o mejor aún, usar senna a granel.

Senna es útil cuando se inicia un ayuno para limpiar los intestinos lo cual hace un ayuno más fácil ya que no hay toxinas para volver a entrar en la corriente sanguínea por las heces en el colon. Un corto ayuno de 40 horas ayuda a limpiar el intestino permitiendo una buena eliminación y digestión.

En situaciones de emergencia un enema se puede utilizar para vaciar inmediatamente el colon dando alivio del dolor. Una bolsa de enema se puede comprar barato en la farmacia y se llena con agua caliente y luego se inserta en el ano mientras se está acostado. El agua se mantiene hasta que es imposible llevar a cabo más. Eso limpia el intestino inferior.

Un irrigación del colon professional se limpia el colon superior y se puede utilizar cuando se empieza a cabo la transición a limpiar el moco negro endurecido aferrado a las paredes del colon.

Mantener los intestinos sin estreñimiento y en movimiento es muy importante para mantener limpio el torrente sanguíneo. Un intestino tapado provoca dolor, hinchazón, gases y dolores de cabeza, los cuales son todo los síntomas del síndrome de intestino irritable.

Lo que ayuda a evitar el estreñimiento es evitar los alimentos que producen estreñimiento, comer en exceso, demasiadas combinaciones, demasiadas comidas y horarios de comida irregulares frente a las comidas regulares relojería.

EL CENTRO DE SU MUNDO

El centro de su mundo es su cavidad abdominal. Se incluye la de colon, intestino delgado, estómago, bazo, el hígado y la vesícula biliar. El techo de esta cavidad es el diafragma. El diafragma es un músculo que permite la respiración abdominal profunda, que se mueve la sangre y la linfa.

Si el colon es tapado ya comienza putrefacción, fermentación y presión de gas que afectará al resto del cuerpo. Gas hará subir en el diafragma que limita la respiración y dando dolorosa presión al corazón.

En la medicina china los pulmones y el colon son complementarios, lo que pasa al colon afecta a los pulmones.

El estreñimiento y el gas pueden causar dolor de espalda si el gas empuja hacia arriba en la caja torácica haciendo un cambio de columna hacia un lado u otro lo cual hace un dolor de espalda.

El colon no debe estar estreñido y libre de gas para evitar que el intestino delgado y otros órganos no sean tapados.

El sistema linfático se debe mantener limpio a nivel capilar microscópico con el fin de mantener la corriente de la sangre purificada. El nivel microscópico es donde comienza la enfermedad y el envejecimiento.

No podemos ser saludables si nuestro sistema digestivo es un pozo negro harto de estreñimiento, moco y gas. V. E. Irons, experto en salud del colon, señala que, "si hay estreñimiento entonces hay decaimiento, fermentación y putrefacción haciendo la sangre impura y envenenando por lo tanto el cerebro y sistema nervioso creando depresión e irritabilidad. Sangre impura envenenará; el corazón haciéndole débil y apático, los pulmones por lo que hace el aliento asquerosa, los órganos digestivos agobiados e hinchados, la piel por lo que es pálida y flácido."

¿ENDO, MESO O ECTOMORPH?

El cuerpo es naturalmente delgado y flexible, no gordo, hinchado y rígido como una persona obesa ni robusto y denso como un liniero de fútbol americano. El recibidor de futbol americano o nadador es magra y ágil, al igual que el cuerpo naturalmente es cuando uno come una dieta natural. Un cuerpo magro con definición muscular es ideal o un híbrido de ecto-meso y no del fisiculturista profesional; pesado y con demasiado desarrollo muscular.

¿ESTÁ REALMENTE BIEN NUTRIDO?

¿Alimentas a sí mismo? ¿Tomas el tiempo y la responsabilidad de asegurarse de obtener la calidad y cantidad de alimentos en el momento oportuno? Nutrir significa amamantar, para promover el crecimiento, apoyar, mantener y alimentar. La naturaleza de la palabra es muy similar a la palabra crianza. Una criadora es aquella que ayuda al bienestar y salud de otro.

¿Alimentas bien (especialmente hombres) ahora que usted ya no es cuidado por su madre? ¿Usted realmente alimenta bien? ¿Planeas tus comidas para que su sangre no bajas en azúcar dando esa sensación de debilidad? El cerebro necesita una gran cantidad de glucosa.

Comer al hambriento es el viejo adagio de Zen, pero realmente significa comer cuando empiezas a sentir débil. Es mejor dejar trabajando o haciendo lo que haces cuando empiezas a sentir débil y comer. Primero debemos saber y aceptar que somos amados por Dios, entonces podemos querer nosotros mismos completamente y así amar a los demás como nos gusta a nosotros mismos. Quiérete entero, a todo corazón, con calidez, cuidado y compasión porque Dios el padre y la madre diosa te ama completamente. Si Dios no ha amado a ti, no podrás tratar a los demás con amor porque todo fluye hacia fuera de usted. Enamórate de tu verdadero ser, el Espíritu por dentro.

CÓMO DARSE UNA COMILONA SIN ARRUINAR SU SALUD

COMILONAS, LOS ANTOJOS, ADICCIONES, RESTAURANTES

La dieta de transición es un proceso muy largo teniendo muchos años para compensar los muchos años que hemos comido mal. A veces uno se aburre con la rutina y quiere un cambio. Comer en un restaurante o pedir comida para llevar es una buena manera de romper la monotonía durante las primeras etapas del proceso de transición. Un plato chino o tailandés que se basa en verduras salteadas o al vapor es una buena opción y se puede comer con una gran ensalada. Asegúrese de preguntar si la comida es libre de MSG o de lo contrario puede terminar con un dolor de cabeza doloroso.

Muchos restaurantes regulares tienen platos vegetarianos y barras de ensaladas. Cualquier plato de origen vegetal es bueno durante la transición. Esta flexibilidad le permite a uno tomar un descanso de la rutina y tener algo diferente en sabor, textura y aroma.

También permite socializar con amigos y familiares durante el proceso de transición largo. Esto permitirá que uno no se siente tan ajeno y extraño alrededor de su familia y amigos, y le da la oportunidad de adaptarlos progresivamente a su nueva forma de comer. A veces, usted recibirá el impulso de atracones y el deseo a disfrutar libremente con la comida. Esto es cuando ir a un restaurante o pedir comida para llevar se puede romper la monotonía.

Como el cuerpo de uno se vuelve más libre de moco, el efecto de los alimentos malos se convertirá rápidamente evidentes a medida que se obtiene una secreción nasal, los senos nasales bloqueados, dolor de oído, dolor de cabeza y empieza a toser. Usted verá inmediatamente el efecto que va de borrachera tiene en su cuerpo, y poco a poco usted no tendrá que hacerlo más. Dolorosa, dura experiencia, poco a poco hace que nosotros rehuir de los alimentos equivocados.

Si eres adicto al helado o helado de soja, una buena receta es congelar los plátanos pelados y mezclarlos con las bayas o polvo de algarroba para hacer un helado más natural.

Si usted es adicto a la torta, galletas, dulces y bizcochos intentar hacer "harina" de algarrobo (prima en polvo de algarroba) golosinas como brownies, chocolate, pasteles y galletas. Combine algarrobo en polvo crudo con plátanos maduros y macérales con un tenedor. El uso de más polvo creará una mezcla más seca y el uso de menos polvo de un producto final más húmedo. Es mejor hacer un producto húmedo para evitar los efectos de estreñimiento. Usted puede incluso añadir un poco de agua purificada o agua de coco. Añada el polvo de vainilla natural para aromatizarle. Forma la masa en un cuadrado y gruesa para hacer brownies de algarroba.

UNA COMILONA MAS SEGURA

Si usted siente que debe ir de borrachera en algo intenta papas al horno o a la plancha cubierto con mantequilla o un poco de aguacate, sazonado con sal de hierbas. Cortar finas las papas y asar a la parrilla o al horno hasta que estén doradas.

Atracones comiendo tres o más aguacates obstruirá la linfa y los tubos capilares. Las papas son alcalinas y pasarán a través de ti más fácil y dejarán poco dolor resaca al día siguiente.

Un exceso de aguacate por todo lo alto es muy difícil para el hígado y realmente acidifica el sistema. Comer aguacate con tomate, pepino y jugo de limón para diluir la grasa. Grasas insaturadas concentrados como se encuentran en los aguacates y las nueces roban el cuerpo de oxígeno. El oxígeno es necesario para las células para crear energía bioeléctrica de la glucosa.

Como el Dr. Samuel C. West, DN, ND, autor de The Golden Seven Plus One (1981), y miembro de la Sociedad Internacional de Lymphology además fundador de la Academia Internacional de Lymphology ha dicho, "grasas se combinan con el oxígeno y 'radicales libres' se forman, que a su vez, consumen más oxígeno disponible para formar peróxidos tóxicos que pueden dañar y destruir las células. Peróxidos causarán células a mutar y las células mutadas son altamente cancerígenos. Esto ayuda a explicar cómo las grasas causan la falta de oxígeno y el cáncer."

Las grasas no saturadas "mono" y "poli" que se encuentran en los aceites vegetales, incluso aceites orgánicos prensado en frío, extra virgen y aceite de oliva refinado, se forman radicales libres, pero las grasas saturadas como crema agria, mantequilla y aceite de coco, por que son bajos en grasas poliinsaturadas, son estables.

Los hallazgos del Dr. West sobre la importancia del sistema linfático en el mantenimiento de la salud con el apoyo de los libros de texto de Fisiología Médica por Arthur C. Guyton MD (1996), autor del libro de texto de fisiología más vendido en el mundo y, posiblemente, el libro de texto médico más utilizado de ningún tipo.

En 1981 el Dr. West presentó sus conclusiones ante el Internacional Sociedad de Lymphology que comprende los principales científicos de investigación médica y los jefes de las facultades de medicina de todo el mundo.

Dr. West explica la razón por la cual usted se enferma comiendo sólo fruta se debe a que se tire el exceso de sodio fuera, disipar las proteínas agrupadas y liberar toxinas en el torrente sanguíneo demasiado rápido. Comer sopa de patata se detendrá el proceso de eliminación y se siente bien de nuevo.

Su curso Lymphology ha citado Profesor Arnold Ehret como "el padre de la Transición".

Un atracón más seguro sería el uso de pan crujiente de centeno (Ryvita y WASA son dos marcas muy conocidas) con un poco de puré de aguacate, mermelada o salsa de manzana puesta encima. Frutos secados como el mango orgánico, dátiles, pasas y ciruelas (mejor si se remojan) son buenos bocadillos de vez en cuando por la mañana o se pueden comer con la ensalada.

Si realmente tiene deseos muy fuertes de alimentos viejos intentan masticar la comida, saborearla bien en su boca, y luego escupirla sin tragar.

Algunos alimentos muy condimentadas o con químicos pueden ser absorbidos a través de las membranas mucosas de la boca, así que ten cuidado para evitar dolores de cabeza. Este método es mejor que tragar la comida y luego vomitar después. Con el tiempo se cansará de este o se enferma sólo de tener la comida en la boca. Sea amable con usted mismo y darse tiempo suficiente para que poco a poco todos estos hábitos alimenticios profundamente arraigadas.

Durante la transición el deseo por la grasa debe ser controlado y monitoreado. Productos lácteos naturales como mantequilla, queso de leche entera y aceite de coco tienen las formas más saludables de grasa para nuestro cuerpo, pero habia dicho se debe consumirles con moderación y combinadas con una mayor proporción de verduras.

Los aceites vegetales, con excepción del aceite de coco, comienzan oxidarse y cambiarse rancio en el minuto que se extraen. El aceite de oliva de alta calidad viene en vidrio oscuro o latas para prevenir la rancidez. Para la transición, crema agria, mantequilla, aceite de coco y aceite de oliva de buena calidad son esenciales. Los aguacates son demasiado alta en grasas poliinsaturadas para ser considerado una grasa saludable y también son demasiado caros o no están disponibles en algunas localidades.

Las grasas saturadas que se encuentran en productos lácteos alimentados con pasto son los mejores grasas ya que proporcionan las vitaminas liposolubles A, D, E y K y no van rancio.

Queso Suizo es el menos moco formando queso y muy rico en calcio (224 mg de calcio en cada onza y sólo 161 mg de fósforo). Queso del granjero fresco (disponible en los mercados de alimentos mexicanos) o queso requesón también son buenos quesos y menos costosos. El queso es un alimento concentrado y por lo tanto necesita ser diluido con una porción más grande de las verduras y frutas vegetales (tomate, pepino).

CONSEJOS ÚTILES DE LA TRANSICIÓN

Recuerde, si usted está desintoxicando demasiado rápido, vegetales cuales tienen almidón (brócoli, etc.) cocidos o crudos, no resuelve el problema, ya que no forman moco. Almidones cocidos como la papa y el arroz integral, que forman moco, deben ser comido para frenar la eliminación.

Ñame, la batata o camote y la calabaza no son rico en moco como las papas están, sino que son moco pobre como las zanahorias. Las coles de Bruselas y el maíz son ácidos. Plátano (un grande plátano verde que tiene almidón y que se come cocido) no es una buena almidón cocido.

Vegetales con almidón sin cocer (coliflor, brócoli, col, berenjena y calabacín) contienen antinutrientes como alkylrescorcinols, inhibidores de la alfa-amilasa y los inhibidores de la proteasa que sean perjudiciales para los sistemas fisiológicos humanos. Pequeñas cantidades de brócoli y col son buenos. Comer una gran cantidad de col cruda puede inhibir la función de la glándula tiroides. Alcachofas cruda puede inhibir la función de la glándula tiroides. Alcachofas, debido a su contenido de almidón, necesitan ser cocinados. Té de menta se puede utilizar para aliviar el tracto digestivo. La manzanilla es útil para calmar los nervios.

El ejercicio es una ayuda necesaria para el proceso de desintoxicación en la transición. Entrenamiento con pesas agranda y da forma a músculos específicos. Correr aumenta la capacidad cardio-vascular y el tamaño de las piernas. Saltar sobre una mini-trampolín ayuda a desintoxicar el cuerpo más rápidamente moviendo el sistema linfático. Cantar es excelente para aflojar el moco en los pulmones. Trabajar en el jardín es un excelente ejercicio natural. Un huerta de árboles frutales de varios niveles, como un jardín forestal, puede proporcionar toda la comida. Árboles frutales altos forman la nivel más alto y las árboles frutales que crecen más pequeños y arbustos como bayas forman los niveles más bajos. Tomate, pepino y pimiento, además de suculentas verduras como la lechuga y las espinacas se pueden cultivar en los claros de los árboles.

CÓMO HACER UN AYUNO DE UN DÍA O MÁS LARGO

UN LAXANTE HERBARIO CONVIERTE
EL AYUNO EN UN PLACER

La clave para el ayuno fácil y agradablemente es para vaciar sus intestinos al principio del ayuno. Sin una carga tóxica en el intestino, la sangre no se vuelve a contaminar con residuos y eso convierte un ayuno en un placer. Si los intestinos y el tracto digestivo son libres de las residuales tóxicos acumulado sobre tiempo, el cuerpo es libre para limpiar sus residuos en otras partes del cuerpo. Si está estreñido el colon, el cuerpo entero se estrena o se tapa con la vieja materia fecal. El colon es como la red de alcantarillado de la casa, si está obstruido, toda la casa olerá pútrido.

Sen o casia es una hierba natural, no un químico agresivo, por lo que es más suave en su cuerpo. Uno puede utilizar las hierbas a granel mediante la mezcla de un puñado en 2 tazas de agua en una sartén, llevar a ebullición, bajar el fuego y cocine a fuego lento hasta que tenga aproximadamente una media taza de líquido. Filtrar la hoja con un cernidor de alambre o de plástico. Utilice el agua filtrada por ósmosis inversa o destilada si es posible.

Este vacía los intestinos en unas cinco horas lo que facilita mucho el ayuno. 2 o 3 casia o sen bolsitas situadas en una taza de agua caliente también funcionarán, pero no tan bien como las hierbas a granel. Tabletas de hierbas secas no funcionan tan bien como una solución líquida de las hierbas.

En caso de emergencia, donde las heces se solidifican duro como una roca en el colon, el enema de agua tibia puede disolver rápidamente el problema. Pero, en general el laxante a base de hierbas es el modo preferido de vaciar los intestinos.

Los enemas o lavado rectal no funcionan con la misma facilidad y así como el uso de sen. El laxante a base de hierbas purga todo el sistema intestinal, mientras que el enema por lo general sólo realiza la limpieza de la parte inferior del colon. Los enemas son más complicados con la necesidad de una bolsa de enema especial y un tubo.

Por poner un enema, colgar la bolsa de enema a unos metros por encima de ti, acostarse sobre el lado izquierdo, introducir el tubo en el ano y deje que el agua caliente para entrar. Masaje el agua hasta el colon descendente, girar sobre su espalda, y luego masajear a la derecha, por lo que el agua ha entrado en todas las partes del colon.

Cuando uno ya no puede contener el agua se deja que el agua va en el inodoro.

El uso excesivo de la enema debilita los músculos del colon por lo cual es difícil tener una evacuación intestinal normal sin un enema.

Laxantes a base de hierbas no crean este debilitamiento, y permite volver a movimientos intestinales normales estimuladas por la alimentación después del ayuno.

Durante un ayuna más largo de 2 a 5 días o más, también se puede tomar un laxante en el último día antes del término del ayuno para ayudar a la eliminación de los residuos acumulados. En un ayuno de largo tiempo los desechos tóxicos ya acumulan rápidamente en el intestino, por lo tanto un laxante elimina este desperdicio sin esperar su primera comida para estimular la defecación.

CUÁNDO DEBE AYUNAR Y REDUCIR ALIMENTOS MUCOSOS

Poco a poco, después de unos meses de la transición, puede probar uno corto ayuno de 40 horas, tomando sólo líquidos, como el agua de coco, jugo de verduras y jugo de manzana para ver la cantidad de sus toxinas.

Para hacer ese ayuno, casi 2 días completos, apenas por debajo de las 48 horas, primero tomar el laxante sen, entonces salte el desayuno, el almuerzo y la cena y "des-ayuna" con comida sólida al día siguiente, alrededor de las 10 en la mañana o al mediodía.

Un ayuno le ayudará a limpiar mejor que un ayuno de solo frutos, ya que las toxinas no se agitan con el agua de coco o jugo como si estuvieran comiendo fruta fresca, lo que permite que el cuerpo eliminas mejor. Después del ayuno, se puede comenzar a reducir la cantidad de alimentos mucosas y aumentar las ensaladas y frutas crudas.

Después de algún tiempo su dieta va a parecer demasiado pesado y se puede avanzar gradualmente a una dieta más amucosa (verduras /frutas crudos y cocinados y la proteína/grasa, y a rara vez almidón cocido) retirando lentamente la pasta, el arroz, las patatas y el pan crujiente.

En primer lugar dejar de comer almidón cocido en una de sus comidas cada día, a continuación, cuando esté listo (puede tardar muchos meses o incluso años) dejar de comer almidón cocido por completo. Después de abandonar el almidón se puede dejar poco a poco la mayonesa, el pollo y el pescado para convertirse en un lacto-vegetariano.

AYUNOS CORTOS PUEDEN AYUDAR UNA CRISIS CURATIVA

Durante una crisis de eliminación, como un resfriado severo, un ayuno con jugo de naranja, jugo de piña, jugo de manzana o limonada hecha con agua purificada o destilada, un poco de jugo de limón y un edulcorante natural (stevia, miel, jarabe de arce), puede ayudar a acelerar la eliminación.

Disminuir la velocidad de una crisis aguda eliminación sería sólo prolongar los síntomas que causan mayor estrés y el envejecimiento en el cuerpo. Es más lógico ayunar con jugo de naranja, jugo de piña o jugo de vegetales, limonada, jugo comercial embotellada y té de hierbas hasta que los síntomas pasen y luego con este nuevo cuerpo limpio iniciar una nueva dieta con menos moco formando alimentos.

Limpiar los intestinos con el laxante sen primero y luego dejar el cuerpo que se limpie. El resfriado común y la gripe son realmente un bendición de la naturaleza ayudando a sacar la basura vieja. Los gérmenes y virus viven de moco y residuos tóxicos que se han acumulado en el cuerpo, pero no son la causa de un resfriado o la gripe. La causa es el esfuerzo del cuerpo a deshacerse del exceso de moco y residuos tóxicos.

AYUNOS, EXCITACION SEXUAL FALSA, INDIGESTIÓN

Si usted es realmente bajo peso y débil, un largo ayuno, o incluso cualquier tipo de ayuno, se debilita al sistema en general. Es mejor ayunar cuando eres lo suficientemente fuerte y lo suficientemente limpia para hacer un ayuno cómodamente.

Otro punto a recordar es que las toxinas y el exceso de materiales de desecho crear una condición ácida, lo que tiende a irritar las glándulas sexuales creando una excitación sexual falsa y puede conducir a la obsesión sexual.

Cada vez que detecta los signos de toxicidad (dolor de garganta, secreción nasal, dolores de oído, el acné) hacer un ayuno corto de un día o reducir los alimentos que forman el moco para restablecer el equilibrio. Recuerde que debe utilizar la hierba senna, también llamado casia, para vaciar el colon, lo que facilita el ayuno. Senna en forma de un té de la hierba entero es el más eficaz.

La indigestión y el gas a menudo se pueden superar mediante la reducción de la cantidad comido. Demasiada comida sobre trabaja las enzimas digestivas por lo cual no pueden digerir todo en el estómago, lo que resulta en partículas de alimentos no digeridos que causan dolor, distensión y gas.

Dicho esto, recuerde que debe comer lo suficiente para tener una evacuación intestinal después de cada comida. La reducción del número de combinaciones de alimentos, también ayudará a aliviar los problemas de indigestión. Si usted todavía está muy tóxico y ayuna, vas a sobrecargar su sistema, causando irritabilidad. Un ayuno semanal de 36 a 42 horas es un buen hábito para practicar después de haber estado en la transición por un tiempo.

Los laxantes como senna o casia vacian los intestinos que hacen más fácil el ayuno. Romper el ayuno con verduras si usted apenas está comenzando a ayunar, y las frutas si tienes mas tiempo en la transición. Mientras que uno consigue un cuerpo más purificado, se puede experimentar con ayunos más largos de dos o tres días o más.

ERES TOXICO?

¿No te ofendas, pero sus heces huelen mal, su cara tiene granos, sus amígdalas duele, sus oídos se sienten tapados? Estas son señales de que es hora de sacar la basura. Usted ha sobrecargado el sistema y tiene que lavar su ropa celular.

Incluso el consumo de alimentos de transición puede ser tóxico, por comer en exceso en los alimentos que forman el moco.

Una moratoria sobre toda la alimentación está en orden. Sólo bebe jugo de verduras o jugo de frutas o agua de coco o jugo de sandía (filtrada). Beber suficiente líquido para llenar el estómago y evitas la sensación de hambre, y eso ayuda al ayuno bastante.

Cuando viene la reacción de limpieza, llene con jugo de verduras, jugo de frutas o agua de coco y vaya acostarse para ayudar al cuerpo a procesar sus venenos.

Cena a cena son 24 horas. Sábado que se comió una gran comida para la cena, así que ayuna o no comen, sólo tome líquidos todo el Domingo hasta la hora de cenar y luego comer su comida regular, o si usted se siente bien y fuerte, ayuna hasta el día siguiente, al mediodía. Este ayuno de 42 horas te hará más bien porque está en ayunas durante todo la noche, que permite al cuerpo a curarse a sí mismo durante el sueño, el período de reposo absoluto.

Un largo ayuno, que dura más de un día o dos es útil sólo para aquellos que han estado en transición durante un buen periodo de tiempo, ya que el ayuno largo acelera la velocidad de eliminación considerablemente.

Si usted todavía está muy tóxico y haces un ayuno, se puede sobrecargar su sistema, causando irritabilidad. Un ayuno semanal de 36 a 42 horas es un buen hábito para practicar después de haber estado en la transición por un tiempo.

Los laxantes como sen o casia vacían los intestinos que hacen más fácil el ayuno. Romper el ayuno con verduras si usted apenas está comenzando a ayunar, y las frutas que más te limpiaste. Cuando uno consigue más purificado se puede experimentar con ayunos más largos de dos o tres días o más.

PLANES DE COMIDA

DIETA TRANSICIÓN PLAN DE COMIDAS
LUNES

La dieta transición tiene un montón de verduras cocidas y crudas, almidones cocidos, productos lácteos y huevos para frenar el proceso de eliminación en comparación con un dieta alto en frutas y vegetales; la dieta lacto-vegetariana, que es sobre todo frutos, verduras y productos lácteos cultivados. Una dieta semi-vegetariana añade una cantidad moderada de carne, pescado, mariscos y aves de corral a la dieta lacto-vegetariana.

DESAYUNO:
Ensalada verde con salsa de yogur
Estofado de judías verdes, calabaza y berenjena
Patatas fritas horneadas
Ensalada verde: 2 zanahorias ralladas, hojas rojas hojas de lechuga, espinaca 1/2 manojo, 1 tomate mediano, 1 taza de yogur casero cruda, 1 cucharada de espirulina
Estofado: calabaza kabocha 1/4 medio, 2 tazas de judías verdes, 1 berenjena mediana, 2 tomates medianos, 1 cucharadita de aceite de oliva, 1 cebolla blanca mediana, diente de ajo
Patata: 1 patata grande en rodajas como las papas fritas y luego al horno o a la parrilla
1/4 cucharadita de sal
Nota: Si usted no tiene trabajo físico difícil de hacer o no tiene hambre come la sopa en la mañana en lugar de la cena.

ALMUERZO:
Ensalada verde (como arriba)
A la parrilla en aceite de coco o aceite de oliva: Brócoli, cebolla, pimiento dulce, coliflor, calabacín
Lasaña integral: una porción

CENA:
Sopa de verduras caliente cruda
2 pepinos, 2 tomates medianos, 3 grandes tallos de apio, 2 zanahorias medianas, 1/2 manojo de espinacas, 1 cucharada de espirulina, 3 dientes de ajo rallado en la criba. Calentar hasta que hace calor en el dedo de prueba, pero no hirviendo. Espolvoree polvo de espirulina en la parte superior de la sopa.

ANÁLISIS NUTRICIONAL:
DIETA TRANSICIÓN PLAN DE COMIDAS
LUNES

Porcentaje de calorías derivadas de:
grasa: 25%
proteína: 20%
hidratos de carbono: 55%
Información de calorías
Calorías totales 2442% VD (porcentaje del valor diario)
Grasa total 70 g 108% DV
Omega-3 los ácidos grasos totales 2158 mg
Omega-6 ácidos grasos totales 5714 mg
Proteína 143 g 286% DV
Vitamina A 144.148 UI 2.528% DV
Vitamina C 643 mg 1,072%
La vitamina E (alfa tocoferol) 23.2 mg 116%
La vitamina K 3017 mcg 3771%
Tiamina 3,4 mg 228%
Riboflavina 4,5 mg 263%
Niacina 30,1 mg 151%
Vitamina B6 6,1 mg 307%
Folato 1835 mcg 459%
Vitamina B12 3,6 mcg 60%
Ácido pantoténico 122 mg 12.2%
Calcio 2093 mg 209%
Hierro 40,8 mg 226%
Magnesio 984 mg 246%
2632 mg Fósforo 263%
Potasio 12.822 mg 366%
Sodio 6186 mg 258%
Zinc 16,2 mg 108%
Cobre 4,6 mg 232%
Manganeso 10,4 mg 521%
Selenio 138 mcg 197%
Colesterol 138 mg 46%
5459 gramos totales de alimentos de los cuales 4.845 gramos es agua o 88,8% de agua.
B-12 es sólo el 60% del valor diario, y se puede complementar con un suplemento en la forma metilo o un multivitamina.
Análisis: NutritionData de la revista Self

DIETA TRANSICIÓN PLAN DE COMIDAS
MARTES

DESAYUNO:
rebanada de la piña
papaya
fresas
manzana
yogur
Consumido secuencialmente uno tras otro. El yogur es comido por último
O ayuno con líquidos: agua de coco, jugo de sandía, jugo de verduras

ALMUERZO:
Sopa de coliflor salteado
Ensalada verde con mayonesa o salsa de yogur
Arroz

CENA:
Ensalada verde con aderezo italiano
Shish Kabob vegetal
Las patatas "fritas" al horno

DIETA TRANSICIÓN PLAN DE COMIDAS
MIERCOLES

DESAYUNO:
Jugo de naranja 6-12 oz o agua de coco,
Jugo de verduras o sopa caliente cruda
Si tiene hambre o está cansado:
papaya
fresas
manzana
yogur

ALMUERZO:
Crema de coliflor
Ensalada verde con aderezo de mayonesa o yogur-espirulina
Calabaza al vapor
Papa al horno

CENA:
Ensalada verde con aderezo italiano
Vegetable Shish Kabob
Las patatas "fritas" al horno

DIETA TRANSICIÓN PLAN DE COMIDAS
JUEVES

DESAYUNO:
Melón
Comer la fruta entera o jugo utilizando un extractor de jugos. Va a desintoxicarse más rápido si se toma sólo líquidos por la mañana (antes de las 10:30 am). Si lo que necesita hacer trabajo duro, comer mucha fruta entera seguida de yogur y un poco de queso.

ALMUERZO:
Ensalada verde con aderezo de leche cultivada
Calabaza al vapor
Pan crujiente de centeno

CENA:
Ensalada verde con aderezo italiano
Lasaña
Arroz

DIETA TRANSICIÓN PLAN DE COMIDAS
VIERNES

DESAYUNO:
Zumo de sandía 16 oz (si tienes ganas de tomar sólo líquidos)
Licuar la pulpa de sandía sin semillas en una licuadora y después se filtra a través de un cernidor.
Comer uno después del otro:
sandía
papaya
manzana
yogur

ALMUERZO:
Ensalada verde con aderezo de yogur y espirulina
Alcachofas al vapor
Arroz

CENA:
Ensalada verde con aderezo de aguacate
Brócoli al vapor
Lasaña de trigo integral
Nota: Consulte la sección de recetas para una explicación detallada de cómo preparar estos platos.

DIETA TRANSICIÓN PLAN DE COMIDAS
SABADO

DESAYUNO:
Manzana rallada con canela y miel
En las mañanas frías se calientan a temperatura corporal (alrededor de 100 grados F) en la estufa, revolviendo constantemente para evitar que se queme.
Yogur
Rebanada de queso

ALMUERZO:
Ensalada verde
Verduras a la parrilla
Puré de Papas

CENA:
Burritos de hoja de lechuga
Crema de coliflor
Arroz
Guacamole de guisantes

DIETA TRANSICIÓN PLAN DE COMIDAS
DOMINGO

DESAYUNO:
Melón fresco tanto como les importa a comer
Seguido con yogur

ALMUERZO:
Ensalada verde con mayonesa o yogur y aderezo de aguacate
Estofada de judías verdes, calabaza y berenjena
Arroz

CENA:
Comer en un restaurante vegetariano

O visite Sizzler, el famoso lugar de carne en los EE.UU., que tiene un buen bar de ensaladas buffet. Tienen una buena selección de ensaladas, platos a base de verduras y arroz, pasta y patatas.

Hacer un ayuno de 40 horas con hoja de sen para limpiar su sistema digestivo (algo así como cambiar el aceite en su coche, lo hacen cada 3.000-6.000 millas y el motor se ejecutará más suave y duran mucho más).

O llenar una hoja de lechuga con queso del granjero,
Tomate en rodajas, cebolla en rodajas

DIETA LACTO-VEGETARIANA PLAN DE COMIDAS

La dieta lacto-vegetariana consiste principalmente de frutas y verduras frescas y productos lácteos crudos alimentados con pasto. Verduras sin almidón incluyen lechuga, apio, espinaca, perejil, diente de león, col, col rizada, tomates, pepinos y pimientos.

Las zanahorias, las remolachas y rábanos pueden contener elementos de tierras inorgánicas y se utilizan sólo para la transición. Es mejor utilizar las verduras que crecen sobre la tierra como el apio, coles (delicioso rallado), la lechuga y las espinacas. Colinabo rallado es delicioso.

La dieta lacto-vegetariana se puede comer como una dieta completamente cruda o con alimentos cocinados. Puede utilizar las recetas de transición previstos para las comidas cocinadas. Esta dieta vegetariana relajado, moderado puede incluir pequeñas porciones de granos, incluyendo pizzas, burritos, tacos, quiche, platos de pasta, pan, bollos y otros productos horneados. Esta dieta vegetariana moderada todavía se basa en verduras y frutas, tanto cocidas y frescas. Verduras cocidas debe ser mezclados con al menos 50% de vegetales crudos para obtener las enzimas de alimentos crudos que trabajo para digerir los alimentos.

Esta dieta vegetariana relajado, moderado es como las últimas etapas de la dieta de transición donde se están reduciendo las papas cocidas, arroz, pan y pasta. Esta dieta vegetariana moderada le permite disfrutar de los beneficios de una dieta basada en frutas y verduras y seguir siendo flexible. Usted esta básicamente utilizando los planes de comida de la dieta de transición como la base de su dieta.

Comer muchas frutas jugosas evitando las frutas muy ácidas como la piña inmadura y cítricos verdes y la fruta demasiado dulce como la sandía, dátiles y plátanos. Coma muchas productos lácteos crudas alimentada con pasto (requesón, queso, mantequilla, yogur, crema agria). Tanto las dieta lacto-vegetariano moderado y lacto-vegetarianas crudivoro, es más saludable que una dieta vegetariana basada en granos cocidos, frijoles cocidos, verduras cocidas y crudas, brotes, frutas, productos lácteos y huevos, semillas y frutos secos, ya que no forma moco y tienen un muy bajo contenido de grasas poliinsaturadas y monoinsaturadas, que protege contra enfermedades del corazón.

PLAN DE COMIDAS LACTO-VEGETARIANA
LUNES

DESAYUNO:
Coma secuencialmente uno después del otro:
Rodaja de Piña (84 gramos)
Una papaya hawaiana
10 frutillas medianas
1 manzana mediana en rodajas
Dos tazas de yogur

ALMUERZO:
Una media manzana
10 fresas medianas
Una papaya hawaiana
Un plátano y espere 15 minutos antes de comer:
Ensalada con salsa de yogurt:
Lechuga, zanahoria rallada,
tomate en rodajas, 1 taza de yogur

CENA:
Sándwich de la hoja de lechuga:
Llenar una hoja de lechuga con;
Queso del granjero,
Tomate en rodajas, cebolla en rodajas

ANÁLISIS NUTRICIONAL:
PLAN DE COMIDAS LACTO-VEGETARIANA
LUNES

Porcentaje de calorías derivadas de:
grasa: 30%
proteína: 19%
hidratos de carbono: 51%
Información de calorías
Calorías totales 1700
Grasas% VD (% VD Valor porcentual diario)
Grasa total 59 g 91% DV
Omega-3 los ácidos grasos totales 839 mg
Omega-6 ácidos grasos totales 1981 mg
Proteína 80,5 g 161% DV
Vitamina A 49239 UI 985% DV
Vitamina C 480 mg 800%
La vitamina E (alfa tocoferol) 7,7 mg 38%
La vitamina K 504 mcg 630%
Tiamina 1,1 mg 71%
Riboflavina 2,1 mg 123%
Niacina 9,0 mg 45%
Vitamina B6 2,4 mg 120%
El folato 552 mcg 138%
Vitamina B12 3,8 mcg 63%
Ácido pantoténico 6,6 mg 66%
Calcio 1809 mg 181%
Hierro 19,1 mg 50%
Magnesio 346 mg 87%
Fósforo 1,708 mg 171%
Potasio 5347 mg 153%
Sodio 1,864 mg 78%
Zinc 10,2 mg 68%
Cobre 1,1 mg 56%
Manganeso 3,8 mg 189%
57,4 mcg Selenio 82%
Agua 2.213 gramos o 88% del total de 2.512 gramos de peso
Análisis: NutritionData de la revista Self
Un suplemento multivitamínico de los alimentos cultivados llenaría
todo déficit en vitaminas y minerales.

PLAN DE COMIDAS LACTO-VEGETARIANA
MARTES

DESAYUNO:
Frutos de su elección comido consecutivamente,
espere 15 minutos y luego comer:
Sándwiches de hoja de lechuga:
Hojas de lechuga romana
Rebanadas de queso natural, yogur,
Rodajas de tomate, espinaca,
Cebolla en rodajas

ALMUERZO:
Ciruelas, melocotones, cerezas
Come secuencialmente, y luego esperar unos 15-20 minutos y comer:
Ensalada Pizza con yogur y un rebanada de queso

Alimentación secuencial significa comer una variedad de fruta y
despues pausa un poco y luego comer otra variedad de fruta. De
esta manera el estómago no está confundido comiendo diferentes
variedades de frutas. Incluso las sandías y melones se pueden comer
de forma secuencial si se comen primero y luego esperar un tiempo
antes de comer una variedad diferente de frutas. Cerca de 20 minutos
después de comer una gran cantidad de frutas, puede sentirse débil,
que es el momento de tener su ensalada de verduras y leche cultivada.
Comiendo fruto y verduras con proteínas en la mañana y para el almuerzo le da más energía y fuerza para trabajar duro durante el día. La
cena puede ser una comida ligera de la fruta y si es necesario un poco
de yogur después, pero sin mezcla el yogur con la fruta para ayudar
la digestión o si tiene sed beber sólo agua de coco, jugo de manzana,
jugo de verduras o tomar sopa cruda caliente.

CENA:
Puré de manzana cruda
Yogur
Manzana orgánica rallada con canela en polvo, miel y pasas. Puede
almacenarse en botellas de vidrio.

PLAN DE COMIDAS LACTO-VEGETARIANA
MIERCOLES

DESAYUNO:
Rebanada de sandía
Unas fresas
La mitad de una papaya hawaiana
Un plátano, comido secuencialmente
seguido 15-20 minutos más tarde por:
Ensalada verde con aderezo de espirulina-yogur
Con Espinaca, lechuga,
col rallada, apio,
tomate

ALMUERZO:
Fruto de su elección, y luego esperar unos 15-20 minutos y comer:
Sándwiches de hoja de col:
Hojas de col
Queso natural, yogur,
Rodajas de tomate, espinaca,
Cebolla en rodajas

CENA:
Agua de coco, jugo de verduras frescas o jugo de pasto de trigo.
O come fruta de temporada. Siga con yogur, si es necesario.

PLAN DE COMIDAS LACTO-VEGETARIANA
JUEVES

DESAYUNO:
Agua de coco o jugo de verduras
Frutillas
Papaya
Manzana
Comido secuencialmente
Ensalada griega: pepinos, tomates, pimientos,
aceitunas negras, orégano, jugo de limón, queso feta

ALMUERZO:
Sandía
Comer la cantidad que su cuerpo le dice que coma
Ensalada de lechuga con salsa de yogur
Si usted come más verduras o más frutas depende de su cuerpo y de
la temporada. En verano se va a querer más frutas, así que hay que
asegurarse de obtener suficiente calcio, magnesio y vitamina D para
construir huesos y dientes fuertes.

CENA:
Zumo de sandía
Fruta de temporada, seguido por el yogur, si es necesario

PLAN DE COMIDAS LACTO-VEGETARIANA
VIERNES

DESAYUNO:
Agua de coco o jugo de verduras
Mango
Manzana rallada con canela
Consumido secuencialmente, uno después del otro
Coma sólo un mango porque es una fruta dulce
Espere unos 10-15 minutos, suficiente para digerir el fruto y luego comer hortalizas;
Ensalada Pizza, Sopa de Bieler
Si quieres una dieta de alimentos viviente completo, no tome la sopa cocido.

ALMUERZO:
Jugo de Apio, zanahoria y espinaca
Higos frescos 2-4 libras
Sándwich de lechuga: hojas de lechuga romano, una rodaja de; tomate, cebolla perla, pimiento rojo y queso
Durante el verano hay generalmente algunos árboles grandes higueras alrededor que están sobrecargados con higos y nadie los recoge, o si usted ve un árbol cargado de frutos sólo pregunte a los propietarios y por lo general le permiten elegir a su gusto.

CENA:
Agua de coco
Papaya hawaiana, algunas fresas, media manzana
Ensalada: lechuga, repollo rallado, tomates,
Pimientos, aceitunas negras, yogur cruda
Espolvorear una cucharada o dos de espirulina sobre el yogur

PLAN DE COMIDAS LACTO-VEGETARIANA
SABADO

DESAYUNO:
Jugo de naranja 12 onzas (una taza y media)
Sopa de verduras caliente y cruda

ALMUERZO:
Mangos
Manzanas
El sábado muchas personas salir de la casa en las excursiones, así que traiga frutos suficientes para todo el día. Aunque estas lejos de la casa comer comidas de frutas mono (un solo tipo de fruta) cada vez que estes cansado y hambre y guardar las verduras para la cena.

CENA:
Jugo vegetal: hierba de trigo,
diente de león,
apio, pepino
Ensalada Pizza con
aderezo de yogur y espirulina

PLAN DE COMIDAS LACTO-VEGETARIANA
DOMINGO

DESAYUNO:
Mango
Rebanadas de manzana
Consumido secuencialmente, uno después del otro
Coma sólo un mango porque es una fruta dulce
Espere unos 15 minutos y luego seguir con una ensalada pizza

ALMUERZO:
Agua de Coco
Higos frescos 2-4 libras
Ciruelas
Si usted está fuera de casa el domingo sólo come fruta y esperar hasta la cena para comer verduras.
Durante el verano hay generalmente algunos grandes árboles frutales alrededor de patios de las casas o en los huertos abandonados que están sobrecargados con la fruta y solo debes pedir si puedes tomar el exceso.

CENA:
Ensalada: lechuga, repollo rallado, tomates, pimientos, aceitunas negras, vestidas con yogurt crudo
Si alguna vez se sienten hinchada, con estreñimiento o gas, hacer un ayuno de un día con el laxante sen. Saltear el desayuno, almuerzo, cena y romper el ayuno al día siguiente. Toda el día disfruta el agua de coco, jugos de frutas como la manzana o de piña, jugo de vegetales frescos y sopa de verduras cruda y caliente.

DIETA SEMI-VEGETARIANO
O FLEXITARIANO PLAN DE COMIDAS

Una dieta semi-vegetariana, también llamado una dieta flexitariana es más saludable si es basado en frutas, verduras y leche cultivada y no arroz, pan, pasta y frijoles. Elija carnes, aves y peces que son los más libres de toxinas. La carne de cordero es generalmente alimentado con pasto y hay carne o res alimentado con pasto si buscas en las tiendas de alimentos naturales. Pollo, incluso orgánicos, es por lo general alimentado con grano, entonces hay que buscar pollo de campo. El pollo y carne de res alimentado con granos hace un alto contenido en las grasas poliinsaturadas altamente inestables. Comer mariscos bajo en grasa (bajo en grasas poliinsaturadas que forman radicales libres) y que tiene poco mercurio como vieiras, camarones, cangrejo de las nieves, el lenguado, tilapia, pescado blanco, la pescadilla y bacalao. Chum y el salmón rosado son bajos en mercurio y grasa si son silvestre de Alaska o el Pacífico. Los salmones más altos en grasa son Atlántico, coho, rey y rojo.

PLAN DE COMIDA SEMI-VEGETARIANO
LUNES

DESAYUNO:
Coma secuencialmente uno después del otro:
Papaya
Frutillas
Manzana
Yogur

ALMUERZO:
Sopa de coliflor salteado
Ensalada verde con aderezo de leche cuajada
Arroz
Pedazo pollo orgánica o de campo al horno

CENA:
Ensalada verde con aderezo de queso
Patatas fritas al horno l
Salmón Chum de Alaska al horno o a la parrilla

ANÁLISIS NUTRICIONAL:
PLAN DE COMIDA SEMI-VEGETARIANO
LUNES

Porcentaje de calorías derivadas de la grasa: 31%
Porcentaje de calorías derivadas de proteínas: 22%
Porcentaje de calorías derivadas de hidratos de carbono: 47%
Información de calorías
Calorías totales 2140
Grasas% VD (% VD Valor porcentual diario)
Grasa Total 76.4 g 117% DV
Omega-3 los ácidos grasos totales 1426 mg
Omega-6 ácidos grasos totales 3625 mg
Proteína 121 g 243% DV
Vitamina A 66253 UI 1.325% DV
Vitamina C 407 mg 678%
La vitamina E (alfa tocoferol) 8,0 mg 40%
La vitamina K 530 mcg 662%
Tiamina 1,7 mg 111%
Riboflavina 2,9 mg 168%
Niacina 26,7 mg 133%
Vitamina B6 3,4 mg 171%
El folato 701 mcg 175%
Vitamina B12 12,5 mcg 208%
Ácido pantoténico 102 mg 10.2%
Calcio 1546 mg 155%
Hierro 14,9 mg 83%
Magnesio 436 mg 109%
2138 mg Fósforo 214%
Potasio 7152 mg 204%
Sodio 2725 mg 114%
Zinc 10,9 mg 72%
Cobre 1,6 mg 78%
Manganeso 3,8 mg 188%
Selenio 115 mcg 165%
Agua 2.971 gramos o 86% del total de 3458 gramos de peso
Análisis: NutritionData de la revista Self
Un alimento cultivada suplemento multivitamínico llenarían cualquier déficit de vitaminas y minerales.

PLAN DE COMIDA SEMI-VEGETARIANO (SIN CARNE)
MARTES

DESAYUNO:
Coma secuencialmente uno después del otro:
Jugo de naranja 6-12 oz o agua de coco
Papaya
Frutilla
Manzana
Yogur

ALMUERZO:
Crema de coliflor
Ensalada verde con aderezo de mayonesa o yogur-espirulina
Calabacín kabocha al vapor
Papa al horno

CENA:
Ensalada verde con aderezo italiano
Shish Kabob vegetal
Patatas fritas al horno

PLAN DE COMIDA SEMI-VEGETARIANO
MIERCOLES

DESAYUNO:
Coma secuencialmente uno después del otro:
Una papaya hawaiana
10 frutillas medianas
1 manzana mediana en rodajas
Dos tazas de yogur

ALMUERZO:
Una media manzana
10 frutillas medianas
Una papaya hawaiana
Un banano y espere 15 minutos antes de comer:
Ensalada con aderezo de queso y yogur
Lechuga, zanahoria rallada,
rodajas de tomate, 1 taza de requesón
Pollo de campo asado

CENA:
Sándwiches de hoja de lechuga:
Llenar una hoja de lechuga con
queso, tomate en rodajas, cebolla en rodajas
Una porción de salmón chum a la plancha o al horno o salmón rosado
(Pacífico o Alaska)

PLAN DE COMIDA SEMI-VEGETARIANO
JUEVES

DESAYUNO:
Agua de coco
Frutillas
Manzanas
Mango
Consumido secuencialmente, uno después del otro
Comer el mango al último y sólo uno porque es una fruta dulce
Espere unos 15 minutos y luego seguir con sopa de Bieler y una ensalada de zanahoria rallada y lechuga con salsa de yogur

ALMUERZO:
Agua de Coco
Higos Frescos 2-4 libras
Durante el verano hay generalmente algunas grandes higueras alrededor que están sobrecargados con higos y sin pedirlo.
Pollo de campo orgánica o sándwiches de pavo asado

CENA:
Ensalada: lechuga, col rallado, zanahoria rallada, tomates, pimientos, aceitunas negras, vestidas con yogur crudo
Chuletas de cordero

PLAN DE COMIDA SEMI-VEGETARIANO (
VIERNES (SIN CARNE)

DESAYUNO:
Manzana rallada con canela y miel
En las mañanas de frío se caliente a la temperatura corporal (alrededor de 100 grados F, 37 grados C) en la estufa, revolviendo constantemente para evitar que se queme.
Yogur
Rebanada de queso

ALMUERZO:
Ensalada verde
Verduras a la parrilla
Puré de papas

CENA:
Burritos de hoja de col
Crema de coliflor
Arroz
Guacamole de guisantes

PLAN DE COMIDA SEMI-VEGETARIANO
SABADO

DESAYUNO:
Rebanada de la piña
Papaya
Frutilla
Manzana
Yogur

ALMUERZO:
Sopa de coliflor salteada
Ensalada verde con aderezo de leche cuajada
Arroz
Pedazo de pollo de campo asado

CENA:
Ensalada verde con aderezo italiano
Shish Kabob vegetal
Patatas fritas al horno
Al horno o frito; tilapia o lenguado (evite pescado frito en aceite vegetal debido al exceso de grasa poliinsaturada, en lugar de ella utilizar el aceite de coco)

PLAN DE COMIDA SEMI-VEGETARIANO (SIN CARNE)
DOMINGO

DESAYUNO:
Melón fresco todo lo que quiere comer
Seguido con yogur

ALMUERZO:
Ensalada verde con aderezo de yogur
Estofado de judías verdes, calabaza y berenjena
Arroz

CENA:
Comer en un restaurante vegetariano
O visitar el restaurante Sizzler (EE.UU.) u otro lugar similar que tiene
una buena buffet de ensaladas y comer sólo comida vegetariana sin
carne

RECETAS

BEBIDAS
Para la transición, lacto-vegetariana y semi-vegetariana dietas

Agua de Coco Tierna: Tome un coco joven, verde/marrón y perforar la parte superior con un cuchillo. Pegue una paja y disfruta. Endulzar el agua de coco con el jugo de limón, la miel o stevia y hacer limonada. El azúcar blanco, el azúcar moreno y la caña de azúcar en el jugo pueden pudrir los dientes. Azúcar procesado es como fruta seca, se pudre los dientes debido a los azúcares súper concentrados que drenan los minerales de los dientes y los huesos y debido a las enzimas que faltan. El jugo crudo de caña de azúcar no daña los dientes.

Jugo de Verduras: Jugo de verduras recién extraída mineraliza su cuerpo. Véase el capítulo sobre zumos vegetales para obtener información detallada. Jugo de vegetales embotellado también se puede utilizar. Se filtra la pulpa para facilitar la digestión.

Jugo de Sandía: Saque la carne de sandía sin semillas y luego mezclarlo en un licuadora. Filtrar la pulpa.

Té de Hierbas: Use agua de coco y añadir la bolsa de té el sabor de su elección, menta, manzanilla, etc., endulzado con miel cruda o stevia.

Suero de Leche: Cuando usted hace el requesón tendrá extra suero de leche. Evite el suero con un alto contenido de ácido láctico que tiene un sabor ácido.

Batido de Papaya: Retire las semillas de una papaya y saca la pulpa en la licuadora. Añadir 3 plátanos maduros (lo suficiente para espesar) y mezcle hasta que se vuelva cremosa. Añadir las bayas o de polvo de algarroba para un batido "chocolate". Las bebidas arriba son inmediatamente absorbidos, pero este batido necesita tiempo para digerir.

Helado de Banano: Bananos pueden ser peladas y congeladas en el congelador. Coloque un plato debajo de ellos para que el plátano no se pegue en el congelador. Ponga un banano grande congelado en un batido mezclado con otros bananos no congeladas y papaya, diluyendo el banano congelado. Bananos congelados comido por sí solo puede causar indigestión.

Jugo de naranja: Exprima solamente naranjas dulces, maduras usando un exprimidor eléctrico o con la mano, añadir 50% de mandarina para un sabor diferente. Filtrar una vez con un cernidor para eliminar la pulpa que puede interferir con el "15 minutos transfusión de sangre" digestión rápida.

Jugo de Piña: Elija buena fruta madura con un olor dulce, color profundo y evitar la fruta acida, verde y libre de fragancia. Utilice un buen exprimidor de alta calidad como el Omega cromado exprimidor. Cortar las escalas y terminas de la piña con un cuchillo de sierra y cortarlo longitudinalmente. Utilice un cernidor para filtrar la pulpa. Guarde en el refrigerador y beba cuando tenga sed.

ADEREZOS DE VEGETALES
**Para la transición, lacto-vegetariana
y semi-vegetariana dietas**

Aderezo de Yogur: Utilice yogur casero crudo que se ha rozado la grasa. Utilizar aproximadamente una taza de yogur por persona en la ensalada y colocar en la parte superior para ensaladas preparadas. Añadir una o dos cucharadas de crema de yogur si quieres grasa adicional. Si se desea, añadir un poco de queso rallado por encima. Mezclar la ensalada bien hasta que las verduras están recubiertas con yogur.

Salsa de Tomate Italiana: Fritar ligeramente una cebolla grande picada y un trozo de ajo picado en aceite natural de coco hasta que la cebolla esté transparente. Añadir una cucharadita colmada de pasta de tomate, un tomate grande picado y un pimiento picado y cocine a fuego lento. Para grandes cantidades sólo aumentar las cantidades de cada ingrediente.

Aderezo de Aceite de Oliva, Jugo de Limón y Sal: Lavar la lechuga y luego añadir unas cucharaditas de jugo de limón o vinagre de arroz sazonado o vinagre de manzana a la lechuga. A continuación, añadir una pizca de sal natural y mezcle. Añadir el aceite de oliva lo suficiente, por lo general una o dos cucharaditas, para darle sabor sin agregar demasiada grasa. Use ajo si eres sensible a la sal.

Aderezo de Aguacate: Mezclar en una licuadora o puré en un cuenco con un tenedor, un cuarto de aguacate con un poco de vinagre de arroz sazonado o vinagre de manzana o jugo de limón, salsa de soya, agua purificado (lo suficiente, no demasiado líquida) y un poco de cebolla y ajo picado.

Aderezo de Cebolla, Jugo de Limón y Aceite: Corta una cebolla blanca en rodajas finas y redondas con un cuchillo afilado. Cubrir la cebolla en una sal natural y se deja reposar durante 15 minutos. Esto eliminará las cualidades picante de la cebolla. Lavar la cebolla picada en agua fría para eliminar la mayor parte de la sal y lluego humedezca con aceite de oliva y sazone con un poco de jugo de limón. Añadir la cebolla preparada a la lechuga y mezcle.

Aderezo Italiano de Vinagre, Miel y Aceite de Oliva: Tome partes iguales de vinagre balsámico o vinagre de vino tinto y miel. Añadir el aceite de oliva lo suficiente para darle sabor. Añadir dos piezas de ajo aplastados con un cuchillo.

RECETAS DE VERDURAS
Recetas de Ensaladas y Sándwiches
para la Dieta Lacto-Vegetariana
Las Recetas de Alimentos Cocinados
Son para la Transición y
Semi-Vegetariana Dietas

Ensalada Pizza:
Ingredientes:
Lechuga romana un cuarto cabeza
Un puñado de espinaca
Tomate mediano, 2
Aceitunas griegas, 2 o más
Cebolla roja, una pequeña
Diente de ajo, uno o dos
Una taza de yogur cruda
Queso, 4 onzes
Albahaca fresca, unas hojas

El queso y yogur le dan a esta ensalada un sabor rico y cremoso. Vegetales verdes, como las muchas variedades de lechuga (seda, cabeza, hoja roja, hoja verde, hoja de roble, lechuga romana), la espinaca y el apio y se pueden mezclar todo juntos, bien picado.

Agregar los tomates picados, aceitunas griegas de Kalamata, un poco de ajo rallado y unas gotas de limón. Para variar la ensalada saltear las cebollas, el ajo y el tomate en aceite de coco y añadir en la parte superior de la ensalada.

Las verduras de hojas verdes son un grupo de alimentos, los tomates son otro y el yogur otro. Estos tres grupos de alimentos se combinan y digieren bien. Las cebollas, aceitunas, ajo y jugo de limón son para darle sabor. Para el aderezo usa yogur casero crudo y queso rallado.

Usa el yogur casero desnatado. Yogur desnatado es cuando se quítale la grasa de el yogur hecho en casa con el fin de tener un yogur reducido en grasa, que es más baja en calorías. Utilice la crema un poco a la vez. Calentar las verduras en un recipiente de metal en la parte superior de la gama agitando lentamente hasta que esté tibio a caliente, pero no cocidos o al vapor. Retirar del fuego y rallar un poco de queso encima para que se derrita en la parte superior.

Ensalada de Zanahoria y Col Rallado:
Ingredientes:
Zanahoria, 1 grande finamente rallada
Col, 1 trozo pequeño rallado
Lechuga romano, 1 o 2 hojas
Un puñado de espinacas
Tomate 1/2 picada finamente

Opcional: Remolacha 1/2 taza rallado

Aderezo:
Yogur 1 taza por persona
Crema de yogur 1 o 2 cucharadas

Opcional:
Aceite de oliva 1 cucharadita
Aguacate 1/8 a 1/4 para grasa adicional

Tome la zanahoria rallada y la col y mezcla en una ensaladera. Añadir los ingredientes opcionales, si se desea y mezcle. Añadir el yogur y la crema de yogur y mezclar bien. Si se desea, añadir el aceite de oliva y el aguacate opcional para grasa adicional. Comer con un buen pedazo de queso a lado o rallado por encima.

Pizza (receta de transición): Una pizza rápido se puede hacer usando pan tostado.
Ingredientes:
Queso natural, 1 porción media
Pan de Levadura, 1 rebanada
Tomate, 1 mediana
Mantequilla o aceite de oliva, 1 cucharada
Freir ligeramente la loncha de queso y rodajas de tomate y el pan tostado. Coloque el queso y tomate en la tostada o simplemente comerlo sin pan. Añadir las hojas de albahaca rotas en la parte superior. Para un tipo de pizza salsa, utilizar la receta salsa de tomate italiano y cubrir el pan primero con la salasa y luego agregue el queso derretido, pimientos, cebolla, rodajas de aceitunas y la albahaca. Para hacer una pizza tradicional, comprar una masa de pizza ya preparada o hacer la masa desde el principio con la harina. Aquí está la receta:

Pasta de la pizza (receta de transición):
Ingredientes: 3 1/2 a 4 tazas de harina de pan, y más para rodar (Nota: Uso de harina de pan, le dará una corteza más crujiente. Si no puede encontrar harina de pan, se puede sustituir con harina para todo uso que se darle una corteza masticable.)
1 cucharadita de azúcar
1 sobre de levadura seca instantánea
2 cucharaditas de sal
1 1/2 tazas de agua, 110 grados F
2 cucharadas de aceite de oliva, más 2 cucharaditas
Combine la harina, el azúcar, la levadura y la sal en un tazón. Ag-

regue el agua y 2 cucharadas de aceite y batir a mano o en una batidora hasta que la masa forme una bola. Si la masa está pegajosa, añada más harina, 1 cucharada a la vez, hasta que la masa se une en una bola sólida. Si la masa está demasiado seca, añada más agua, 1 cuchara a la vez.

Raspe la masa sobre una superficie ligeramente enharinada y amasar suavemente en una bola lisa y firme. Engrase un tazón grande con 2 cucharaditas de aceite de oliva, añadir la pasta, cubra el recipiente con papel plástico y dejalo reposar en un lugar cálido para que se duplique su tamaño, aproximadamente 1 hora.

Coloque la masa sobre una superficie ligeramente enharinada y se divide en 2 partes iguales. Cubra cada uno con un paño de cocina limpio y dejar reposar durante 10 minutos. Rinde 2 (14 pulgadas) bases para pizza.

Para cocinar en una parrilla; caliente su parrilla a fuego medio alto. Utilizando sus manos, extender la masa de pizza para formar una pizza gruesa de 1/4 pulgada. Cepille un lado con aceite de oliva y ponga el lado del aceite hacia abajo, sobre la parrilla. Cepille un poco más de aceite en la parte superior y cierre la tapa del parrilla si tiene uno. Cocine hasta que la parte inferior se dore y la parte superior se congela, unos 5 minutos. Voltear la masa y cocine por el otro lado hasta que se dore, alrededor de 3 minutos. Retirar del fuego y reservar hasta que lleguen los invitados.

Cuando lleguen los invitados, difundir un poco de salsa de tomate sobre la corteza y la parte superior con queso mozzarella y sus ingredientes favoritos. Coloque la pizza de nuevo en la parrilla caliente, cierre la cubierta si usted tiene uno, y cocine hasta que el queso se haya derretido, alrededor de 5 a 6 minutos.

Hamburguesa: No hay nada como una hamburguesa con su lechuga, tomate y cebolla sensaciones gustativas.
Ingredientes:
Romana o lechuga 4-6 hojas grandes
Tomates rojos maduros 2 grandes
1 cebolla blanca grande
Queso, requesón crudo 1/2 taza
Unas rebanadas de aguacate
Capa de la rebanada de lechuga con queso, rodajas de tomate, aguacate y cebolla blanca. También se puede hacer con pan tostado fer-

mentado con levadura.

Pizza Berenjena:
Ingredientes:
Berenjena, color negro oscuro, 1 grande o extra grande
1 tomate grande
Queso cruda media taza
1 cebolla blanca grande
El aceite de oliva tipo refinado
Cucharadita de orégano seco

Corta una grande, color negro (esto significa que es madura) berenjena a lo ancho en rebanadas de media pulgada de grosor, a continuación, vapor o cocinar lentamente hasta que estén ligeramente suaves. Evite cocinar la berenjena en el agua para evitar que se moje. Ponga el berenjena en la parrilla a fuego lento brevemente para que sea crujiente. Poner un poco de salsa casera de tomate italiana en la parte superior de la berenjena. A continuación, coloque una capa de queso requesón cruda o queso crudo en la parte superior. Pon encima rodajas de tomate fresco, pimientos frescos y cebollas. Condimentar con orégano seco.

Patatas Cocidas al Vapor:
Ingredientes:
Patatas amarillo, russet o roja
Patatas cocidas al vapor son un alimento rápido y fácil de preparar. Tómese unos papas pequeños amarillas o uno o dos grandes papas russet o rojo y meterles con un tenedor en todos los lados para acelerar la cocción. Colocar en una vaporera y cocine hasta que un tenedor, cuando se lanza la papa, no se desliza de inmediato. Evite cocinar en exceso los papas que se traducirá en una consistencia blanda. Cortar y abrir la papa, si es muy grande, para acelerar el tiempo de cocción. Crema de yogur puede ser utilizado para hacer una ensalada de patatas mediante la mezcla con las patatas cocidas al vapor en cubos.

Puré de Papas:
Ingredientes:
Patatas amarillo, russet o roja
Vapor las patatas, como se describe arriba y luego puré con un tenedor hasta que estén cremosos. Añadir crema de yogur si se desea una consistencia más cremosa. La pasta de puré de patatas también se puede formar en una empanada plana y cocinarles la parrilla en una

plancha caliente, untada con aceite de coco o manteca, hasta que estén doradas por ambos lados para hacer tortitas de patata.

Patatas Fritas Al Horno: Tiene un mejor sabor y son más saludables que las papas fritas en aceite.
Ingredientes:
Patatas medianas 3-4
Mantequilla o aceite de coco, una cucharada
Cortar una papa a lo largo para hacer en forma de patatas fritas. Luego coloque en una hoja de metal engrasado y hornee a 400 grados F. hasta que se dore ligeramente en el exterior. Sazone con sal de hierbas y mantequilla.

Judea Verde "patatas fritas":
Ingredientes:
Judías Verdes tiernas, una libra
Tome judías verdes frescas, corte los tallos y vapor, hervir o cocinar lento (conserva todos los nutrientes) hasta que estén tiernos. Su forma alargada y sabor da la sensación de comer papas fritas.

Lasaña Integral:
Ingredientes:
Pasta lasaña de grano integral
Salsa de tomate o tomates maduros
Queso
Aceite de oliva
Tome pasta de lasaña de trigo integral o lasaña de espinacas y hervir hasta que son al dente o simplemente cuando se pone blando, por lo general 15 minutos. Luego tome un plato para el horno de metal o de vidrio y ponga la pasta cocida en la parte inferior. Cubra la pasta con salsa de tomate (enlatado o hecho en casa) y cubrir este con queso mozzarella, ricota, jack, queso suizo o el requesón cruda, hecho en casa. Repetir y hacer capas hasta llegar a la cima y luego hornee a 375 F. hasta que el queso se derrita y la pasta se convierte firme, que será unos 20 minutos más o menos. Ten cuidado para que no se cocine demasiado.

Guacamole de Guisantes Verdes:
Ingredientes:
Guisantes verdes tiernas, una libra o un medio kilo
Hervir un medio kilo de guisantes frescos en agua purificada utilizando una olla tapada hasta que esté suave pero no blanda. Filtrar el agua purificada caliente usada para cocinar y déjelo a un lado. Mezcla

sazonar añadió. Si mezcla en 2-3 dientes de ajo, un poco de cebolla y jugo de limón deseado.

Sopa de Coliflor:
Ingredientes:
Coliflor, una grande

Elija coliflor que tiene estrechas, flores blancas como la nieve. Evite coliflor florecido y manchado negro. Cortar la coliflor entera en cuartos o flores individuales. Hervir la coliflor hasta que esté ligeramente blanda (unos 40 minutos), luego se licua con un poco del agua de cocción, un trozo de cebolla, cilantro y una pizca de sal.

Sopa Salteado de Coliflor: Un delicioso plato de transición con huevo.
Ingredientes:
Coliflor, una grande
Huevos, un huevo
Harina de trigo integral, una cucharada
Aceite de coco, dos cucharadas
Achiote en polvo, una media cucharadita
Cubo de sopa vegetariana, uno

Retire la cáscara externa de los tallos individuales de la coliflor, luego cocinar en agua purificada suficiente para hacer flotar. Cuando son suave rodarles en huevo batido con un poco de harina de trigo y luego saltear en dos cucharadas de aceite hasta que estén ligeramente doradas. Añadir la coliflor salteada en el agua de cocción y añadir una cucharadita de sal, una pizca de achiote y un cubo de sopa vegetariana. Deliciosa con la ensalada de zanahoria y col rellado.

Sopa de tomate:
Ingredientes:
4 tomates medianos
Aceite de oliva 2 cucharadas
Cubo Vegetariana 1 cubo, no GMS
Agua media taza purificada

Cortar 4 tomates (por persona) en cuartos y poner en la licuadora. Añadir media taza de agua purificada por ósmosis inversa o destilada, un cubo de sopa vegetariana, 2 cucharadas de aceite de oliva y un poco de; achiote en polvo, comino, ajo en polvo, sal. Licuar. Filtra el líquido, separa las semillas, luego cocinar 15 minutos a fuego lento. Si es acuosa agregar 1/2 cucharadita de harina de trigo disuelta en un media taza de agua fría.

Sopa Caliente de Verduras Crudas:
Ingredientes:
3 tallos de apio
Espinacas La mitad manojo
2 tomates medianos
Zanahorias medianas 3-4
Pimiento rojo, un medio
Cilantro, un puñado
Un medio pepino

Extraer el jugo de las verduras para hacer un litro de líquido. Filtra tres veces a través de un cernidor fino, la tercera vez ponga 3 dientes de ajo rallado en el cernidor. Calentar el líquido en una sartén hasta que esté caliente, pero no hirviendo. Si puede meter el dedo en ella o tomar ella sin que te quema la lengua, las enzimas están todavía intactas y sigue siendo un alimento crudo, rico en enzimas. Cubrir con la espirulina.

Sopa del Dr. Bieler (autor de, *La Comida Es Su Mejor Medicina*):
Ingredientes:
Judía verde 1 libra (rica en potasio para el páncreas y las glándulas salivales)
2 libras de calabacín (rico en sodio para el hígado)
Un puñado Perejil
Opcional: 3 tallos de apio
4-6 tazas de agua purificada (ósmosis inversa o destilada)
no se añade sal

Lleve 4-6 tazas de agua a un hervor rápido. Cortar las judías verdes y el calabacín en trozos medianos. Añade las verduras cuando el agua está hirviendo y cocer 6 minutos. Apague el fuego y agregue un puñado de perejil picado. Saque las verduras y colocar en una licuadora. Agregue un poco del agua de cocción, la cantidad depende del grosor que desee la sopa, y mezclar hasta que quede suave. Servir caliente. Usted podría también cocinar a vapor las judías verdes y calabacín para preservar más de los nutrientes. Esta sopa fue la parte principal de la dieta que erradico la artritis.

Verduras a la Parrilla:
Ingredientes:
Berenjena, una pequeña
4 tallos de espárragos
Calabacín mediano, 3
Pimiento rojo, 1 mediana
Tomate mediano, 2

El aceite de coco 1 cucharada

Usted necesitará una parrilla de gas, eléctrico o de carbón. Cortar longitudinalmente; berenjena, cebolla, calabacín, espárragos, tomate y pimiento rojo en rodajas para cocinar fácilmente en la parrilla, no demasiado fino o grueso. Utilice el aceite de coco para engrasar la parrilla de metal. Sazone ligeramente con sal de hierbas. Añadir albahaca fresca picada si se desea, para una sensación de sabor diferente. Cocinar las verduras a fuego lento para evitar la carbonización. Esta es una receta de comida preparada para su uso en las dietas transición y semi-vegetarianas.

Estofado de Frijol, Calabaza y Berenjena:
Ingredientes:
Tender judías verdes, una libra
Calabaza, un cuarto
Berenjena, un medio
Tomate mediana, 3
Cebolla blanca, una media

Busque verduras de alta calidad, de color verde oscuro, judías verdes tiernas para el mejor sabor. Cortar los tallos en ambos extremos y los coloca en una fila con los extremos alineados. Cortar por la mitad o cuartos como se desee o deje de largo. Agregue la calabaza cortada en cubos, la berenjena cortada en cubos, el tomate picado y la cebolla picada salteada en aceite de coco en un olla. Utilice calabaza kabocha madura, con colores profunda para el mejor sabor posible. Hervir en agua o cocer al vapor hasta que estén tiernos y fáciles para morder; una media hora o más. Añadir un poco de aceite de oliva y sal de hierbas antes de cocinar.

El Brócoli y Espárragos:
Ingredientes:
Una cabeza de brócoli
Un manojo de espárragos

Utilice el brócoli cultivado orgánicamente para el mejor sabor. Cortar toda la cabeza de brócoli, en cuartos o en floretes y cocinar a vapor o hervir (con un poco de agua en la parte inferior) hasta que estén tiernos. El tiempo de cocción depende de cómo te gusta el brócoli, ligeramente crujientes o suave, así que ten mucho cuidado al cocinarlo a la perfección. Cocer al vapor o hervir los espárragos sólo el tiempo suficiente para que se ablanden ligeramente. El espárrago es alto en ácido fólico.

RECETAS DE FRUTAS
Para la transición, lacto-vegetariana y semi-vegetariana dietas

Brownies de Algarrobo:

Ingredientes:

Algarrobo en polvo crudo, una o dos tazas

Una papaya de Hawái o pequeño mexicana

Plátanos maduros orgánicos, tres o cuatro

La miel cruda, una cucharadita

Polvo de vainilla real, un guion

Mezclar con un tenedor el polvo de algarroba con la papaya y el plátano ya preparado en el batidor. Las bananas le dan cremosidad y la papaya le da la humedad. Añada el polvo de algarroba hasta que la mezcla es justo, no demasiado húmedo ni demasiado seco. Añada el polvo de vainilla natural para realzar el sabor. Para obtener el mejor sabor usa el polvo de algarroba cruda o procesada a bajos temperaturas y no el tipo tostado.

Forma la masa en un pan redondo para hacer pan de algarroba. Mezclar el polvo de algarrobo seco con suficiente papaya y plátano con el fin de hacer una pasta húmeda. Si está muy seca puede causar estreñimiento.

Manzana Rallada y Canela:

Ingredientes:

Manzana rallada 2-3 manzanas por persona

Mezclar en las manzanas un poco de canela en polvo y el jengibre rallado crudo. Agregar puré de plátano maduro, si se desea. Calentar en el horno si es un día frío.

Pastel de Manzana Caliente:

Ingredientes:

Manzanas, 2 medianas

Canela un guion

Una cucharadita de miel

Tome un manzana madura orgánica y cortarlo en rodajas de un medio pulgada. Coloque la manzana, en la tabla de cortar y cortar en rodajas bien finas. Por encima de cada rebanada poner un poco de canela en polvo y miel. Cocinar al vapor las rondas de manzana hasta que estén blandas, pero no empapado o demasiado suave. Deje que el vapor ablande la manzana.

Saque las rebanadas y colocarlas en un plato y se los comen pieza a pieza o puede triturar las piezas juntas en una compota de frutas. Agregue más canela y miel en la parte superior si es necesario.

COMBINACIÓN DE FRUTA

Las frutas dulces se pueden comer como mono-comidas (por ejemplo, sólo las manzanas) o pueden ser consumidos de forma secuencial; comer una fruta en un momento antes de comer otra variedad. Por ejemplo, podría empezar la mañana con moras, a continuación, espere unos minutos y comer unas ciruelas, después una guayaba, a continuación algunos higos, luego la mitad de una papaya y terminar con manzana cubierto con canela. Sólo después de comer sandía u otro melón, siendo su mayoría contenido de agua, tienes que esperar mas tiempo antes de comer otra fruta. 15 minutos más tarde se puede comer una ensalada de vegetales.

Las frutas no dulces como el tomate, el pepino y los pimientos no se pueden combinar con frutas dulces, pero se pueden combinar entre ellos. Los plátanos son ligeramente moco formando así que no es una buena idea comer una gran cantidad de plátanos a la vez. Uno o dos es generalmente suficiente. Los plátanos engorde, por lo que tiene que ver cuántos de comer, porque tienen una gran cantidad de calorías. El banano es una fruta muy dulce, no jugosa y pueden drenar los minerales de los dientes, por lo cual es mejor comerlos con moderación.

Lo mismo ocurre con las dátiles, que son muy dulces y se demineralizan los dientes por el exceso de azúcar. Las frutas secas como pasas y bananas secas son muy dulces y pueden causar caries en los dientes.

Un caso grave de gas y la indigestión puede ocurrir al comer frutas después de comer verduras o comer demasiado pronto después de la última comida. El estómago debe estar vacío antes de comer otra vez. Frutas dulces mezclados juntos en un batido o comida con verduras como la lechuga o apio pueden causar indigestión porque está digiriendo dos tipos diferentes de alimentos. La excepción a esto regla son las manzanas que se pueden comer con apio en rodajas o en una ensalada de verduras. Esta forma de comer no se aburren porque fruto madurado en los árboles o vid son tan satisfactorio. Fruta viviente le da vida.

Tenga cuidado con el jugo de naranja y piñas debido a su alto contenido de ácido. Cuando la piña está perfectamente madura, es dulce y no demasiado ácido. La piña comido en exceso, aun cuando perfectamente maduro, se puede dar lesiones en la boca y quitar el esmalte de los dientes.

Papaya y el banano están disponibles todo el año en las zonas tropicales y subtropicales.

Algarrobas enteros y polvo de algarrobo mezclado con los plátanos son excelentes suplementos minerales en una dieta alta en frutas. Polvo de algarrobo crudo está disponible todo el año y se puede combinar con el plátano para hacer golosinas ricas en minerales. Forma la masa algarrobo-plátano en brownies, pastel o galletas como se desee. Una textura húmeda se puede tener usando más plátano y un poco de agua purificada. Vainilla natural en polvo añade sabor.

FRUTAS: RICAS EN VITAMINAS

Después de ir en una dieta de transición, puede prosperar en nada menos que la fruta, bajo en grasa, dulce, jugosa (higo, papaya, melón, etc.) y las frutas no dulces (tomate, pepino, pimiento), vegetales de hoja verdes, pastos, hierbas y leche cultivada.

Frutos sanos y de alta calidad cultivados en suelos ricos en minerales tienen un alto contenido de minerales y vitaminas y por lo tanto son capaz de soportar un nivel más alto, más vital de la salud y el bienestar. La dieta de frutas y verduras puede ser adaptado para su suministro de productos en particular, el clima y el estilo de vida.

Se puede disfrutar de una excelente salud en una dieta sin mucosidad o bajo en mucosidad. Si comes una comida de fruta al día y beber zumo de fruta, estas consumiendo frutos más que suficiente para lograr una salud radiante. Lo ideal sería tener acceso a frutas, verduras mineralizados y leche fermentada que viene de animales alimentados con pasto, un clima ideal y un estilo de vida bajo en estrés.

Hay tantos frutos para elegir que nunca se va a carecer de variedad en la dieta. Estos incluyen todo las frutas ideal y frutos de vid, tales como manzana, naranja, uva, moras, ciruela, albaricoque, cereza, melocotón, nectarina, fresas, melón dulce, plátano, chirimoya, mango y todos los frutos de plantas botánicas como el tomate, pepino, pimiento, calabaza, calabacín, berenjena y quingombó.

Fruta madura fresca en temporada como mangos madurados en el árbol, chirimoyas, higos frescos y melocotones son el verdadero alimento de los humanos con frutas botánicas, verduras, hierbas y leche cultivada como alimento de apoyo secundarios.

El rey de las frutas es la manzana con muchas variedades. La reina de la fruta es el mango de los cálidos trópicos. Las uvas tienen que estar en la lista, ya que se mencionan en la Biblia muchas veces. Las uvas necesitan un clima cálido para prosperar.

Los higos son otra fruta más celestial. Bayas, cuando madurado en la vid, no son amargas, pero dulce y delicioso. Ciruelas madurado en el árbol en un cálido día de verano no se puede olvidar, ni nectarinas dulces, ni melocotones. ¿Qué bien es un dulce pedazo de sandía en un día caluroso de verano? ¿No olvidamos albaricoques cultivados a la perfección y sin riego, como pequeños mangos y las cerezas calientando con su color rojo brillante. Frutas inspiran las virtudes de la valentía, la compasión y la creatividad y alegría, ya que están llenos de una energía vital que se encuentra en sus enzimas, hormonas, vitaminas y otros fitoquímicos. La comida se convierte al consumidor y somos mentalmente lo que comemos físicamente.

LA TEMPERATURA MAXIMA PODEMOS CALENTAR ALIMENTOS Y TODAVIA AFIRMAR ES UN ALIMENTO CRUDA

Si la comida está demasiado caliente para tocar, esta significa que algunas enzimas ya se han destruido.

Entusiastas de la comida cruda saben el 118 grados °F (Fahrenheit) como el límite superior de calentar la comida. El Dr. John Whitaker, de U.C. Davis, dice que la mayoría de las enzimas no son completamente inactivo hasta que las temperaturas de los alimentos exceden 140 °F a 158 °F en un estado húmedo.

Dr. Edward Howell (1985) en su libro "Nutrición Enzima", dijo que las temperaturas prolongados arriba de 118 °F destruirán las enzimas, pero también dice en el libro que la enzima amilasa todavía pueda convertir el almidón en azúcar en la temperatura del aire hasta 160 °F, pero se gastará después de media hora.

El Dr. Howell también afirma que la temperatura óptima para las enzimas es de entre 45 °F a 140 °F Por lo tanto, para evitar cualquier pérdida en absoluto de las enzimas alimentarias la comida no se debe calentar por encima de 118 °C, sin embargo, para minimizar su pérdida, la comida podría ser calentado a 140-158 °F.

De acuerdo con Paul Kouchakoff MD, un investigador Suizo en el Instituto de Química Clínica en Lausana, Suiza, el agua puede ser calentada a 189 grados Fahrenheit (°F) o 87 grados Celsius (°C) sin causar un aumento en el número de células blancas de la sangre o leucocitosis (recuento elevado de glóbulos blancos o leucocitos por encima del rango normal en la sangre), pero si se calienta a 191 °C o 88 °C, hace que las células blancas de la sangre a aumentar con el fin de limpiar, el ahora alterado en la estructura, agua.

Para la leche de la temperatura crítica es de 191 °F, para los cereales, tomates, repollo y plátano es 192 °F, peras y carne 194 °F, mantequilla 196 °F, manzanas y naranjas 197 °F, patatas 200 °F, zanahorias, fresas y los higos 206 °F o 97 °C, que es cerca de la temperatura de ebullición de 100 °C o 212 °F.

Hervir o cocer al vapor los alimentos se realiza a una temperatura de 212 °F. Comer alimentos cocinados a esta temperatura hace que el cuerpo forme un exceso de linfocitos o glóbulos blancos. Los linfocitos utilizan fagocitosis para engullir y consumir la sustancia los alimentos cocinados hecho tóxico por el calor.

El punto de humo o temperatura a la que el aceite de oliva empieza a fumar en la sartén es de 375 °F o 190 °C, por lo cual a estas temperaturas altas la comida está siendo dañado por el fuego alto y va a provocar un aumento de glóbulos blancos o linfocitos en el tracto digestivo y torrente sanguíneo. Hornear también se realiza en temperaturas altas de 375 °F.

Una olla de cocción lenta eléctrica equipada con un ajuste de temperatura caliente puede cocinar a temperaturas más bajas que el agua o vapor, y por lo tanto prevenir la formación de células blancas en la sangre en exceso (exceso de moco).

Una cocina típica lenta opera a 80 °C (176 °F) en el bajo, 90 °C (194 °F) a lo alto y alrededor de 140 °F en el ambiente cálido. Se necesita un termómetro de cocina para comprobar la temperatura de la comida real. Una olla de cocción lenta utiliza aproximadamente la misma cantidad de electricidad que una bombilla de luz, a diferencia de una placa que devora mucha energía.

Si tiene que comer alimentos cocinados, la combinación de los alimentos crudos con un alto contenido de enzimas alimentarias y los alimentos cocinados a bajo calor (189-206 °F) podría ser útil en la restauración de la pérdida de enzimas en los alimentos calientes. Por lo tanto, no habría un aumento de glóbulos blancos (moco formación) y va a recibir más enzimas alimentarias comiendo ensaladas crudas con alimentos cocidos a un nivel bajo de calor.

Algunos investigadores han usado los experimentos de Kouchakoff para decir que podemos comer los alimentos cocinados a altas temperaturas si los comemos con un 50% de alimentos crudos. Sin embargo, Kouchakoff nos dice específicamente que si mezclamos diferentes alimentos cocidos, todos con diferentes puntos críticos y luego comer alimentos crudos con ellos, no va a evitar la formación de un aumento de las células blancas de la sangre.

La mayoría de platos de comida cocinada tienen muchos alimentos cocinados todos mezclados. Los alimentos crudos podrían neutralizar los alimentos cocinados si por ejemplo sólo comemos calabaza cocida con una ensalada cruda con zanahoria rallada en ella.

Zanahoria rallada tiene un punto crítico alta (206 F) por lo cual puede cancelar el efecto de la calabaza cocida y no producir la formación de las células blancas de la sangre. Durante la transición, las verduras crudas, con su alto contenido de enzimas alimentarias, se comen con verduras cocidas y almidón cocido para ayudar en la digestión.

EL VALOR DE JUGO DE HORTALIZAS

Los jugos vegetales ayudan a neutralizar los productos de desecho en la sangre y por lo tanto hacen que sea más fácil hacer un ayuno. Pepino como una base de espinacas, zanahoria, apio, tomate, cilantro, diente de león y el perejil es una buena "V-8", jugo crudo de vegetales.

El jugo del pepino es rico en silicio, que es bueno para la piel (prevención de las arrugas y el envejecimiento) y las uñas. También es valioso para los riñones proporcionando minerales y limpieza para el sistema de filtración renal.

Jugos de vegetales crudos vivos ayudan a remineralizar el cuerpo. El jugo de apio es muy bueno para el sistema nervioso y la eliminación de los depósitos de calcio debido a su alto contenido en sodio orgánico. Hoja de diente de león es fácil de encontrar en la mayoría de jardines. Tiene un alto contenido de calcio y regenera el hígado.

La mayoría de los jugos de vegetales no se concentran las grasas poliinsaturadas, las excepciones son el jugo de tomate que en 100 gramos o un porción de 3,5 oz tiene 1,0 mg de ácidos grasos omega-3 y ácidos grasos omega-6 23,0 mg y un cóctel vegetal que tiene 1,0 mg de los ácidos grasos omega 3 y 36,0 mg de ácidos grasos omega-6. V-8 jugo de vegetales enlatados no tiene grasas insaturadas ni jugo de pasto de trigo o de jugo de zanahoria.

La mejor manera de extraer jugo de verduras crudas es usar un extractor de jugos vegetales de alta calidad. Una buena opción es el modelo de Centro de Nutrición Omega 8003, acabado en blanco, el 8005 es el modelo de cromo y es de $ 30,00 más. Es bueno para extraer el jugo de piña, el pasto de trigo, perejil y verduras de hoja como la espinaca y la lechuga. Lo compré en línea por 219,00 dólares en 2003 (2013 Precio $229, Cromo $259), que es un buen precio para este tipo exprimidor de alta calidad que aplasta el jugo utilizando un engranaje sacacorchos a baja velocidad para evitar la oxidación de los nutrientes que se produce en los exprimidores centrífugo.

Si usted es muy tóxica, un corto ayuno de un día o dos usando jugo de verduras hará que sea más fácil ayunar. Cuando eres más desintoxicado, probar un ayuno de un día usando agua viviente tanto verduras y jugos de frutas como naranja, piña, manzana y uva que desintoxica su cuerpo a un nivel más profundo.

Un ayuno largo con jugo de frutas y verduras es un ayuno avanzado para aquellos que están listos. El agua de coco también se puede usar si usted no tiene un extractor de jugos. Evite agua mineral o agua del grifo porque está cargada de minerales inorgánicos que se alojan en las articulaciones y se crean rigidez. El agua viva de las frutas y verduras es la mejor bebida para comer en ayunas y normalmente.

LISTA DE COMIDAS QUE FORMAN MOCO
Y NO FORMAN MOCO

Alimentos Que Forman Moco:
Huevos (muy moco formando)
Arroz Blanco/ Brown, Maíz y otros Granos Cocidos, Pasta, Fideos
Pan, Pasteles, Torta, Pastel, Galletas, Donas
Aceite de Oliva, Todos Los Aceites Vegetales
Incluyendo Extraido en Frío
Frutos secos, coco (duro y jalea), semillas (queso de semillas), frijoles,
Soya (tempeh, miso, tofu, salsa de soya, carne de soya, yogurt de soya)
Pan (crujiente de centeno y pan bien tostado es menos moco forman-
do)
Carne, pescado, marisco, aves (muy ácido)
Aguacate, Durian
Patata Cocida
Pasteurizada, Grano-Alimentada, Quesos Duros y Blandos
Pasteurizada, Grano-Alimentada, Yogurt
Pasteurizada, Grano-Alimentada, Queso Requesón
Pasteurizada, Grano-Alimentada, Mantequilla
(Pasto-Criado, productos lácteos crudos, queso, requesón, yogur,
mantequilla, crema agria generalmente no forman moco, aunque
pueden formar la buena, claro mucosidad blanca que protege a las
membranas mucosas, pero no la mucosidad verde o amarilla, que la
cuerpo se deshace de en resfriados)
Plátano o Banano Dulce (ligeramente moco formando en exceso)
Plátanos Verdes Cocidos (ligeramente moco formando)
Coliflor Cocida (ligeramente moco formando)

Alimentos Que No Forman Moco:
Todo Fruta de Árbol, Vina, Vine, Arbusto y Plantas
Frutas Ideales, Jugosas Dulces: manzana, mango, fresas, moras,
cerezas, higos, melocotón, ciruela, albaricoque, papaya, uvas, naranja,
mandarina, chirimoya, nectarina, melón
Frutas Dulces: Banano, algarrobo en polvo/vaina, dátiles, pasas, frutos secos
Frutas Botánicos No Dulces: tomates, pepinos, pimientos
Toda Las Verduras Sin Almidón: lechuga, espinaca, apio, repollo, col,
zanahoria, remolacha, rábano, diente de león, perejil, hierba de trigo
Las Verduras Con Almidón (cocidos): brócoli (se pueden comer crudas), calabaza, calabacín, berenjena, alcachofas, judías verdes, quingombó

LA DIETA DE TRANSICIÓN
PROGRAMA DE PUESTA EN MARCHA RÁPIDA

Las siguientes acciones le ayudará a empezar rápidamente en la dieta de transición con el fin de comenzar a cosechar los beneficios de un sistema limpio.

1. REDUCIR CONGESTIONANDO, MOCO FORMANDO ALIMENTOS QUE OBSTRUYEN SU SISTEMA Y HACE MAS LENTO.

Come libre de carne por un día por semana para empezar, y luego añadir más días cuando esté listo. Elija carne de res, orgánica, alimentada con pasto, cordero y cerdo, peces bajo en mercurio, pollo y pavo de corral. Carne de soja "tempeh" marinada y queso crudo son buenos sustitutos de la carne.

Reduzca las comidas rápidas y productos de granos como los panes, donas, galletas y pasteles. Si eres vegetariano o vegano reducir o eliminar, moco formando productos pesados de soja (tofu, leche de soja, yogur de soja), frijoles, nueces, semillas, pan y huevos. Para la proteína y la grasa utiliza el yogur, la mayonesa, el queso, guisantes verdes, espirulina, aceite de oliva, aceitunas, crema agria, mantequilla y aceite de coco.

2. COMIENCE A COMER DOS COMIDAS GRANDES AL DIA.

Comer muchas comidas pequeñas durante el día sólo te obstruye y te frena.

Es mejor tomar deliciosos jugos para el desayuno, como el jugo de naranja recién hecho y zumo de piña o un pepino, zanahoria, tomate, apio, perejil y espinaca mezcla. Jugo filtrado a través de un cernedor no contiene fibra que puede iniciar el proceso digestivo, lo que le permite ayunar sin sentir molestias y debilidad. Jugo puede neutralizar las toxinas, proporcionan minerales, vitaminas y azúcares naturales de plantas que le da una explosión de energía.

Obtener un buen exprimidor como el Omega cromo exprimidor (alrededor de $259) para hacer la tarea más fácil de extraer el jugo. Si sientes débil o hambre comer otra comida, pero trata de adaptarse a dos grandes comidas al día si es posible.

Para el almuerzo una ensalada (aderezada con proteínas y grasas), verduras cocidas y un almidón cocido. Es posible comer sólo dos veces al día, si usted tiene zumos de alta calidad para el desayuno, que le permite ayunar hasta la comida vegetal al mediodía. Si esto no funciona, entonces comer una comida grande por la mañana y al mediodía y tome zumo, sopa o si es necesario un poco de fruta en la noche.

3. COMIENCE A COMER UNA GRAN ENSALADA DE LECHUGA, VERDURAS AL VAPOR Y PAPAS COCIDAS, ARROZ INTEGRAL O CENTENO CURRUSCANTE ALTOS EN FIBRA, COMO LOS ALIMENTO BASICOS DE SU DIETA.

Ensaladas, verduras cocidas (brócoli, judías verdes, col, coliflor) y las patatas cocidas o arroz integral se pueden preparar de muchas maneras deliciosas con hierbas y salsas. Echa un vistazo a las muchas ideas de recetas en la sección de recetas de este libro.

La "escoba vegetal" (la fibra en ensaladas y verduras cocidas) ayudará a barrer todo el tracto digestivo rápidamente, haciendo que se sienta como una persona nueva.

Flexitarianos, también llamados semi-vegetarianos (dieta reducida de carne) pueden comer su carne con la ensalada y verduras, y no con el almidón cocido para facilitar la digestión.

4. HACER UN AYUNO DE 40 HORAS.

Ayunos cortos consistente es la mejor manera de desintoxicar su cuerpo poco a poco sin perder sus reservas de energía vital. Un ayuno largo cuando acaba de empezar la transición va a hacer más daño que bien a causa de la sobrecarga tóxica de los órganos de eliminación.

Para hacer un ayuno de 40 horas comer la cena, y luego salte el desayuno, el almuerzo y la cena del día siguiente. Romper el ayuno el día siguiente a las 9 de la mañana o a las 12 horas con una comida de verduras si usted apenas está comenzando la transición y una comida de la fruta si usted está más avanzada.

Al levantarse por la mañana del ayuno tomar el laxante herbal senna, disponible a granel o en bolsas de té, para limpiar todo el tracto digestivo. El uso de la hierba a granel es más económico, acaba de tomar un puñado y hervir en dos tazas de agua filtrada, y luego cocine a fuego lento hasta que esté a media taza. Filtrar la mezcla con un cernedor de metal o plástico, luego beberla. En tres a seis horas sus intestinos se moverán que desemboca cualquier materia tóxica en el intestino grueso. Esto hace que sea más fácil el ayuno debido a que el flujo sanguíneo no se está re-contaminada por los desechos atrapado en el colon.

Beba jugos filtrados con un cernidor durante el ayuno. Jugo de manzana embotellada se puede utilizar cuando acaba de empezar la transición, ya que se limpia el cuerpo menos que los jugos crudos. Sandía u otro melones pueden ser convertidas en jugo en la boca al masticar la pulpa, tragar el líquido y luego escupir toda la fibra y las semillas. El jugo de naranja es el más utilizado en la moderación, debido a su acidez. Los jugos de verduras como el pepino, tomate, apio, zanahoria, espinaca, perejil mezcla son deliciosa. Filtra tres veces, la tercera vez que la rejilla 3 dientes de ajo en el tamiz. Calentar hasta que esté tibio o caliente, pero no hirviendo.

5. COMIENZA A DISFRUTAR DE LOS BENEFICIOS DE UNA CUERPO LIMPIA Y BIEN ALIMENTADO.

Disfrute de la transición! Sepa que usted está limpiando poco a poco su cuerpo y reemplazando el moco y toxinas con agua orgánica viviente, minerales, vitaminas, hormonas, fitonutrientes, ácidos grasos naturales y proteínas. Estos son los mejores bloques de construcción para crear un cuerpo fuerte y saludable.

Inmediatamente usted comenzará a sentir la diferencia cuando dejas el moco y la materia tóxica en sus intestinos y espacios celulares. Usted está en el sendero a la salud ideal.

6. INICIAR UN JARDIN PEQUEÑO PARA PODER DISFRUTAR DE LOS BENEFICIOS DE PRODUCTOS FRESCOS ESCOGIDO EL MISMO DÍA.

Es mucho más divertido ver crecer las plantas y luego recogerlas frescas en la cima de su madurez, lo que garantiza el mejor sabor posible. Lechuga, tomates, pepinos, zanahorias, remolacha, col rizada, coles, rábanos y cebollas son fáciles de cultivar a partir de semillas.

También puede sembrar algunos árboles frutales, plantas de bayas y uvas para el futuro. Bayas comenzará a producir en un año, las uvas en dos o tres años y los árboles injertados necesitan normalmente dos o más años.

MINERALES, VITAMINAS Y GRASAS ESENCIALES

REMINERALIZANDO EL CUERPO

El cuerpo de un adulto contiene aproximadamente 1.200 gramos o 2,65 libras de calcio, de los cuales aproximadamente el 99% está presente en el esqueleto y los dientes.

El otro 1% de calcio en el cuerpo se encuentra en los fluidos extracelulares, estructuras intracelulares y las membranas celulares. Calcio no-esquelético juega un papel esencial en las funciones vitales tales como la conducción nerviosa, la contracción muscular y la permeabilidad de la coagulación de la sangre y la membrana.

Doble Premio Nobel ganador Dr. Linus Pauling dijo, "Se podrían rastrear toda enfermedad y toda dolencia a una deficiencia mineral." Dentista Dr. Melvin Páge dijo que si podía llegar a un relación de calcio/fósforo de su paciente de 10 a 4 o 2,5 veces más calcio que fósforo, la caries se detendrían.

El calcio es una sustancia que es necesaria para la salud de los huesos. Los productos lácteos son una de las mejores fuentes de calcio en la dieta. De hecho, la dieta Americana depende de los productos lácteos para aproximadamente el 75 por ciento de su calcio. Las sales de calcio son el calcio en una forma inorgánica, metálico que se une a las sales químicas. Dado que estas formas son inorgánicas el cuerpo no absorbe fácilmente estas sales ni puede utilizarles en una manera eficiente. Sin embargo, su bajo costo los hace una opción común para la formulación de productos suplementarios.

El suplemento de calcio más común que se encuentra es el carbonato de calcio y viene de piedra caliza molida o concha de ostra, o fosfato de calcio y lactato de calcio. Otros incluyen citrato de calcio, aspartato de calcio, orotato de calcio y gluconato de calcio. Estos minerales inorgánicos son a menudo demasiado grandes para pasar a través de las paredes intestinales intactas por lo que deben ser reestructuradas para la absorción.

Amino ácido quelato de calcio es una molécula de calcio unido por dos aminoácidos. Este proceso implicó envolver aminoácidos o proteínas alrededor de minerales metálicos para ayudar al cuerpo a metabolizarles. Suplemento fabricantes afirman que los minerales quelados son orgánicos, al igual que los minerales se encuentran en las plantas. Quelación hizo ayudar al problema, ya que los recipientes de lixiviación añadido hicieron aumentar la asimilación a alrededor de 8% a

40% para los minerales metálicos. Sin embargo, quelado o no, el hecho es, siguen siendo los minerales metálicos y somos diseñados para utilizar minerales procedentes de la vegetación y frutas.

La Academia Nacional de Ciencias de EE.UU. recomienda (RDI o Referencia de Ingesta Diaria que sustituye a la RDA) 1200 mg de calcio por día para una persona de más 50 años y 1.000 mg para los de 19 a 50. Es interesante observar que en el momento de nuestro más rápido crecimiento de los huesos, que es de los primeros seis meses de nuestra vida, vivimos en la leche materna, que sólo contiene 33 mg de calcio por 100 gramos.

La mayor preocupación en una dieta a base de frutas y hortalizas es que uno va a desarrollar la caries dental y la osteoporosis debido a la ingesta de minerales baja. Comer fruta cítrico verde, pero también cualquier otra fruta que es demasiado ácido (como piñas o granadas) puede quitar el esmalte dental.

También es importante no cortar las naranjas y otros cítricos en cuartos y luego morder en ellos, ya que se desgasta el esmalte de contacto. Miel, azúcar de caña, el azúcar morena, azúcar blanca, miel de agave, jarabe de arce, jarabe de arroz y frutos secos drenan las reservas minerales del cuerpo y puede causar caries en los dientes.

Dada una dieta sana y ejercicio moderado, animales de huesos grandes como las vacas y los caballos no sufren de osteoporosis, a pesar de que no tienen un alto consumo de calcio. ¿Cómo se gestionan los pollos para producir todo el calcio interno que necesitan para hacer las cáscaras de huevo, día tras día? El caballo y la vaca biológicamente transmute hierba rica de clorofila, que es alta en calcio y magnesio y los pollos comen mica que es alta en sílice y los transmutan al calcio. Nosotros también podemos transmutar minerales pero no en la medida en que estos animales pueden y por lo tanto debemos consumir productos lácteos crudos alimentado con pasto.

Ahora en el otro extremo una ingesta excesiva de calcio puede provocar espasmos musculares, los depósitos no deseados como espolones óseos o placa en las paredes de los vasos sanguíneos o en los riñones, el corazón y el hígado y puede aumentar el riesgo de cáncer, cálculos renales, depresión y arritmia del corazón.

Los estadounidenses consumen productos lácteos y los suplementos de calcio en una de las tasas más altas del mundo, sin embargo, tienen una de las tasas más altas de osteoporosis en el mundo. Alrededor del 85%-90% de los productos lácteos estadounidenses provienen de animales alimentados con granos, inyectada con hormonas y guardado en corrales y los productos lácteos que producen eses animales carecen de A, D, E y K, las vitaminas solubles en grasa. Hierba verde es lo que da la leche a su alto contenido de vitaminas A, D, E y K contenido. Sin estas vitaminas solubles en grasa, el cuerpo no puede absorber el calcio. Los suplementos de calcio en la forma inorgánica como carbonato de calcio se absorben mal en comparación con la comida de calcio natural, orgánico derivado tal como se encuentra en el pasto alimentado productos lácteos.

La relación calcio-fósforo ideal es de 2 a 1, cerca de la proporción que se encuentra en la leche humana. Cuanto mayor sea el contenido de fósforo de la comida, la más calcio se excreta en la orina, lo que lleva a una pérdida de calcio que puede causar caries dental, dolor de muelas, debilitamiento de los huesos y problemas nerviosos.

La relación calcio-fósforo de los alimentos como el bistec (2 mg de calcio a 229 mg de fósforo), maíz (calcio 10 mg a 120 mg de fósforo) y hamburguesas de soya (29 mg de calcio a 344 mg de fósforo) los hace robar el calcio de los dientes y los huesos.

Una excelente fuente de calcio para que pueda tener, los dientes duros fuertes es el queso Suizo. Es un "queso santo" porque es una gran fuente tal de calcio, vitamina D, A y K y la vitamina B-12. Bacterias lactobacilos iniciar el proceso de cultivo de queso suizo, lo que significa que el queso contiene bacterias lactobacilos vivos y activos en el mismo. No formas moco si usas en cantidades moderado.

Una buena fuente de minerales para mantener los huesos y dientes sanos son algarrobo en polvo y polvo de algarrobo mezclado con los plátanos (puede ser mezclado con los plátanos para formar los brownies o se puede convertir en un batido de plátano y papaya), verduras de hojas verdes como la espinaca, diente de león y la lechuga seda, papayas, quesos crudos, yogur de leche cruda y requesón leche cruda (usa productos lácteos pasteurizados alimentadas con pasto, si usted no puede encontrar queso de leche cruda, yogur crudo y queso requesón crudo).

Un buen suplemento de calcio es de Garden of Life Calcio Raw marca, ya que es también alta en magnesio y tiene la vitamina D para ayudar a la absorción. Un buen suplemento de silicona es la marca Flora hecho con el método de Kervran. Quelpo puede tomarse en forma de tabletas. Dulse, un alga roja de buen sabor se puede comer en forma de hojas enteras, copos, en polvo, en forma de extracto líquido o en pastillas.

Algas necesita ser bien lavado con agua con el fin de eliminar el exceso de contenido de sal y debe ser empapado en agua purificada. Se ampliará muchas veces su tamaño. Sazonar con un poco de limón y jugo de limón. Nori y copos de nori son también productos vegetales marinos ricos en minerales. Maine Coast Sea Vegetables vende verduras del mar y están certificados orgánica y después de la catástrofe nuclear de Japón, libre de radiación.

Tenga mucho cuidado con los alimentos que drenan el calcio de los dientes y los huesos. Frutas muy ácidas como la piña y el jugo de piña (piñas especialmente verdosos, no completamente maduras) y cítricos (especialmente verdes, verdosos cítricos teñidas), como las naranjas, mandarinas, clementinas, tangelo, toronjas, limones y limas se fuga el calcio de su cuerpo porque el cuerpo va a neutralizar el ácido mediante la adopción de calcio de los dientes y los huesos.

Si los cítricos y las piñas no son completamente maduro, son altamente ácidos. Los dientes son los primeros en ser usado por calcio si hay un déficit, porque no son parte de la estructura del cuerpo.

Las frutas secas como pasas, ciruelas, piña seca y plátanos secos son muy concentrados en azúcar y quite el calcio del cuerpo. También son muy pegajosas y el azúcar se pega a los dientes que las bacterias utilizan inmediatamente y producen un subproducto ácido que puede dañar los dientes.

LISTA DE FRUTAS Y VERDURAS RICAS EN MINERALES

Frutas Altas En Magnesio (todas las cifras en miligramos o mg por cada 100 gramos)
Dátiles 58
Algarrobo 54
Plátano 33
Mora y frambuesa negra 30
Granadilla 29

Verduras Altas En Magnesio
Quelpo 760
Espinacas 88
Acelga 65
Hojas de nabo 58
Col 57
Perejil y quingombó 41
Col rizada y colinabo 37
Guisante verde fresco 35
Patatas con piel 34

Frutas Altas En Silicio
Frutilla 783
Cereza 311
Albaricoque 280
Tomate 175
Sandía 160
Manzana 142
Plátano 80
Ciruela 68
Uvas 60
Verduras Altas En Silicio
Lechuga, seda 2400
Lechuga 1464
Espárragos 950
Espinacas 810
Pepino 800
Alcachofas 530
Lechuga romano 530
Apio 430
Coliflor 337
Colinabo 205

Frutas Altas En Potasio
Tamarindo 781
Dátiles 648
Grosella, negro 372
Plátano 370
Granadilla 348
Caqui, American 310
Saúco 300
Ciruela, damson 299
Nectarina 294
Guayaba 289

Verduras Altas En Potasio

Dulse 8060
Quelpo 5273
Perejil 727
Espinacas 470
Alcachofas 430
Patatas con piel 407
Brócoli 382

Frutas Altas En Hierro

Dátiles 3.0
Algarrobo 2,94
Tamarindo 2.8
Caqui 2.5
Granadilla 1.6
Saúco 1.6
Carambola 1.5
Frambuesa, norteamericana 1.2
Pomarrosa 1.2

Verduras Altas En Hierro

Dulse 150
Quelpo 100
Perejil 6.2
Verdolaga deja 3.5
Alcachofa Jerusalén 3.4
Espinacas 3.1
Col rizada 2.7
Lechuga, seda 2.0
Lechuga, romana 1.4

Frutas Altas En Calcio

Harina de algarroba 348
Tamarindo 74
Kumquat 63
Limón con la cáscara de 61
Grosellero negro 60
Dátiles 59
Naranja pelada 41
Tangerina 40
Sapote 39
Higo 35

Verduras Altas En Calcio

Col rizada 1093
Col 250

Col rizada 249
Perejil 203
El brócoli y verdolaga 103
Espinacas 99
Acelga 88
Buenas fuentes de calcio son el queso del granjero, queso requesón, yogur crudo, polvo de algarroba mezclado con puré de plátano y papaya, jugo de verduras (pepinos, zanahoria, apio, espinaca, tomate, perejil), suplementos basados en alimentación, el polvo de algas marinas y dulse libre de la contaminación y libre de radiación como se encuentren en los productos de Maine Coast Sea Vegetables.

VITAMINAS Y MINERALES: LO ACTUAL RECOMENDADO EN CANTIDADES

Ingesta Dietética de Referencia (DRI) son las recomendaciones de las vitaminas y minerales más reciente establecidas por el Consejo de Alimentación y Nutrición del Instituto de Medicina (1997-2001). Sustituyen a las ingestas diarias recomendadas o dosis diaria recomendada (RDAs) y pueden ser la base para la eventual actualización de los RDIs.

La Ingesta Diaria de Referencia (RDI) es el valor establecido por la Administración de Alimentos y Medicamentos para su uso en el etiquetado de alimentos. Se basó inicialmente en el 1968 RDA más alto para cada nutriente, para asegurar que las necesidades se cumplen para todos los grupos de edad. Los valores nutrimentales de referencia pueden ser la base para eventualmente la actualización de los RDIs.

Los nutrientes están asignados ya sea un requerimiento promedio estimado (EAR) y la cantidad diaria recomendada (RDA) o una ingesta adecuada (AI) para cada categoría de etapa de la vida. La mayoría de los nutrientes también tienen un nivel superior de ingesta tolerable (UL) para evitar el riesgo de efectos adversos de la ingesta de nutrientes excesivos.

Las nuevas RDAs y AIs sirven como objetivos de ingestión. Los valores nutrimentales de referencia actuales se dividen en los grupos; bebés, niños, hombres, mujeres, el embarazo y la lactancia, con distintos grupos de edad dentro de cada grupo. En la página web de la

USDA Comida y Centro de Información Nutricional se puede acceder a su grupo específico.

Los siguientes son mis valores nutrimentales de referencia (51-70 años varones) que son muy similares a otros grupos de adultos: Minerales: Calcio 1000 mg, 8 mg Hierro, Fósforo 700 mg, 150 mcg de yodo, magnesio 420 mg, 11 mg Zinc, Selenio 55 mcg , cobre 0,9 mg, 2,3 mg de manganeso, cromo 30 mcg, 45 mcg molibdeno.

Los valores nutrimentales de referencia actuales para vitaminas (51-70 años varones) son: Vitamina A 900 mcg (3.000 UI), Vitamina C 90 mg, Vitamina D 15 mcg (600 UI) (La vitamina D es una hormona que el cuerpo produce cuando se expone al sol. Usted puede conseguir algo de lo que usted necesita si usted vive en las zonas subtropicales o tropicales, el resto es proporcionado por los productos lácteos con pasto), Vitamina E 15 mg (15 mg se define como el equivalente a 22 UI de vitamina E natural o 33 UI de vitamina E sintética), 120 mcg de vitamina K, tiamina 1,2 mg, riboflavina 1,3 mg, niacina 16 mg, vitamina B-6 1,7 mg, ácido fólico 400 mcg de los alimentos, 200 mcg sintética, vitamina B-12 2,4 mcg (se recomienda que las personas mayores de 50 años cumplen con los B-12 de la recomendación a través de alimentos fortificados o suplementos, para mejorar la biodisponibilidad), biotina 30 mcg, ácido pantoténico 5 mg, 550 mg de colina, omega-3 1,6 g/día, omega-6 14 g/día. Para buscar los valores nutrimentales de referencia particulares van a la USDA de Alimentos y Nutrición Centro de información en línea.

La mayoría de las personas no van por ahí contando su vitamina diaria y la ingesta de minerales. Tome un multivitamínico/mineral suplemento de calidad si usted quiere estar seguro. La página de web NutritionData de la revista Self tiene un programa gratuito que analizará su dieta. La mayoría de la gente come los mismos alimentos día tras día, así que para obtener una buena idea de lo cerca que su dieta llega a la DRI, vale la pena y el esfuerzo de revisar su dieta con su programa en línea gratis. Google NutritionData para saber si usted está recibiendo un suficiente cantidad de vitaminas y minerales.

VITAMINA B-12

"Toda la vitamina B-12 en el mundo en última instancia proviene de las bacterias. Ni las plantas, ni los animales pueden sintetizarles.", dice Virginia Messina, MPH, RD, autor de *The Vegetarian Way*. La boca humana y el intestino superior e inferior contienen todas las bacterias que producen B-12.

En algunos casos, los síntomas de deficiencia de vitamina B12 pueden ser vagos, tardan años en desarrollarse, o pueden no ser evidente inmediatamente.

Algunos síntomas de la deficiencia de vitamina B12 se deben a una disminución de la producción de células rojas de la sangre, que son necesarios para llevar a oxígeno vital a las células y tejidos del cuerpo.

Los síntomas de deficiencia de vitamina B12 pueden afectar el tracto gastrointestinal, el sistema nervioso, y el sistema cardiovascular.

Los síntomas de la deficiencia de vitamina B12 incluyen: dolor de pecho o palpitaciones, confusión, pérdida de memoria o demencia, estreñimiento, depresión, retraso mental y retraso del crecimiento, mareos, dificultad para mantener el equilibrio, desmayos, fatiga o debilidad, entumecimiento o frialdad de manos y pies, palidez o ictericia (coloración amarillenta de la piel y los ojos), pérdida de apetito, dificultad para respirar, dolor en la boca y la lengua y pérdida de peso.

La mayoría de las personas con vitamina B-12 deficiencia o anemia perniciosa no son veganos y se debe a la falta de factor intrínseco, parásitos o sustancias químicas que destruyen el B-12.

En la India los veganos (sin alimentos de origen animal) no reciben la deficiencia de B-12 debido a que el producto es sin lavar y contaminada con bacterias estiércol humano y animal, que proporciona toda la B-12 que necesitan.

Joel Robbins, DC, ND dice bananas, uvas Concord y ciruelas contienen vitamina B-12, que se debe a las bacterias que albergan.

La mayoría de los productos se lavan en exceso en estos días y por lo cual es mejor tomar una buena calidad de suplemento multivitamínico sólo para asegurarse de que está recibiendo todas las vitaminas, especialmente si usted ha estado vegano durante un largo periodo de tiempo.

Garden of Life, New Chapter y MegaFood nutrientes cultivada de alimentos son buenas opciones. También se puede comprar la forma metilo de la vitamina B-12, que es superior a la forma ciano, como un suplemento individual.

Una taza de yogur de leche entera tiene 0,91 mcg. de B-12, por lo que 3 tazas al día proporcionarán 2,73 mcg. que es más que el DRI de 2,4 mcg.

Las bacterias beneficiosas fabrican vitaminas B y aminoácidos y ayudan a absorber los alimentos y los minerales.

Acidophilus y Bifidobacterium son dos ejemplos de las bacterias beneficiosas. El crecimiento de las bacterias buenas ayuda a desplazar a las bacterias que causan enfermedades tales como E. coli y Clostridia que convierten los productos químicos a agentes carcinógenos y también crean radicales libres.

Buenas bacterias producen ácidos grasos de cadena corta (AGCC), que hacen que el colon sea ligeramente ácido que impide el crecimiento de bacterias dañinas y ayudas en la absorción de calcio y de magnesio.

El trillón de bacterias en nuestro cuerpo superan nuestras propias células por diez veces y pesan alrededor de 3 libras.

Tendemos a pensar en las bacterias como todo perjudicial, pero necesitamos su ayuda simbiótica para vivir. Las bacterias en nuestro intestino son cruciales para nuestra supervivencia. Buenas bacterias intestinales ayudan a nuestro sistema inmunológico a combatir las malas bacterias que infectan nuestra biosfera.

Hecho en casa, yogur de leche cruda y chucrut crudo sin sal, (fermentado de col verde) le ayudarán a mantener el colon lleno de bacterias buenas.

La gran reforma de higiene y saneamiento en los Estados Unidos hicieron muchos beneficios en la eliminación de algunas enfermedades infecciosas, mejorando la recolección de basura, limpieza en la elaboración de alimentos, agua potable y alcantarillado.

Bacteriología nos hizo tomar conciencia de la contaminación bacteriana, pero la higiene excesiva nos separa de nuestras fuentes de vitaminas bacterianas que se encuentran en los productos no lavados.

CLAVES PARA SANAR SUS DIENTES: LA VITAMINA K2 MK-4, EL CALCIO/FOSFORO RATIO Y EVITANDO LOS ACIDOS DE FRUTAS Y AZUCARES EXCESIVOS

Comiendo solo fruta puede dañar los dientes de forma permanente. Cítricos, especialmente verdes, jugo de naranja, la piña y el jugo de piña y mangos verdes son conocidos por dañar los dientes. Dietas estricto de sólo fruta o fruitarianismo y el estricto veganismo crudo pueden dañar sus dientes en el largo plazo debido a que estas dietas carecen de vitamina K2 MK-4, que sólo se encuentra en productos de origen animal. Tom Sanders, profesor de nutrición y dietética en el King's College de Londres, estudió la caries dental en los jóvenes y encontraron que los de vegano o familias "frugívoro", que comen sólo fruta, tenían a menudo los peores dientes.

Dr. Weston Price uso aceite de mantequilla (mantequilla clarificada o ghee) y el aceite de hígado de bacalao para revertir la caries dental. La dentina remineralizó y selló la caries dental con un acabado vítreo. En las numerosas muestras de mantequilla ha probada, "Activador X" estaba presente sólo cuando los animales que estaban comiendo de la hierba verde de crecimiento rápido que se produce en períodos de alta precipitación. Price encontró las mayores concentraciones de activador-X en la leche de varias especies, que varía con la nutrición del animal."

Dr. Price utiliza aceite de mantequilla y aceite de hígado de bacalao para curar los dientes, por lo cual el elusivo factor de activador-X, que no pudo identificar, era el animal derivado, vitamina K2 MK-4 y no la bacteria/planta derivado MK-7. La forma MK-7 de K2 puede ser producido por fermentación bacteriana, el natto es la fuente más alta y chucrut una fuente menor. MK-4 es el tipo de K2 que los mamíferos sintetizan por sí mismos. En lugar de aceite de hígado de bacalao vegetarianos pueden usar mantequilla de color amarillo oscuro, el aceite de mantequilla, queso hecho de leche pastoreo y el yogur. En casos de grave deterioro de los dientes se puede comprar una forma completa de K-2 como el Life Extension Súper K w/Advanced K2 Complex o de Vitacost Ultra vitamina K con Complejo Avanzada K2 que contiene MK-4, Mk-7 y K1.

Dra. Holly Roberts DO, certificado por la junta, obstetra/ginecólogo y autor de *Su Embarazo Vegetariano* dice: "La deficiencia de calcio puede ocurrir, no sólo si su dieta es baja en calcio, pero también si su dieta es rica en fósforo. La proporción de calcio y fósforo en los huesos es de 2,5 a 1. Si su dieta incluye los niveles más altos de calcio que fósforo, lo más probable es que usted va a mantener esta relación sana y los huesos sanos. Para huesos y dientes sanos, es ideal mantenga una proporción de fósforo a calcio en su dieta de 1:1. La dieta de muchos estadounidenses contiene una relación de fósforo a calcio de 4:1. El calcio es un ion positivo, lo que significa que se unirá con iones negativos. Los alimentos que contienen fósforo forman iones negativos. Así que si usted tiene exceso de fósforo en su dieta, se unirá con calcio y se excretan estos dos minerales.

Si tal situación se desarrolla, en realidad se puede perder más calcio que usted toma, y usted va a agotar el calcio almacenado en los huesos (y los dientes). Pan germinado de trigo (pan crudo, Esenio) tiene 7 veces más fósforo que calcio o un relación de calcio a fósforo de 1/7 (28 mg de Ca/200 mg de P por 100 gramos), que se quita el calcio de sus dientes.

Es ampliamente reconocido que el azúcar puede causar caries en los dientes, la amenaza planteada por los ácidos, que dejan de lado el esmalte dental, que es menos conocido.

Un portavoz de la Asociación Dental Británica (BDA) dijo: "Las manzanas tienen un alto contenido de acidez y una de las cosas que nos preocupa es la erosión. La caries está en declive debido a la introducción de flúor en el agua y la mejora de la salud oral. Sin embargo, la erosión se está convirtiendo en un problema real y algo que estamos tratando de dar a conocer. Las investigaciones muestran que la erosión dental en los adultos debido a la dieta suele ser el resultado de un consumo excesivo de frutas y zumos de frutas."

Los padres sólo deben dar jugo de frutas a sus hijos si se diluye en gran medida, dijo el portavoz. La Asociación Dental Británica sugiere que aquellos que buscan un bocado entre comidas deben comer queso, a pesar de su alto contenido de grasa, ya que neutraliza la acidez que puede atacar el esmalte dental.

Cepillarse los dientes inmediatamente después de comer una manzana hace más daño que bien, porque el esmalte debilitado por el ataque con ácido se retiraron por el cepillo de dientes. Espere por lo menos un media hora antes de cepillarse.

Es mejor lavar con bicarbonato de sodio después de comer frutas y no cepillarse.

Tés de frutas pueden dañar el esmalte dental. Investigadores de la University Dental Hospital de Manchester colocan dientes extraídos en tres líquidos diferentes, una té de hierbas de grosella negra, ginseng y vainilla, té tradicional y el agua. Después de 14 días, el té de hierbas se había disuelto una capa de esmalte de los dientes de varios milímetros de espesor.

La dextrosa o glucosa dextrógiro también se denomina azúcar de la uva. Según el Dr. Richard Johnson, autor de *La Solución De Azúcar*, dextrosa, que es la glucosa en polvo puro, no tiene ningún efecto sobre la resistencia a la insulina. El problema con dextrosa, maltodextrina y azúcar de mesa es que son productos químicamente aislados de los azúcares de origen natural y necesitan ser evitado con el fin de curar las caries. La dextrosa pudre los dientes igual que el azúcar lo hará.

El xilitol celebró mucha esperanza en la prevención de caries y no causa resistencia a la insulina. El problema es que es tóxico para los animales. En pruebas de laboratorio, xilitol matará a una rata 50% de las veces con una dosis de 16,5 gramos de xilitol por cada 1000 gramos de rata. Para matar a una rata de 100 gramos, la rata sólo tiene que consumir 1,65 gramos de xilitol. Una pieza típica de la goma de xilitol contiene 0,7 a 1 gramo de xilitol o aproximadamente la mitad de la cantidad necesaria para matar a una rata.

El xilitol también se sabe que es mortal para los perros y otros animales. ¿Por qué se debe permitir este producto si sabe que es tóxico para los animales? La FDA o Food and Drug Administration no lo puse en la lista GRAS, o generalmente reconocidos como segura. Está aprobado sólo para uso cosmético como en pasta de dientes y chicle.

Con el fin de producir xilitol un proceso altamente complejo se utiliza para producirlo incluyendo hidrogenación usando la aleación de níquel-aluminio en polvo, y además un procesamiento utilizando ácido acético y etanol. Azúcar procesado, extraído de todo tipo es malo para la salud y los dientes, sobre todo, porque consumen minerales de cromo, zinc, magnesio y manganeso. Hay demasiados factores de riesgo involucrados con el consumo de xilitol así que lo mejor es el moderada uso de edulcorantes naturales como la stevia y miel cruda.

Stevia ha sido utilizada por los seres humanos durante cientos de años y en pacientes diabéticos en Japón durante décadas. En la década de 1970, Japón comenzó el cultivo de stevia como una alternativa a los edulcorantes artificiales tales como ciclamato y sacarina, que se sospecha de ser carcinógenos. Japón consume más stevia que cualquier otro país. La stevia tiene el 40% de su mercado de edulcorantes. Stevia puede inducir la secreción de insulina, sino que también aumenta la sensibilidad a la insulina, reduce la glucosa en sangre y no aumenta el apetito. Stevia también puede inhibir el crecimiento de las bacterias que causan las caries y enfermedad de las encías. Es mejor utilizar la hoja entera secado de stevia para su uso en infusiones de sol y té hervido o una versión en polvo de la hoja seca o un extracto de agua de toda la hoja. Extractos altamente procesados de stevia no son naturales y pueden causar problemas.

MEGADOSIS VITAMINA C

Dr. Fred Klenner utiliza la vitamina C en forma de ascorbato de sodio por vía intravenosa para la intoxicación por monóxido de carbono, intoxicación por barbitúricos y mordeduras de serpientes. Un macho adulto fue a su oficina quejándose de dolor en el pecho y la imposibilidad de tomar una respiración profunda. Él dijo que había sido "picado" o "mordida" 10 minutos antes. Él pidió ayuda diciendo que se estaba muriendo. Se estaba volviendo cianóticas (piel azul o lívida por la falta de oxígeno). Doce gramos de vitamina C fue retirado rápidamente en una 50 cc jeringa y una aguja de calibre 20 se administró por vía intravenosa tan rápido como el émbolo podría ser empujado. Incluso antes de terminar la inyección, exclamó: "Gracias a Dios." El veneno había sido neutralizado tan rápidamente. Él fue enviado a casa para buscar el "culpable". Universidad Duke identificó como el Puss Caterpillar. Si no fuera por la vitamina C esta persona habría muerto por postración nerviosa y asfixia.

El Dr. Cathcart descubrió que el más enfermo un paciente es, la más vitamina C que pueden tolerar. Así es como él lo describe: "En 1969, descubrí que la cantidad de ácido ascórbico (no ascorbato, ácido ascórbico puro) tolerado por vía oral sin aflojar las heces (una diarrea benigna) fue un tanto proporcional a la toxicidad de los radicales libres de la condición de ser tratada. El más enfermo era una persona, el más ácido ascórbico oral que tolerarían sin causar diarrea. Una persona con un tracto gastrointestinal por lo demás normal, cuando estaban bien, se tolera 5 a 15 gramos de ácido ascórbico por vía oral en dosis divididas y sin diarrea. Con un resfriado leve 30 a 60 gramos, con un resfriado 100 gramos, con una gripe 150 gramos, y con mononucleosis, neumonía viral, etc. 200 gramos o más de ácido ascórbico sería tolerada por vía oral sin diarrea. El proceso es de encontrar la dosis que provocará diarrea y eliminar los síntomas agudos, que yo llamo la titulación a la tolerancia intestinal. Si usted tiene un resfriado de 100 gramos y el paciente está tomando unos 100 gramos al día, usted eliminará rápidamente tal vez el 90% de los síntomas de la enfermedad. Pero si tratas a el misma resfriado con 2 gramos o incluso 20 gramos al día, usted no vera que mucho suceda." Conocí a Dr. Cathcart en 1987 y estaba tratando el SIDA con la vitamina C. El doctor Cathcart trato pacientes de SIDA con un máximo de 200.000 miligramos (200 gramos) de vitamina C al día y se encontró que los pacientes incluso avanzados de SIDA vivieron significativamente más tiempo y tenían muchos menos síntomas.

La Fundación de Vitamina C recomienda polvo de ácido L-ascórbico como la forma actuar mejor, más potente y rápido de la vitamina C. Use una forma amortiguada si tiene problemas con la acidez. Para la administración de inyecciones intravenosa o intramuscular Dr. Klenner utilizo ascorbato de sodio, que es el ácido ascórbico tamponada con bicarbonato de sodio. Linus Pauling uso ácido ascórbico tamponada (porque el ácido ascórbico puro es muy acido pH 3,5), con el bicarbonato de sodio. Toma 1 cucharadita colmada (5000 mg) de vitamina C cristales (cristales de ácido L-ascórbico) con una media cucharadita (2.500 mg) de bicarbonato de sodio y mezcla en un vaso de 8 onzas de jugo. O, simplemente comprar ascorbato de sodio, que es casi el mismo precio.

SAL

El gobierno de EE.UU. ha rebajado sus recomendaciones de sodio y ahora está recomendando que las personas obtienen 1.500 miligramos de sodio al día, aproximadamente una cucharadita colmada, por debajo de la recomendación actual de 2.400 miligramos. De acuerdo con el informe del Instituto de Medicina, esta es la cantidad que necesitan los sanos, adultos de 19 a 50 años de edad para reemplazar la cantidad que se pierde cada día a través del sudor mientras disfruta de una dieta adecuada. Fijan el "nivel superior de ingesta tolerable" para la sal a 5.800 miligramos al día, pero tenga en cuenta que más del 95 por ciento de los hombres estadounidenses y el 75 por ciento de las mujeres estadounidenses regularmente consumen más que eso.

El DRI (Dietary Reference Intake) adecuada ingesta de sodio es de

1.500 mg (aproximadamente la mitad de una cucharadita) y el nivel máximo es de 2.300 mg al día si usted es un adulto sano. Se necesita más en un clima muy caliente donde estás sudando excesivamente.

Tres cuartas partes del consumo sal de los estadounidenses proviene de alimentos procesados y de restaurantes. El recorte de los alimentos procesados/envasados en su dieta y el uso de más productos frescos para hacer la comida podría reducir drásticamente la cantidad de sal que consume.

Exploradores en el mar durante mucho tiempo o los pescadores cubriría sus capturas o el suministro de alimentos con sal para conservarla durante al menos unos días antes de que regresarían al puerto.

El cloruro de sodio es un veneno protoplásmico si se usa en exceso. Somos totalmente acondicionado en la ilusión de la necesidad de sal. Sí, necesitamos sal, pero es el "sodio orgánico" que se encuentra en frutas y verduras frescas, especialmente el apio, que realmente necesitamos y no el sodio inorgánico que se encuentra en la sal de mesa e incluso Celta o la sal del mar.

Los procesadores de alimentos añaden sal a todos sus productos con el fin del "gancho" en estos alimentos desnaturalizados. La sal es adictiva y distorsiona sus instintos naturales y las papilas gustativas. La mayoría de las personas consuman demasiada sal y la mayoría viene de los alimentos procesados.

Sal mineral cuando se pasa a través de una planta viva, recibe una vibración atómica acelerada y la transformación en la sal vegetal. Sal mineral, en exceso, se deposita como basura en el interior del cuerpo, especialmente en las arterias, provocando la peligrosa enfermedad llamada arteriosclerosis, la hipertensión arterial y la ceguera, sordera y demencia.

Sal vegetal, que se encuentra en forma natural en todas las frutas y verduras, es fácilmente asimilable por el organismo. Se purifica la sangre y los tejidos, y reduce y normaliza la presión arterial. Dr. Norman Walker escribió que el sodio orgánico mantiene el calcio inorgánico en solución en el cuerpo, lo que significa que si usted ha consumido una gran cantidad de pan, pasta, arroz y pastas que tienen mucho calcio inorgánico, se desprendió lentamente por beber jugo de apio. Apio y jugo de apio tienen sodio orgánico que no es un metal alcalino inorgánico, sino una forma orgánico creada por la planta.

Dr. Max Gerson curó su migraña y de otras personas mediante la exclusión de toda la sal de su dieta. Mi experiencia personal es que cuando he usado un montón de sal, líneas oscuras se forman debajo de mis ojos y la piel justo debajo de mis ojos se ve arrugada y seca. Esto indica una problema en los riñones de acuerdo con la medicina China.

La sal marina se comercializa a menudo como una alternativa más natural y saludable. Las diferencias reales entre la sal marina y la sal de mesa se encuentran en su gusto, pero en realidad, sal marina y sal de mesa contiene aproximadamente la misma cantidad de cloruro de sodio.

Hay muchas alternativas al uso de la sal como jugo de limón, ajo fresco rallada, ajo en polvo, cebolla fresca picada y cebolla en polvo. El producto comercial Mrs. Dash no tiene sal, sino hierbas y especias secas.

Hay algunos estudios que promocionan los beneficios de la sal, pero si miramos más de cerca los resultados y veremos otros estudios que muestran que la sal causa la enfermedad, vamos a llegar a la verdad. Dr. Jan Staessen de la Universidad de Lovaina en Bélgica y un grupo de investigadores estudió a 3.681 personas sin signos de hipertensión arterial o enfermedades del corazón (Staessen et al, 2011). En los 8 años que siguieron desde la creación del estudio, hubo 500% más muertes entre las personas que consumían la menor cantidad de sal. ¿Qué alimentos se soltó cuando se reduce su contenido en sal? Las personas que comen menos sal también pueden comer menos productos lácteos que ayudan a prevenir enfermedades del corazón debido a la vitamina K y la grasa saturada natural.

En Finlandia, cuando se utilizó un reemplazo de sodio reducido de sal de mesa, vieron una disminución del 75% a 80% en la muerte por accidente cerebrovascular y enfermedad cardíaca sobre el tiempo de 30 años, según un estudio realizado en 2006 (Karppanen y Mervaala). Este estudio muestra que la reducción de sodio inorgánico reducirá la tasa de mortalidad por accidentes cerebrovasculares y enfermedades del corazón, pero que pasará si todo el sodio inorgánico fue sustituido? La tasa de mortalidad se reduciría aún más baja siguiendo las reglas de la lógica.

Sal de Wright se basa en la sal de sodio reducida utilizado en Finlandia y consta de cloruro de sodio, cloruro de potasio, sulfato de magnesio, hidrocloruro de lisina, dióxido de silicio, cloruro de cinc, glicinato de cobre, selenio y yodo de potasio. Según este estudio, esta es la sal más saludable que puede consumir, incluso más saludable que la sal del Himalaya, sal Celta y sal marina natural. Una cantidad moderada de sal está bien durante la transición, ya que ayuda a neutralizar el exceso de mucosidad y hace almidón cocido más apetecible. Después de la transición ya no se necesita la sal inorgánica.

Presión arterial elevada es la causa más importante de enfermedades del corazón, más importante que el hábito de fumar o el colesterol elevado, lo que representa el 62% de los accidentes cerebrovasculares y el 49% de la enfermedad coronaria (He y MacGregor, 2009). Hay fuertes indicios de que el consumo actual de sal es el principal factor que aumenta la presión arterial y la enfermedad cardiovascular que viene con ello.

Una dieta alta en sal podría tener efectos dañinos directos independientes de su efecto sobre la presión arterial, por ejemplo, aumentando el riesgo de hipertrofia del ventrículo izquierdo, accidentes cerebrovascular y enfermedad renal. Aumento la evidencia también que la ingesta de sal está relacionada con la obesidad a través de consumo de refrescos como las colas, asociado con los cálculos renales y la osteoporosis y es probablemente una causa importante de cáncer de estómago.

En los países más desarrollados, una reducción en la ingesta de sal se puede lograr mediante una reducción gradual y sostenida en la cantidad de sal añadida a los alimentos en la industria alimentaria.

En otros países donde la mayor parte de la sal consumida proviene de la sal se añade al cocinar o en salsas, es necesaria una campaña de salud pública para alentar a los consumidores a utilizar menos sal. Sal añadida a los productos lácteos como el queso y la mantequilla es otro problema que hay que abordar.

Una modesta reducción en la población de todo el mundo en la ingesta de sal se traducirá en una mejora importante en la salud pública. Sal y también las grasas insaturadas reactivos como el aceite de cocina, grasas trans o aceite parcialmente hidrogenado, margarina (incluso la margarina de la grasa no trans) e incluso frutos secos, semillas, aguacate y aceite de oliva, si se consumen en exceso, son las principales causas de la epidemia de enfermedades cardio-vascular en todo el mundo.

ENZIMAS ALIMENTARIAS TAMBIÉN DEBEN SER CONOCIDAS COMO LAS VITAMINAS Y MINERALES DE LOS ALIMENTOS

Cuando cualquier profesional de la salud conversa acerca de la nutrición, siempre incluyen las vitaminas y nunca recordar que las vitaminas se combinan con las proteínas para crear las enzimas metabólicamente activas que se ejecutan los procesos del cuerpo. Las vitaminas son necesarias para hacer la función de las enzimas metabólicas. Riboflavina o vitamina B-2 funciona como una coenzima en el metabolismo de los hidratos de carbono. La niacina o B-3 es una coenzima que trabaja para liberar energía de los nutrientes.

Cuando se corta o se quema el dedo y se unge con un trozo de sabila cruda, al instante alivia el dolor y comienza el proceso de curación. Sabila contiene 10 "alimentaria" o enzimas de la planta: la fosfatasa alcalina, amilasa, carboxipeptidasa, catalasa, celulasa, lipasa, peroxidasa y bradykinase. Bradykinase ayuda a reducir la inflamación excesiva cuando se aplica tópicamente a la piel y por lo tanto reduce el dolor, mientras que otros ayudan a digerir los tejidos muertos en las heridas.

Ahí está la prueba de la vida práctica, cotidiana cómo las enzimas alimentarias (de plantas) son agentes de curación. Si se come, la sabila podría ayudar en la digestión de las comidas, debido a sus enzimas digestivas vivas y activas que contienen, que pueden ayudar a descomponer la comida.

Usted puede preguntar, "¿Son las enzimas en los alimentos que comemos destruidas por los ácidos y enzimas en el estómago?" La respuesta es no, no todos ellos. Prueba de ello proviene de estudio de Michael Gardner en "La absorción gastrointestinal de proteínas intactas" (1988) en el que señala, "Ahora hay pruebas irrefutables de que pequeñas cantidades de péptidos y proteínas intactas entran en la circulación en condiciones normales. La absorción de proteína intacta ahora debe considerarse como un proceso fisiológico normal en los seres humanos y los animales ... La concordancia entre los resultados obtenidos por la investigación independiente, utilizando enfoques experimentales diferenciados es ahora tan fuerte que no podemos dejar de aceptar que las proteínas intactas y fragmentos de alto peso molecular de los mismos hacen cruzar el tracto gastrointestinal en los seres humanos (ambos recién nacidos y adultos)."

Este estudio muestra que las enzimas alimentarias, que son proteínas, se absorben directamente a través del estómago y las paredes intestinales. Entre 12% y 70% de las enzimas proteolíticas son absorbidos en el torrente sanguíneo en el tracto gastro-intestinal. Aproximadamente el 6% de la papaína y 38% de bromelina por vía oral se encuentra activo en la sangre y la linfa. Deben tomarse cantidades significativas de enzimas proteasa porque no son 100% absorbidas.

En 1992, en Alemania, más de 1.4 millones de recetas de combinaciones de enzimas se hicieron con muy pocos efectos secundarios. Enzimas son mejor tomado una hora antes o dos horas después de comidas con agua. Los investigadores han encontrado regiones especiales en el intestino delgado, tales como las placas de Peyer donde algunas de las enzimas más grandes se absorben más rápidamente que las moléculas más pequeñas de enzimas en el torrente sanguíneo.

Los pueblos indígenas de América Central y del Sur han utilizado las hojas y los frutos de papaya y piñas terapéuticamente desde hace miles de años. Las enzimas también se utilizaron en África y la India. La Biblia menciona el uso de los higos ricos en enzimas en la curación. Uso del profeta Isaías de higos y bendiciones para ayudar a curar el rey Ezequías es la terapia enzimática en los tiempos bíblicos. En la Edad Media, el efecto curativo de muchas de las plantas y las frutas utilizadas se debió a las proteasas en ellos.

En términos de proteasas o enzimas que digieren las proteínas, la bromelina de la piña es mejor que la papaína de la papaya y la tripsina y la quimotripsina de animales para reducir la inflamación y el edema.

La investigación con equipos deportivos profesionales muestra que el tiempo de recuperación de lesiones, inflamación y hematoma se reduce a la mitad con el uso de enzimas proteolíticas ingeridos por vía oral. Comer piña después de una sesión de ejercicio le ayudará a recuperarse más rápido. La bromelina no es tan buena como la papaína para romper los complejos antígeno-anticuerpo, o de modulación receptor de la célula.

Las funciónes de la proteasa en el cuerpo son controlados por secuencias de enzimas de unión. Por ejemplo, se necesitan al menos cinco enzimas de coagulación de la sangre, y se necesitan otros cinco enzimas para disolver la sangre coagulada. John Beard, un médico Escocés, en 1900 comenzó a tratar a los pacientes con cáncer con las enzimas de las plantas y las enzimas del páncreas de los animales recién sacrificados.

Max Wolf, un médico nacido en Australia, entrenado en Estados Unidos, es considerado el padre de la terapia sistémica enzima. El Dr. Wolf y Helen Benítez, un biólogo celular desarrollaron preparaciones de enzimas proteolíticas, para usos terapéuticos, especialmente para el tratamiento del cáncer. Wolf cree que el envejecimiento prematuro se basa en una deficiencia de estas enzimas. Wolf sostuvo que el elemento clave de la mayoría de los procesos de envejecimiento son una alteración en los mecanismos fisiológicos y reguladores del cuerpo.

Se entiende que las enzimas son las claves para el buen funcionamiento de los mecanismos de regulación del cuerpo, incluyendo el sistema inmunológico. En 1960, combinaciones de enzimas se introdujeron en Alemania para ayudar con el sistema de regulación inmunológico del cuerpo. Consulte *Conscious Eating* de Gabriel Cousens (2000) para más información sobre las enzimas alimentarias.

La ley de la secreción de adaptación de las enzimas digestivas establece cuando se come las enzimas alimentarias en los alimentos crudos y esto ahorra el uso y la producción de sus propias enzimas.

Esta ley se ha demostrado científicamente en 1943 por Grossman, Greengard y Ivy, el cuerpo usa ninguna enzima digestiva más de los necesarios para el trabajo. Esta ley fue confirmada también por investigadores posteriores.

Si usted come alimentos crudos las enzimas alimentarias en los alimentos digieren parte de la comida para usted. El cuerpo puede detectar esto y va a secretar menos enzimas con el fin de conservar su reserva de enzimas preciosas.

Dr. Beazell (1941), en el American Journal of Physiology, demostró que el 60% de los hidratos de carbono complejo, el 30% de la proteína y 10% de las grasas se digieren en el estómago-enzima alimentaria humana por las enzimas contenidas en los alimentos crudos.

Coliflor y el brócoli son ricos en almidón y por lo tanto se cocinan para convertir su almidón en azúcar para facilitar la digestión durante la transición. La presencia de almidón en coliflor cruda puede causar gases y la indigestión en algunas personas.

Repollo, brócoli y coliflor se pueden comer crudos después de la transición si no causa la indigestión. El almidón de la coliflor cuando se cocina forma moco un poco, pero cuando se cocina el brócoli no formas moco. En general, las verduras con almidón no son moco formando como la papa cocida o arroz integral cocido, pero su fibra sí ayuda un poco para desacelerar la velocidad de la eliminación.

Más de la mitad de la producción de la proteína (que es de unos 300 gramos por día) es en la fabricación de enzimas. Dr. Edward Howell MD, a quien le debemos nuestro conocimiento de las enzimas alimentarias, se ha demostrado que los alimentos cocinados estresa y sobre ampliar el páncreas por el exceso de trabajo.

Si la comida es cocinada y sin enzimas, el cuerpo es obligado a hacer y secretar más enzimas digestivas y por lo tanto perderá energía. De ello se deduce que el cuerpo tendrá más enzimas para repararse a sí mismo y para prevenir las enfermedades y el envejecimiento si comemos los alimentos frescos, crudos, vivos.

Sin embargo, esto sólo es cierto si una persona pasa por una larga y sistemática desintoxicación. Un cuerpo intoxicado no puede vivir exclusivamente en los alimentos crudos, porque las toxinas almacenadas en el cuerpo se liberan demasiado rápido, causando debilidad, fiebre, tos, flujo nasal, dolores musculares o todos los síntomas de un resfriado severo.

Si uno come las frutas que son ricas en enzimas alimentarias, como la papaya, piña, mango, plátano, higos y uvas uno realmente salvará sus propias enzimas digestivas y así recibe la máxima beneficio de comer alimentos crudos. Las verduras son alimentos bajos en calorías que contienen pequeñas cantidades de enzimas alimentarias. Este hecho apunta a la verdad que la fruta es el alimento más importante de la humanidad, debido a las altas cantidades de las enzimas que contienen.

La enzima es tal vez la chispa de la vida misma o la Divinidad dentro del cuerpo humano. Una enzima que da vida al cuerpo. La fuerza de la vida en el aire, también llamado prana por los indios orientales y chi por los chinos, se inspira con cada respiración. La luz del sol contiene energía que absorbemos a través de la piel y los ojos. Todas nuestras interacciones sociales nutren o se agoten nosotros. La comida y las fuentes de energía de vida son verdaderamente multi-dimensionales.

LA INCREIBLE ENZIMA

Las enzimas son lo que mueve el proceso que llamamos la vida. Cada cuerpo funciona tales como la coagulación de la sangre, la transmisión de las señales nerviosas, el sentido de la vista, la contracción de los músculos, el proceso del pensamiento, esto hizo posible gracias a las enzimas. Enzimas corren el proceso llamado vida corporal humana.

Cada persona tiene dos tipos de enzimas en el cuerpo;
1. Metabólico (que se ejecutan los procesos del cuerpo).
2. Digestivo (que digieren la comida).

Si se cocinan los alimentos sus enzimas alimentarias están todos destruidos. Por lo tanto, comer alimentos sin enzimas hace que el cuerpo produzca más enzimas digestivas con el fin de compensar la falta de enzimas alimentarias. Las enzimas alimentarias ayudan a digerir la comida después de que se consumen, por lo tanto, comer alimentos crudos ricos en enzimas guarda el cuerpo su cuenta de enzimas.

Para detener la reducción de los niveles de una enzima se debe disminuir la pérdida de enzimas mediante la creación de enzimas digestivas extra para digerir los alimentos cocinados (se necesita enzimas para producir enzimas). También tenemos que detener la pérdida de la enzima de la adaptación a los factores estresantes externos, tales como el exceso de calor o frío, la falta de higiene personal, la falta de sueño, la contaminación del aire, el tráfico de la ciudad y el ruido, ninguna rayos del sol, bajo o sobre el ejercicio, los viajes agotadores, falta de un vida social, todo lo cual puede agotar nuestro banco enzimática.

La comida cocinada, sin enzimas obliga al cuerpo a crear altos niveles de enzimas digestivas que chupa considerablemente la reserva de energía vital del cuerpo. La medida más importante para aumentar el nivel de las enzimas es comer alimentos crudos, integrales, ricos en enzimas que digieren los alimentos propios en el estómago enzima.

Alimentos con un alto contenido de enzimas son mango, papaya, piña, uvas, manzanas, higos frescos, plátano y algarrobos. Alimentos cultivadas (alimentos predigerido por la introducción de las bacterias) como el yogur y el chucrut tienen altos niveles adicionales de enzimas. Las frutas secas se concentran en vitaminas y minerales que ayudan el funcionamiento de la enzima y son útiles durante la transición pero sólo cuando sea necesario, ya que pueden dañar los dientes.

Para aumentar nuestro nivel de salud tenemos que aumentar nuestros niveles corporales de enzimas y energía vital (también diversamente llamado chi, chee, Qi, Ki) y disminuir la pérdida de enzima-chi.

También tenemos que eliminar los obstáculos a la enzima y el movimiento de la energía vital y la circulación, eliminando el exceso de moco y material tóxico del cuerpo. La energía vital se encuentra en los alimentos en la forma de enzimas bioactivas y vivas y vitaminas y minerales orgánicos. La conservación de los fluidos sexuales también retendrá el chi en el cuerpo-mente.

Otro factor que se necesita es la solidez estructural de los órganos de forma que la eliminación adecuada puede verse afectada por el principio vital de la vida. Si los órganos tienen daño estructural debido a una lesión o enfermedad, esto afectará la capacidad del movimiento de chi a través del cuerpo.

Los daños estructurales a los órganos también puede obstaculizar el proceso de desintoxicación durante la transición, provocando un resultado más lento. Algunas personas de quienes órganos han sido dañados extensivamente por una enfermedad o por un accidente no puedan ser ayudados. La mayoría de las personas son generalmente en buenas condiciones estructuralmente y pueden curarse si se van a la dieta de transición que elimina el moco y toxinas y aumenta el flujo de chi.

El principio vital sana el cuerpo durante el ayuno, eliminando los residuos y reparando los tejidos. La energía utilizada para digerir la comida se usa para tratar partes dañadas del cuerpo, durante una completa abstinencia de comer. El ayuno ayuda a eliminar las obstrucciones al flujo de chi, y también lo hace el consumo de alimentos amucosa si practicas la dieta transición.

¿Por qué hacer un largo ayuno que quema tu reserva de enzimas a gran velocidad? ¿Por qué no hacer un corto ayuno de jugo y luego mejorar su dieta y así tu puede limpiar y nutrir tu cuerpo al mismo tiempo con las fuentes de alimentos ricos en enzimas?

Usted puede hacer un ayuno de 42 horas (cena hasta el almuerzo el segundo día) con jugo (jugo de fruta, jugo de verduras) o li- monada (jugo de manzana y jugo de limón) o agua de coco cuando cada vez que sea necesario, por ejemplo durante un resfriado o dolor de garganta para limpiar el sistema.

Saltarse el desayuno es 18 horas de ayuno si comes al mediodía. Si sigues adelante tomando líquidos hasta la mañana siguiente eso va a limpiar cualquier toxicidad que se ha acumulado que puede causar dolor de cabeza, irritabilidad, dolor de estómago, dolor de garganta, estreñimiento y el acné.

Beba hasta tres litros por día de jugo durante su ayuno, que quitará la sensación de hambre y los problemas de debilidad durante el ayuno. Romper el ayuno con una ensalada cruda si usted apenas está comenzando o fruta fresca si usted está más avanzado. Va a disfrutar de la comida ya muy apreciada.

COMO EL AGUA VIVIENTE LE DA ANIMO

El agua viviente está viva, ya que contiene enzimas vivas, la chispa de la vida. Las enzimas contienen la chispa de la vida o "chi", "qi", como los Chinos lo llaman.

Chi es una forma de energía bioeléctrica asociado únicamente a los seres vivos.

Los Chinos han estudiado esta bioeléctrica "chi" por 5.000 años y descubrieron que corría en meridianos específicos o vías de energía en el cuerpo.

Esto encaja con las fotos Kirlian del aura (campo bioeléctrico) de la vida; los alimentos crudos muestran los campos grandes, brillantes y los alimentos cocinados muestra los campos pequeños oscuros.

Para ser el más vital posible que usted puede ser, coma alimentos frescos y crudos, ya que tienen un mayor cantidad de "chi" en ellos. Para sentir bien o eufórico tenemos que comer alimentos ricos en "chi", que se encuentran en los alimentos ricos en agua viva.

La fibra no contiene la fuerza de la vida o chi sólo la porción líquida de la fruta o verdura. Este líquido viviente es "agua viva". La mejor fuente de esta agua viva son las frutas frescas. Las frutas son 70% -98% de agua viva. Las frutas tienen un contenido mucho más alto de las enzimas mediante la comparación de las verduras.

El envejecimiento está asociado con el contenido de agua del cuerpo. Los bebés tienen un contenido de agua de hasta un 77%, un anciano puede tener sólo un 45% y un adulto tiene cerca del 60%.

Los primeros 10 años de vida muestran la disminución más dramática en el contenido de agua. Se nos dice por los expertos en salud de beber 8 vasos de agua al día para mantenerse hidratado. En una transición vegetariana y en una dieta lacto-vegetariana está siendo hidratado por el agua viva en verduras y frutas frescas y no con agua mineral muerta.

Minerales inorgánicos en el agua de grifo y agua de manantial se depositan en el cuerpo y causa la artritis y endurecimiento de las arterias. Agua destilada y purificada puede drenar minerales del cuerpo. El agua viva que se encuentra en frutas, verduras y agua de coco es más sana que agua de grifo (puede contener cloro, arsénico y otras sustancias químicas tóxicas), agua destilada, filtrada, purificada, de manantial o agua mineral.

DR. WESTON PRICE DICE QUE NO PODEMOS OBTENER LA VITAMINA D GRUPO COMPLETO CON LA EXPOSICION AL SOL

Capítulo 16 del Nutrición y Degeneración Física por Dr. Weston Price dice que la vitamina D no se encuentra en las plantas, pero hay que buscarla en un alimento animal, "Hay un malentendido con respecto a la posibilidad de que los seres humanos pueden obtener una suficiente cantidad de la vitamina del grupo D de los activadores de nuestros alimentos modernos de plantas o de la luz solar. Esto es debido a la creencia de viosterol o productos similares por otros nombres, derivados mediante la exposición a la luz ultravioleta a ergosterol, ofrecer a todos los factores nutricionales que participan en el grupo de la vitamina D.

He hecho hincapié en que sabemos que al menos ocho factores de vitamina D han sido definitivamente aislados y doce que se han reportado como parcialmente aislados. Coffin ha informado recientemente con relación a la falta de vitamina D en los alimentos comunes de la siguiente manera: 1. Una lista representativa de los alimentos comunes se probó con cuidado, mediante la técnica de aprobado, por su contenido de vitamina D. 2. Con la posibilidad remota de yemas de huevo, la mantequilla, la crema, el hígado y el pescado es manifiestamente imposible obtener cualquier cantidad de vitamina D digna de mención de los alimentos comunes. 3. Las verduras y frutas no contienen vitamina D.

Se observará que la vitamina D, que el ser humano no sintetiza fácilmente en cantidades adecuadas, debe ser proporcionada por los alimentos de los tejidos animales o productos de origen animal. Hasta ahora no he encontrado un solo grupo de linaje racial primitiva que fue construyendo y manteniendo excelentes cuerpos, viviendo totalmente en alimentos de origen vegetal."

Las dietas veganas en el largo plazo no son naturales. Todas las culturas conocidas por su longevidad han utilizado algunos productos de origen animal. La gente de las montañas de Cerdeña, como se describe en el libro *Las Zonas Azules*, usa queso de oveja y muy poca carne, y la gente de la montaña Suiza, descrito por Weston Price usan el queso Suizo hecho de leche de vaca. Los Hunzas utilizan queso y yogur como su principal fuente de proteínas y comen un poco de carne sólo en fiestas especiales.

Dr. Michael Holick ha estado haciendo la investigación en el campo de la vitamina D por más de 30 años. Él se encontraba en el lugar correcto en el momento justo como estudiante de posgrado en la Universidad de Wisconsin trabajando con una de las autoridades de la vitamina D, el Dr. Héctor DeLuca. Su tesis doctoral fue el aislamiento actual y la identificación de la forma activa de la vitamina D, lo que hizo con su compañero de habitación y fueron también los primeros para sintetizar vitamina D químicamente.

Dieron la vitamina D a los pacientes que tenían enfermedades óseas asociadas a la insuficiencia renal, que estaban en silla de ruedas y comenzaron a caminar de nuevo.

Cuando se le preguntó cuáles serían los beneficios si todos tenemos suficiente vitamina D respondió: "Es casi incalculable, porque como he dicho si sólo piensas en el estudio que se hizo en Finlandia, donde se puede reducir el riesgo de contraer diabetes tipo 1 por 80%. Los estudios que se han realizado en los Estados Unidos y Europa demuestran que puede reducir el riesgo de contraer cáncer de colon y morir de cáncer de colon en un 50%, el cáncer de próstata en un 50%, cáncer de ovario y el cáncer de mama en casi la misma cantidad. No solo la cantidad de dinero que se ahorra, pero tambien el monto de la pena y el dolor y el sufrimiento que las personas atraviesan por estas enfermedades crónicas graves, potencialmente se podrían evitar."

El Dr. Holick trata a sus pacientes con 50.000 UI de vitamina D una vez a la semana durante 8 semanas y luego los sitúa en 50.000 UI de vitamina D una vez cada 2 semanas.

Incluso si usted tiene suficiente vitamina D, sólo el 30% del calcio que usted come es absorbido. Ramiel Nagel, quien está curando los dientes con la nutrición, dice que hay algunos mil factores de vitamina D.

ÁCIDOS GRASOS ESENCIALES

El conocimiento aceptado en la alimentación es que hay dos ácidos grasos poliinsaturados (PUFA) que no se pueden hacer en el cuerpo; LA ácido linoleico (omega-6 de la familia) y ALA ácido alfa-linolénico (ácidos grasos omega-3 de la familia). Ellos deben ser proporcionados por la dieta y son conocidos como ácidos grasos esenciales. G. O. Burr y su esposa M. M. Burr declararon que la grasa saturada es esencial para ratas en 1929 (Burr y Burr) y en 1930 (Burr y Burr) declararon que linoleico u omega-6 y posiblemente otros ácidos estaban activos.

Sin embargo, investigaciones posteriores en 1940 (Schneider, Steenbock y Platz) demostró que el síndrome de la piel Burr y Burr fue curado, dando a las ratas de laboratorio, ya sea "ácidos grasos esenciales" o salvado de arroz concentrado. El presunto grasa "esencial" insaturada ha demostrado ser no esencial porque el salvado de arroz concentrado que contiene vitamina B6 y probablemente combinada con una deficiencia de minerales, puede curar la misma enfermedad creada por la dieta Burr.

La alimentación basica de animal de Burr era deficiente en muchos alimentos diferentes, pero, en particular, la vitamina B6. La enfermedad que apareció en los animales de Burr podrían ser curados por las preparaciones libres de grasa de vitamina B o vitamina B6 purificada cuando se hizo disponible, lo que demuestra que no hay "enfermedades de deficiencia de ácidos grasos esenciales."

En la década de los años 40, el laboratorio de Roger Williams en el Clayton Fundación Instituto Bioquímica de la Universidad de Texas en Austin, reconoció la "enfermedad de deficiencia de grasa" de los

Burrs como una deficiencia de la vitamina B6, y demostró que cuando se produce la enfermedad con una dieta similar a la que los Burrs habían utilizado, podrían curar mediante la administración de vitamina B6.

Inmediatamente después de los estudios de la Burr fueron publicados en 1929 y 1930 un experimento hecho por el bioquímico W.R. Brown que se ofrecieron a vivir durante seis meses en una dieta muy baja en grasas.

Él fue clínicamente bien a lo largo de todo el período, que no tuvo ni siquiera un resfriado común. Había una marcada ausencia de fatiga. Los ataques de migraña desaparecieron por completo. El cociente respiratorio aumentó notablemente después de una comida. Total de lípidos en la sangre aumentaron pero insaturación disminuyeron 25%. Ácidos linoleico y araquidónico disminuyeron aproximadamente un 50%. W.R. Brown no desarrolló piel escamosa u otra anormalidad visible, fortaleciendo la duda de la profesión médica de que los ácidos grasos esenciales tienen alguna relevancia para los seres humanos.

Sin embargo, esta falta de reproducir la enfermedad en un ser humano privándole de los ácidos grasos esenciales se desestimó dando la excusa de que un ser humano adulto contiene alrededor de dos libras de ácido linoleico lo que requeriría más de 6 meses para el agotamiento.

Dr. Raymond Peat señala que en los años 1940 y 1950 la mayoría de los libros de texto se describen la idea de que ciertas grasas son nutrientes esenciales como un hecho. Afirma que, "aunque 'el enfermedad de Burr' resultó claramente una deficiencia de vitamina B, probablemente combinada con una deficiencia de minerales, le continúa a ser mencionado como la base que justifica la industria multimillonaria que ha crecido alrededor de las 'esenciales' aceites."

El uso generalizado de los aceites de semillas como una fuente de grasa sólo se inició en la década de 1940 a 1950, cuando las pinturas, que utilizan formalmente aceites de semillas de base, se están realizando a partir de aceite de petróleo.

La gigantesca industria de aceite de semilla no quería perder todas sus ganancias por lo que decidieron vender sus aceites vegetales para cocinar y aderezos para ensaladas.

Con el fin de mantenerse en el negocio se utilizó las relaciones públicas para vender de manera efectiva los beneficios médicos del corazón (protector) de una dieta que contiene una mayor cantidad de ácidos linoleico y linolénico en lugar de las grasas saturadas ahora demonizados, gracias a Ancel Keys en 1953, y basa todo en la publicación en 1929 por Burr y Burr ignorando las publicaciones posteriores que demostraban que era una deficiencia de vitamina B6.

Las investigaciones más recientes han demostrado que las grasas poliinsaturadas muy inestables "ácidos grasos esenciales" pueden causar cáncer.

Un estudio sobre la ingesta del aceite de hígado de bacalao (22,5% de grasa poliinsaturada) de más de 50.000 hombres y mujeres de Noruega durante un período de 12 años encontró que aquellos que tomaron aceite de hígado de bacalao tenía tres veces el riesgo de melanoma, el tipo más peligroso de cáncer de piel (Veierød , Thelle, y Laake, 1997).

Otro investigador, irónicamente llamado Burr, encontró que tanto el pescado aceitoso y los suplementos de aceite de pescado incrementaron la muerte cardiaca repentina. En un estudio de 3.114 hombres menores de 70 años de edad con enfermedad coronaria, el primero de los cuatro grupos se les recomienda comer dos porciones del pescado aceitoso por semana, o tomar tres cápsulas de aceite de pescado al día. Se informó otro grupo a comer frutas, verduras y avena. El tercer grupo se le dio ambas sugerencias, y el cuarto grupo era un control.

En ningún grupo se redujo la mortalidad, pero en el grupo que comió el pescado aceitoso o las cápsulas de aceite de pescado, la mortalidad por muerte cardiaca se incrementa. Los que tomaron las cápsulas de aceite de pescado tuvieron un mayor riesgo de paro cardiaco repentino (Burr et al., 2003). Este estudio muestra que incluso comer pescados grasos, ricos en grasas poliinsaturadas (salmón menos chum y rosada, el atún, la trucha, la caballa, el arenque, las sardinas son pescados grasos) puede causar ataques al corazón.

Los aceites de pescado y especialmente los aceites de hígado de pescado están a menudo contaminados con mercurio, PCBs, pesticidas y dioxinas. Productos químicos agresivos como el ácido fosfórico y a continuación desodorización con vapor o destilación molecular elimina algunos de los contaminantes, sino también hace que las moléculas de aceite de pescado sean tóxicas.

Un estudio de 47.000 hombres ha encontrado que los ácidos grasos omega-3 ALA (similares a los encontrados en el aceite de semilla de lino) pueden aumentar el riesgo de cáncer de próstata avanzado (Leitzmann et al., 2004).

Un bebé recibe la grasa desde la leche de mamífero humano y no de semillas procesadas. Los aceites de semillas que se encuentran en las semillas de plantas se realizaron tóxicos para los seres humanos por la madre naturaleza, ayudando así a la supervivencia de las especies de plantas. Las grasas insaturadas que se encuentran naturalmente en la leche materna son grasas hechas para nuestro consumo, mientras que la grasa de la semilla es necesitada por la semilla misma para reproducir su especie.

Si se va a dar a un niño sólo las grasas poliinsaturadas esenciales y no las grasas saturadas o grasas monoinsaturadas en un fórmula infantil, el bebé se enferma usando el sentido común y el lógico.

Siguiendo la lógica de los ácidos grasos esenciales, sólo necesitamos consumir grasas poliinsaturadas y no las grasas saturadas o grasas monoinsaturadas, ya que ambos no son esenciales. Las grasas saturadas y las grasas insaturadas que se encuentran en los productos lácteos alimentados con pasto en su forma natural, son los reales ácidos grasos esenciales. ¿Para el niño, no son esenciales todas las grasas de la leche de mama para la buena salud? En 100 gramos de leche humana 2 gramos están saturadas de grasa, 1,7 gramos son grasas monoinsaturadas y 0,5 gramos son grasas poliinsaturadas.

El cuerpo humano puede convertir omega 3 o ácido alfa-linolénico y omega 6 o ácido linoleico a otros PUFA, tales como el ácido araquidónico (AA), ácido eicosapentaenoico (EPA) y ácido docosahexaenoico (DHA) y por lo tanto no hay necesidad de comer pescado o tomar aceites de pescado para obtener suficiente DHA o EPA en su dieta. Estudios de metabolismo de ALA en los hombres jóvenes y sanos indican que aproximadamente el 16% de ALA en la dieta se convierte a omega-3 derivados de cadena larga; (8% de EPA, y 0-4% se convierte en DHA) (Burdge et al, 2002).

En las mujeres jóvenes y sanas, 36% de ALA dieta se convierte a omega-3 derivados de cadena larga; (21% de EPA, DPA 6%, 9% de DHA) (Burdge y Wootton, 2002).

SUPLEMENTOS

"SU FRUTO SERA PARA COMER, Y SU HOJA (HIERBAS, PASTOS, HORTILIZAS) DEL MISMO PARA SANAR" EZEQUIEL 47:12

Lee Ching Yuen vivió hasta los 256 años de edad según los registros del gobierno en China. Sus tres reglas principales de la vida era; nunca se apresuran o ir de prisa, evitar las emociones extremas y observar el ejercicio diario y la meditación. Recomendó el ginseng, centella asiática, el ajo y lycii o bayas goji.

Ginseng es el mejor tónico herbal. Centella asiática soporta la mente y la memoria y el ajo es un antioxidante estupendo para ayudar a combatir los radicales libres tóxicos. Use bastante ajo en ensaladas, salsa de tomate y platos de verduras.

Las bayas de goji son la fuente más rica de carotenoides conocidos, incluyendo beta-caroteno (goji tiene más betacaroteno que la zanahoria). Ellos contienen 500 veces la cantidad de vitamina C por peso que las naranjas. Las bayas contienen 18 tipos de aminoácidos (seis veces mayor que el polen de abeja) y contienen todos los 8 aminoácidos esenciales. Las bayas de goji son importados de Tibet, Mongolia y China, y por lo general se cultivan naturalmente, sin productos químicos, pero lo mejor es comprar fuentes orgánicas certificadas. Tomando las bayas del goji como un suplemento en polvo en cápsulas es una opción si usted no desea dañar sus dientes masticando frutos secos.

Rosa mosqueta en polvo y camu camu son fuentes naturales de vitamina C que ayuda a formar colágeno en la piel, que mantiene la flexibilidad y evita las arrugas. Protegen contra la contaminación radiactiva del aire, del agua, de químicos y el electro-magnético y otras toxinas en el medio ambiente y previene la formación de placa en las arterias. Rosa mosqueta en polvo se pueden comer en un puré con fresas y plátano.

El polen de abeja tiene estudios científicos que demuestran su eficacia. Nada menos que el Departamento de Agricultura de los Estados Unidos ha llevado a cabo investigaciones para demostrar el valor del polen de abeja. El estudio titulado "retraso en la aparición de tumores mamarios palpables en ratones C3H tras la ingestión de comida polinizada" (1948) de William Robinson, de la Oficina de Entomología de la Administración de Investigación Agrícola. Fue publicado en el Journal of the National Cancer Institute, en octubre de 1948.

La investigación de polen de abeja comenzó en un pueblo de las montañas del Cáucaso en la antigua Unión Soviética. Los médicos comenzaron a estudiarlo por su óptima salud y longevidad. Muchos de ellos estaban viviendo saludablemente a más de 100 años de antigüedad. Un gran porcentaje de ellas eran apicultores y se descubrió que el polen que comían era su elixir mágico.

El polen de abeja tiene más amino ácidos y vitaminas que otros productos que contienen aminoácidos como la carne, huevos y queso. Su diversidad nutricional hace que el polen de abeja sea un suplemento dietético ideal para aumentar una dieta equilibrada. Los científicos lo han llamado el suplemento más nutritivo del planeta.

LISTA DE SUPLEMENTOS

1. **Multi-Vitaminas:** New Chapter y Megafood son los mejores multivitaminas cultivado de comido en el mercado.
2. **Suplemento Mineral:** algarrobo en polvo (mezcla con plátano y papaya), Nature's Way Alive! Calcium, sílice marca Flora, Biosil.
3. **Otros Suplementos:** Los suplementos en mayúsculas indicado a continuación son muy recomendables, los que están en letras minúsculas se pueden tomar si es necesario.
A. **Ginseng rojo Coreano, Americano y Siberiano** Tanto las mujeres como los hombres puedan beneficiarse de ginseng. Ginseng alimenta su energía vital y amortigua el drenaje diario de estrés. Ginseng rojo Coreano apoya especialmente las glándulas sexuales y actúa como un Viagra natural.
B. **El Polen de Abeja** una cucharada al día.
C. **Espirulina** es una excelente proteína (55-72%), GLA y fuente de minerales.
D. **Vitamina C** camu camu en polvo, escaramujo en polvo, amla en polvo (cápsulas o polvo). Estas son las mejores fuentes naturales de vitamina C. 1-2 capsulas o más, si es necesario, por día.
E. **Senna o Sen** Utiliza en el ayuno para vaciar los intestinos por completo en 4-5 horas. Esta hierba hace que el ayuno sea menos doloroso por la limpieza tan profunda del intestino. Úselo cuando sufre de estreñimiento, hinchazón y gases.
f. **La Palma Enana Americana** Salud de la próstata, 2-3 cápsulas al día.
g. **Gotu Kola** Una famosa hierba de la India para impulsar el poder de la mente.
h. **Ortiga** en tabletas también alfalfa y diente de león, naturalmente ricos en calcio y minerales. 2-4 por día.

i. **Las Bayas de Goji** Nutricionalmente concentrado.

j. **Enzimas** No enzimas animales sino vegetales de plantas, especialmente bromelina, papaína y los de Aspergillus oryzae.

k. **Beta Alanina** 2 a 3 gramos por día para un mínimo de 4 meses. Precursor de tomar carnosina. Para prevenir o revertir las canas, también tomar cobre sebacato 22 mg por día.

l. **Vitamina K2 MK-4** Life Extensión Súper K es un buen producto. Diente y sanador hueso. Elimina los depósitos de calcio en las arterias.

m. **Vitamina D** Dr. Holick, quien primero ha sintetizada la vitamina D recomienda: 50.000 UI de vitamina D-3 y D-2 una vez a la semana durante 8 semanas y luego 50.000 UI de vitamina D una vez cada 2 semanas después.

Los siguientes suplementos son para personas mayores de 50 años de edad:

m. **Pregnenolona** 5-10 mg por día, deje que se disuelva debajo de la lengua para evitar ser procesado por el hígado. Dr. Raymond Peat le recomienda para las arrugas. Él considera como el mejor esteroide de anti-envejecimiento, también eleva el estado de ánimo y aumenta la memoria. Muchas características de envejecimiento como flacidez de la piel, "cuello de pollo", las bolsas bajo los ojos retrocedieron cuando él le tomó. Estos cambios fueron evidenciados dramáticamente en una foto de pasaporte tomadas un año antes de la pregnenolona y 10 semanas después de iniciada la terapia pregnenolona.

n. **Progesterona** Hombres de se aplican una tira de una pulgada de crema (11 mg de progesterona) dos veces al día a las zonas de piel fina (escroto, el interior de los brazos, muñeca, tobillos, pecho y los pies, girar para mejorar la absorción) de acuerdo con el Dr. John Lee, un líder autoridad sobre la progesterona. El Dr. Lee mostró que revirtió el cáncer de próstata en hombres y la osteoporosis en las mujeres. Las mujeres toman 20 mg o una tira de dos pulgadas aplicadas dos veces al día. Las mujeres que no están menstruando tomar una semana de descanso al mes. Las mujeres que menstrúan utilizan sólo desde el 14 hasta el día 26, a contar del día en que el período comienza el primer día.

o. **L-Arginina, Colina, B-5, o Acido Pantoténico** Hace nuevas mitocondrias. También es una de las mejores vitaminas para los hombres a tomar 45 minutos antes de tener relaciones sexuales son la arginina, colina y vitamina B-5. Los médicos sugieren que una dosis estándar de L-arginina en píldora forma puede ser de uno a tres gramos con un máximo de nueve gramos en un período de 24 horas.

p. **El Ácido Lipoico y Acetil-L-Carnitina** Significativamente protege mitocondrias del daño oxidativo asociado a la edad y la caries.

q. **Coenzima Q-10** (CoQ-10) Ubiquinol es la forma reducida y tiene mucho mayor solubilidad en agua y mucho mejor absorción que la ubiquinona. La coenzima Q-10 ayuda a producir ATP, nuestra fuente de energía.

r. Selenio Co-factor para la enzima glutatión peroxidasa y ayuda la función de la tiroides. Para su uso en la prevención del cáncer de próstata tomar 200 microgramos al día, más de 400 microgramos al día en los adultos, es una sobredosis tóxico.

NUTRIENTES PARA LA PRÓSTATA Y CABELLO

La palma enana americana es un producto a base de hierbas que se utiliza en el tratamiento de los síntomas relacionados con la hinchazón de la próstata. El componente activo se encuentra en el fruto de la palma enana americana. Muchos estudios han demostrado la eficacia de la palma enana americana en la reducción de los síntomas asociados con la hiperplasia prostática benigna (HPB). La palma enana americana aparece tener una eficacia similar a la de medicamentos como la finasterida, pero se tolera mejor y es menos caro. No existen interacciones conocidas con otros medicamentos para a palma enana americana y efectos secundarios reportados son menores y poco frecuentes.

La palma enana americana bloques DHT (dihidrotestosterona), la hormona que mata a los folículos pilosos. La calvicie masculina puede ser tratada con éxito gracias a la hierba. La palma enana americana es el ingrediente principal en el 90% de todos los productos de la pérdida del cabello, aunque la Biblioteca Nacional de Medicina en Bethesda, Maryland, y los Institutos Nacionales de Salud del EE.UU. dice que se necesitan más estudios antes de que la palma enana americana pueda ser recomendada para este uso.

Sin embargo, estas dos organizaciones prestigiosas recomiendan palma enana americana para la salud de la próstata, "numerosos informe de ensayos en humanos que la palma enana americana mejora los síntomas de la hipertrofia prostática benigna (HPB), tales como la micción nocturna, flujo urinario, y la calidad de vida en general, aunque no se puede reducir en gran medida el tamaño de la próstata.

Aunque la calidad de estos estudios ha sido variable, en general sugieren eficacia. Aunque un (2003) estudio de Willetts et al. informó diferencias en un período de 12 semanas y una (2006) estudio bien diseñado por Bent et al. informó diferencias en un período de 12 meses, en general el peso de la evidencia científica disponible favorece la eficacia de la palma enana americana sobre el placebo. Se han propuesto múltiples mecanismos de acción, y la palma enana americana parece poseer actividad inhibidora de la 5-a-reductasa (evitando de este modo la conversión de testosterona a DHT dihidrotestosterona). Los efectos hormonales estrogénicos también se ha informado, así como efectos inhibidores directos en los receptores de andrógenos y las propiedades anti-inflamatorias."

En una revisión Cochrane, llevado a cabo por Wilt T. et. al. (2002), se hizo un meta-análisis de ensayos controlados aleatorios que comparaban la palma enana americana con el placebo u otros fármacos. La revisión combinó los resultados de 21 ensayos con una duración de cuatro a 48 semanas. Los 21 estudios incluyeron un total de 3.139 hombres con una edad media de 65 años (rango: 40-88 años). En los 13 estudios que informaron puntuaciones de los síntomas, la palma enana americana mejoró las puntuaciones de síntomas, los síntomas individuales, y las medidas de flujo más que el placebo. Los pacientes y los médicos eran más propensos a reportar mejoría de los síntomas con el tratamiento de la palma enana americana, que con placebo.

Otros estudios recientes que demuestran que la palma enana americana es efectiva para el agrandamiento de la próstata son Gerber G. S. et al. (2001), Marcos L. S. et al. (2001), Marcos L. S., et al. (2000), Pequeño J. K., et al. (1997), Carraro J. C., et al. (1996), Plosker G. L., et al. (1996), Lowe F. C., et al. (1996), Di Silverio F., et al. (1992) y Briley M., et al. (1984). Los estudios clínicos han utilizado una dosis de 160 mg dos veces al día o 320 mg una vez al día de un extracto lipófilo que contiene 80 a 90 por ciento del aceite volátil. Una dosis diaria de 480 mg no fue encontrado para ser más eficaz en un estudio de seis meses de dosis. Las bayas enteras pueden ser utilizadas a la dosis recomendada de 1 a 2 g al día. La palma enana americana no es un suplemento caro, 100 cápsulas son alrededor de $12.00. La palma enana americana es ampliamente utilizado en otros países, por ejemplo, que se utiliza en el 50 por ciento de los tratamientos para la BPH en Italia y en el 90 por ciento de tales tratamientos en Alemania.

Extracto de ortiga se ha utilizado para mejorar la salud del cabello, haciendo el cabello más fuerte, más grueso y más brillante debido a su alta concentración de vitaminas. Aunque no hay estudios clínicos se han llevado a cabo todavía en el uso de ortiga en el tratamiento de la pérdida de cabello DHT-relacionada y calvicie de patrón masculino, la investigación sí indica que la raíz de ortiga puede prevenir la conversión de testosterona a DHT. La buena noticia es que también ayuda a las mujeres para tratar la pérdida de cabello. Aceite de ortiga es probablemente el más poderoso de las infusiones de ortiga. Aceite de ortiga se debe dar masajes en el cuero cabelludo y el cabello al menos una vez a la semana.

Cepillar el pelo 100 veces, mientras que agacharse para permitir el flujo de sangre al cuero cabelludo es un secreto de belleza. Elson M. Haas MD dice en página 222 en *Mantenerse Saludable Con La Nutrición* (1995), "La deficiencia aguda (de zinc) puede causar pérdida de cabello o adelgazamiento, dermatitis, y la disminución del crecimiento. Tanto la falta de apetito y la digestión también son experimentados por los adultos con deficiencia de zinc. Pérdida del sentido del gusto se puede producir, al igual que la fragilidad de las uñas o manchas blancas en las uñas, denominado leukonykia. Estos y la mayoría de los otros síntomas se pueden corregir con suplementos de zinc. El azufre puede ser útil también. Erupciones en la piel, piel seca, y retraso en la cicatrización de heridas en la piel o úlceras pueden ser consecuencia de la deficiencia de zinc, y las estrías también se producen por esta condición. El zinc y el cobre son a la vez necesarias para la reticulación del colágeno, y cuando son bajos, el tejido de la piel pueden romper."

La tirosinasa es la enzima necesaria para mantener el color del pelo. El peróxido de hidrógeno (H_2O_2) rompe la tirosinasa, la enzima que permite la oxidación de la tirosina en melanina en el folículo piloso.

H_2O_2 también rompe la enzima que mantiene en jaque sulfóxido de metionina, que inhibe la producción de la tirosinasa. El cuerpo produce catalasa para romper H_2O_2, pero a medida que envejecemos producimos menos.

Carnosina aumenta la producción de catalasa y combate los radicales hidroxilo que atacan tirosinasa. La mejor manera de aumentar la catalasa y combatir los efectos nocivos de peróxido de hidrógeno es tomar de 2 a 3 gramos por día de beta-alanina, un elemento precursor de la carnosina, durante al menos 4 meses. El cobre es esencial para la función tirosinasa, lo que además de tomar un suplemento de cobre por 4 meses. Consumiendo suficiente queso también se asegurará de que usted está recibiendo aminoácidos suficientes para la producción de carnosina.

Tome una buena multi-vitamina en zinc, selenio, yodo y magnesio para nutrir la tiroides. La tirosina es necesaria para producir hormonas tiroideas y hacer melanina. Queso mozzarella tiene 1.249 mg de tirosina en 3,5 oz.

ALIMENTAR LA PIEL CON ACEITE Y GRASA QUE CONTIENEN LAS VITAMINAS LIPOSOLUBLES A Y E

Grasas y aceites aplicados a la piel le mantienen hidratada y joven. Si usted aplica aceite o grasa a la piel se absorben las vitaminas. Una aplicación diaria en la mañana de aceite de coco, crema fresca, aceite de sésamo, aceite de semilla de rosa mosqueta, manteca de cacao, aceite de vitamina E, etc. en un baño de sol corto de 10-15 minutos, es un gran emoliente para la piel. A medida que envejecemos, perdemos algo de la elasticidad natural y condición juvenil, hidratada de la piel. La aplicación de aceite o grasa puede compensar por esta pérdida.

EL PASTO DE TRIGO

Éstos son los beneficios científicamente probados de jugo de pasto de trigo:

1. El pasto de trigo es demostrado ser eficaz si usted tiene colitis ulcerosa distal (Ben-Arieh E et al., 2002). El tamaño del estudio fue de 21 personas. Este estudio realizado en 2002 probó el jugo de pasto de trigo fresco contra una bebida simulada en un grupo de personas con colitis ulcerosa.

Todos ellos recibieron cuidados médicos regulares, incluyendo su dieta habitual. Los que bebían alrededor de 3 onzas de jugo todos los días durante un mes tuvieron menos dolor, diarrea y sangrado rectal que aquellos en el grupo de beber el placebo.

2. El pasto de trigo ha demostrado ser bueno para la transfusión de beta talasemia dependiente, una forma severa de anemia. Un 25% o más de reducción en la transfusión de sangre se realizó en el 50% de los pacientes, de los cuales 3 tuvieron una reducción de más del 40% (Marawaha RK, Bansal D, Kaur S, Trehan A, 2004). Los pacientes han consumido alrededor de 100 ml (aproximadamente 3 1/2 onzas) de jugo de pasto de trigo al día. 16 personas fueron analizadas.

3. El pasto de trigo junto con una dieta de alimentos crudos, ha demostrado ser eficaz en la reducción de factores de riesgo para la enfermedad cardíaca y el cáncer, y también beneficia a los pacientes con artritis reumatoide (Hänninen O, Rauma AL, Kaartinen K, Nenonen M, 1999).

El estudio más importante es lo que usted hace con su propio cuerpo. Pruebe el jugo de pasto de trigo potable, 1 oz al principio, y ver cómo se siente inmediatamente después de beber el jugo con el estómago vacío.

También vea cómo se siente después de tomarlo todos los días durante una semana. Estos estudios personales son los más importantes porque se puede sentir y ver a menudo la diferencia inmediatamente.

MERCACHIFLES Y CHARLATANES VENDIENDO DROGAS Y SUPLEMENTOS MAGICOS

Tanto los vendedores de drogas farmacéuticas y mercachifles de alimentos naturales están tratando de vendernos la salud y la longevidad mediante la venta de alimentos bala mágica o medicamentos que milagrosamente curar todos nuestros males. Ambos tratan de convencerte de que lo que necesita su producto con el fin de mantenerse saludable y lograr una larga vida, libre de la enfermedad.

Charlatanes son como los vendedores ambulantes de aceite de serpiente que existían en el siglo 19 en el oeste americano. Un ejemplo de ello es el aceite de; pescado, hígado de bacalao, krill y algas para suministrar DHA, EPA y ácidos grasos omega-3 que en exceso causan enfermedades del corazón. No caer en sus trucos, tanto de los vendedores de drogas alopáticas ni de los vendedores naturales de nutrientes bala mágica.

Una dieta equilibrada basada en el alimento localmente cultivados o en el hogar como las frutas y verduras libre de químicos y los productos lácteos alimentado con pasto es la base de una dieta sana. Lo que necesitamos en nutrientes debe venir de nuestra comida y bebida. Tomando algunos suplementos probados con moderación puede darle una dieta más segura, pero persiguiendo el próximo nutriente de moda, o súper alimento o medicamento está simplemente llenando las bolsillos de los vendedores mercachifles.

CÓMO LA DIETA Y EL ESTRES AFECTA NUESTRO BIENESTAR EMOCIONAL

EL ESTRÉS DE LA VIDA MODERNA
ESTA MATANDONOS

Viviendo en ciudades concretas, respirando los gases de escape y la lucha contra el tráfico está matando a la raza humana tan rápido como la mala alimentación.

El aire es el elemento más vital necesario para la salud, sin embargo, la humanidad respira humo de los coches. Ir al campo y el aire si se mide tiene de 2 a 3 iones negativos para cada uno positivo. Ir a la ciudad y hay un ion negativo por cada 300 a 600 iones positivos.

Los iones positivos son contaminantes del aire como el escape de los automóviles, camiones diésel y el humo de las fábricas. Los iones negativos ayudan a neutralizar el exceso de iones positivos tóxicos.

Viviendo entre árboles y plantas con el canto de los pájaros por lo general sólo tenemos dos semanas al año en las vacaciones. Tenemos que vivir donde íbamos a ir de vacaciones. El hombre se está muriendo por falta de comunión con los elementos naturales.

El estrés mata. Según el Dr. Hans Selye, "Todo el estrés deja una cicatriz indeleble, y el organismo paga por su supervivencia después de una situación de estrés por ser un poco más viejo."

Las emociones que surgen de la amenaza o el déficit - el miedo, la frustración, la ira, la tristeza - tienen un decididamente tóxico sentido y están asociados con la liberación de las hormonas del estrés específicos, especialmente cortisol.

Cuando alguien se encuentra bajo una gran presión para cumplir un trabajo a tiempo o un gran cambio se produce en su rutina normal como volver a la escuela o comenzar un nuevo trabajo con todas las personas nuevas o cuando alguien muere o que están siendo demandados, todas estas cosas pueden hacer que una persona se sienta emocionalmente estresado.

Este estrés constante crea una continua huida o lucha reacción que hace que el cuerpo esté siempre en guardia y listo para funcionar. Esto drena el cuerpo de su energía, aumenta la presión arterial y el ritmo cardíaco, aumenta la tasa de respiración y suprime el sistema inmune, todo lo cual contribuye a la enfermedad.

70% de las enfermedades del mundo están relacionadas con el estrés, según la Organización Mundial de la Salud. El estrés es causado en gran parte por la lucha contra el medio ambiente.

Según el Dr. Bruce McEwen Ph.D. estrés diario, de bajo nivel, una característica de la vida moderna, puede aumentar significativamente el riesgo de desarrollar una enfermedad grave en el futuro. Las hormonas liberadas por el sistema neuroendocrino producen lesiones sutiles para el sistema inmunológico del cuerpo que literalmente nos matan en nuestros años mayores.

¿Qué es el estrés? Cualquier estado que hace que las personas pierdan su equilibrio, ya sea mental, física o emocionalmente. Las formas leves pueden ser beneficiosos y motivadoras. La mayoría de las formas no son beneficiosas.

Las fuentes de estrés son muchas, incluyendo el medio ambiente, el clima, el polen, el ruido, el tráfico y la contaminación. Los factores estresantes sociales; plazos, problemas financieros, entrevistas de trabajo, presentaciones, desacuerdos, demandas de tiempo, pérdida de seres queridos.

Fisiológica; adolescencia, menopausia en las mujeres, la enfermedad, el envejecimiento, las lesiones, la falta de ejercicio, la mala alimentación, el sueño insuficiente.

Pensamientos, cuando el cerebro interpreta los cambios complejos en el entorno y el cuerpo y determina cuándo activar la "respuesta de emergencia", o el síndrome de lucha o huida. No hay dos personas que se registren estrés de la misma manera, pero algunas indicaciones son: un aumento de la presión arterial, la mandíbula apretada, los dolores de cabeza de tensión y respiración superficial.

Los casos avanzados pueden forzar al cuerpo a cambiar en otra forma de manejo del estrés incluidos los patrones alterados de sueño, alteraciones gastrointestinales (diarrea, estreñimiento, hinchazón y calambres), SII (síndrome del intestino irritable o colon espástico). El estrés crónico, literalmente, puede arruinar la salud de una persona fuerte y saludable. La enfermedad cardíaca es un resultado común. El estrés mental puede provocar angina de pecho tanto como el estrés físico. La angina es un dolor en el pecho o molestias en los hombros, los brazos, el cuello o la espalda que se produce cuando el músculo del corazón no recibe suficiente sangre. También puede sentirse como indigestión.

SU ESTADO DE ÁNIMO
DEPENDE DE SU ESTADO DE SALUD

Su sanidad mental está directamente relacionada con el estado de salud de uno, que es especialmente dependiente de la propia situación nutricional reciente.

Si uno ha estado comiendo mal, por ejemplo, carne, papas, pollo frito, cereal y leche, hamburguesas, papas fritas y refrescos de cola como los alimentos básicos de la dieta, se convierten nutricionalmente deficiente en enzimas, vitaminas y minerales, además se congestiona su cuerpo con moco y material tóxico.

Deficiencia de nutrientes y toxemia de sangre afecta a los sistemas hormonal, circulatorio, digestivo y especialmente lo del cerebro-nervioso que causan un mal funcionamiento que conduce a todo tipo de enfermedades mentales y trastornos.

Cuando uno tiene niveles bajos de azúcar o sangre excesivamente tóxicos de no comer a tiempo, uno se siente loco cuando la mente queda en conjunto con todo tipo de pensamientos de ira, violencia e hipercríticona.

Dr. George Watson, de la Universidad del Sur de California y autor del libro *Nutrición y Su Mente* (1972) afirma: "Hemos encontrado una enfermedad mental funcional para ser un reflejo de un metabolismo desordenado, que implica principalmente el mal funcionamiento de los sistemas enzimáticos."

También dice, "Lo que uno come, digiere y asimila proporciona la energía que producen nutrientes que la sangre lleva al cerebro. Cualquier interferencia con las líneas de suministro de nutrición o con los sistemas productores de energía del cerebro ocasiona problemas de funcionamiento, que luego se puede llamar una mala salud mental." Esto es por qué los vegetarianos e incluso aquellos que, "comer de todo" quedan desequilibrados emocionalmente. No son locos, sólo tienen un bajo nivel de azúcar y alta toxemia de sangre causando irritación mental y emocional.

No necesitan años de psicoterapia, sólo necesitan una buena educación nutricional.

Bajo nivel de azúcar y alta toxemia sangre es esa sensación irritante que provoca el deseo de explotar en ira o acaba de empezar a llorar porque sus nervios se sienten como que están siendo perforados con alfileres y agujas.

El cerebro utiliza el 25% de la glucosa total en la sangre, sin embargo, que comprende sólo el 2,5% del peso corporal total.

Este muy complejo y activo cerebro que poseemos necesita una fuente constante de glucosa sino funciona mal esto ese puede causar desequilibrio emocional y enfermedad mental.

Cuando te levantas por la mañana, estaba ayunando durante 10 a 14 horas por lo cual necesitas frenar el proceso de limpieza y dar tu cuerpo un poco de combustible de hidratos de carbono comiendo los frutos. Llenando el estómago se detiene o ralentiza la eliminación. Usted puede traer el agua de coco, jugo de verduras, frutas e incluso la ensalada en un recipiente, si usted está fuera de casa. Si usted está experimentando una eliminación excesiva que hace sentir muy mal, puede ser necesario comer alimentos más pesados,, además de una ensalada y verduras al vapor, como el arroz, las patatas, el pan crujiente de centeno y pan tostado de trigo integral. Esto ralentizará su eliminación lo que le permite sentirse bien emocionalmente y mentalmente.

Hay tres formas de la glucosa que se suministra al cerebro, los alimentos ricos en glucosa como uvas que entran en la sangre directamente, la descomposición de los carbohidratos (almidones o carbohidratos complejos) y la degradación del glucógeno hepático.

En el tradicional taoísta o sistema médico Chino;
1. Esencia (Jing), hormonas, enzimas, semen, óvulos, vitaminas, minerales, glucosa proporcionan ...
2. Energía (Ching), la energía bioeléctrica para apoyar el ...
3. Espíritu (Shen), la mente.

"Cualquier interrupción en el suministro constante de glucosa al cerebro causa daño mental el primer síntoma de que es la pérdida del control emocional.", según el Dr. George Watson.

He visto esto suceder muchas veces en mí mismo. Cuando salto una comida siento débil, irritado e incluso puedo sentir trastornos mentales hasta el punto en que mis pensamientos y emociones se vuelven negativos y enojado.

Normalmente usted tiene la fuerza para controlar sus emociones si alguien tropieza con usted o alguien dice un mal contra ti, pero cuando su cerebro no tiene la glucosa en la sangre, se puede perder el control y hacer cosas que se arrepiente después. Cuando el azúcar en la sangre es bajo, esto es en el hecho la locura temporal (es decir no sano) del cerebro.

Esto también sucede cuando la sangre está llena de material tóxico de ayuno. Un corto viaje de compras puede convertirse en una pesadilla infernal si tenías hambre cuando te fuiste!

Muchos de los que tratan el ayuno y una dieta de frutas y vegetales se debilitan y por tanto culpa la comida, cuando en realidad es la condición tóxica de sus cuerpos y el hecho de no comer los alimentos adecuados en el momento adecuado.

Es mejor evitar saltarse las comidas o comer tarde durante la transición porque esto altera el delicado equilibrio entre la limpieza demasiado rápida y la limpieza muy lenta. Saltarse comidas acelera la limpieza y comer tarde en la noche se ralentizará la limpieza, pero también puede causar indigestión. El ir a dormir con el estómago lleno crea indigestión debido a los órganos del sistema digestivo que cierran parcialmente su función durante el sueño. Muchas enfermedades son causadas por el consumo de alimentos pesados como la carne, los huevos y los productos de panadería que obstruyen el cuerpo con moco y toxinas, otra enfermedad es causada por comer demasiado ligera, saltando las comidas, ayuno, comiendo sólo frutas, o sólo alimentos crudos, los cuales estresan el cuerpo causando desequilibrio mental.

Anorexia realmente se convierte en peligro cuando la persona se vuelve muy débil y delgada, pero tercamente cree que están en el camino correcto.

PESTICIDAS PUEDEN AFECTAR EL SISTEMA NERVIOSO

Otra de las causas del desequilibrio emocional es comer

agro-químicas en frutas y hortalizas tratadas. Alimentos contaminados con pesticidas puede dar el nerviosismo o ponerte nervioso. Muchos pesticidas se crearon durante W. W. II que se utilizará para la guerra química. Esos químicos afecta mucho el sistema nervioso y pueden causar entumecimiento, dolor de cabeza, nerviosismo, parálisis, cáncer e incluso la muerte. Algunos han sido paralizado por vida por el paratión, el pesticida organofosforado, que todavía se utiliza en los Estados Unidos, aunque está prohibido en muchos países de todo el mundo.

Este es un punto muy importante, esta dieta sólo funciona con cultivo ecológico o de crecimiento natural (productos sin químicos), frutas y verduras.

Si usted no puede pagar por productos orgánicos certificados, busca en los mercados de agricultores, donde los agricultores utilizan métodos naturales o son tan pobres que no pueden pagar por los plaguicidas.

También puede experimentar con productos comiéndolos, y luego esperar a ver si le da un dolor de cabeza o entumecimiento o sensación raro, lo que indica que fue rociada con pesticidas.

HACIA UNA PSICOLOGÍA ILLUMINADA

La humanidad está atrapada en general, en los sentimientos de insuficiencia, la insatisfacción, la alienación, la desesperación y la confusión.

Él/ella están afectado por los "dos enfermedades", o la creencia en una personalidad permanente separada espacialmente, basada a los sentidos materiales (la enfermedad interna) y la creencia en la realidad de los objetos exteriores a base de materias no permanente (la enfermedad exterior), con la esperanza de que pueden proporcionar mayor satisfacción. "No puedo obtener ninguna, satisfacción.", cantaban los Rolling Stones. El sentido de sí mismo separado, basado en la ilusión material, nunca encontrará satisfacción, sólo mediante la identificación con el espíritu inmortal, el Ideal, Divino hombre/mujer puede encontrar la verdadera alegría y la satisfacción permanente. El ego o sentido de sí mismo basado en lo material se compone del cuerpo, los sentimientos, las percepciones, los pensamientos mentales y la conciencia. Todos estos componentes de la personalidad no son permanentes y cambian constantemente. El mundo material externo también cambia constantemente. La exposición de la falsedad de la personalidad espacialmente separado y la comprensión de la transitoriedad de todos los objetos externos, libera la persona de los dos enfermedades grandes. La forma de hacerlo es entender la ilusión de los dos enfermedades y luego empezar a vivir una vida más espiritual y simplificada. Podemos llegar a ser muy complicados por el mundo y todas sus distracciones ilusorias. La vida sencilla viviendo en el campo o en los suburbios donde puede cultivar las frutas y verduras, leer y escribir libros, dar paseos en la naturaleza, hacer creaciones artísticas como libros, canciones, pinturas, artesanías, ropa, herramientas, hermosos jardines, es la manera de seguir siendo reflexivo y contemplativa de la base de nuestro ser.

Es como decir: "Sí, el mundo es una hermosa y terrible, manifestación radiante, sin embargo, es todavía un resplandor o una película, una ilusión que debemos ver a través a lo Divino, que nos abrazará como suyos en el reconocimiento mutuo." Tenemos que ver que somos realmente, en esencia, lo Humano eterno, el Ideal Adán/Eva, que nunca se desvanece, pero al mismo tiempo reverenciar la creación como un infusión de la Divinidad. Aunque la creación no es permanente, todavía tenemos que amar y respetarla.

Los seres humanos fueron hechos de materia y se respiraron a la vida por el Espíritu de Dios, pero nuestra verdadera forma, el ideal es espiritual, no material. Si seguimos el verdadero Espíritu interno y no un sustituto falso vamos a volver a la ideal. Debemos evitar caer en la trampa de pensar que existe lo espiritual aparte de nosotros y sólo en el Cielo, el Paraíso Eterno.

Somos almas espirituales eternas y el Reino Eterno Divino es nuestro verdadero hogar espiritual, sin embargo, vivimos en una tierra temporal con todas sus distracciones e impermanencia. Podemos ser libres de este mundo material impermanente, si confiamos en el Espíritu Eterno. Esta idea podría hacer que detestemos u odiemos este mundo, cuando en realidad necesitamos la compasión y la sabiduría para amar al mundo material y todas sus limitaciones.

Podemos amar a la tierra, viviendo en un material, aunque sea transitoria jardín paradisíaco y luego prepararnos para el Reino Espiritual Eterno. Podemos espiritualizar nuestro cuerpo y mente a través de una dieta adecuada, el conocimiento y la acción. Podemos animar nuestros cuerpos físicos con el Espíritu. Una dieta de agua viviente (pan de vida traducida correctamente en la Biblia) nos permite nacer de nuevo en el Espíritu. Este fue el verdadero bautismo de Juan.

Paraíso es realmente un conocimiento intuido del Espíritu Eterno en nosotros en cada momento y por lo tanto no depende de la ubicación física. Dicho esto, es más fácil de intuir lo Divino en una ubicación tranquila, natural en el campo más que en una ruidosa y contaminada ciudad.

CONSERVACIÓN DE LA VITALIDAD SEXUAL

La conservación del semen y la reducción o eliminación de la menstruación aumentan la vitalidad, fuerza, resistencia, creatividad, unidad, entusiasmo, el bienestar emocional, la libertad de dolor en la espalda, en las articulaciones y en las piernas, un brillo en los ojos y el color en la cara, menos arrugas en el cutis y un sensible, simpático comportamiento. El semen es la sustancia más importante y precioso que el hombre tiene. Es el elixir de la vida y la fuente de la juventud si es conservado y alimentado por alimentos vitales, ricos en enzimas, vitaminas y minerales.

El semen puede ser controlada por la mente y la contracción de los músculos del esfínter anal. Al evitar el exceso de estimulación, se evita el punto de no retorno, donde no se puede prevenir la eyaculación. Una vejiga llena puede ejercer presión sobre las vesículas seminales creando el deseo de eyacular cuando realmente todo lo que necesita hacer es orinar.

Un hombre puede tener un orgasmo o múltiples orgasmos, sin la pérdida de semen, en los contratos de la glándula prostática al igual que en un orgasmo eyaculatorio con la misma sensación placentera. Esto se puede aprender a través de la masturbación donde se retiene el semen y la sensación del orgasmo se experimenta a través de la contracción de la glándula prostática en lugar de la pérdida de semen.

Se puede estimular a sí mismo en la masturbación y aprender a contraer ciertos músculos para que el semen se conserva pero el orgasmo se siente como un emocionante, trascendental, sensación de éxtasis. Si el semen quiere eyacular, se puede sacar hacia arriba contrayendo los músculos del esfínter anal con firmeza y también exhalando todo el aire de una, a continuación, tirando en el abdomen, como se hace en los ejercicios de yoga. En la mayoría de las veces, la orina en la vejiga crea el deseo de eyacular semen. Después de orinar uno tendrá el control para llegar a un orgasmo, sin la pérdida de semen.

Taoístas emiten semen en la primavera, pero cada vez menos a medida que envejecen. Los hombres muy jóvenes pueden eyacular su semen, pero no los hombres mayores. Hay demasiadas hormonas, que un hombre mayor ya no está produciendo como lo hizo en su juventud, y por eso no debe perder su semen. Cómo evitar la eyaculación puede ser entrenado en la mente a través del tiempo, a través de la práctica, y a través del ensayo y error. Siempre protegerse y proteger a su pareja si no ha dominado el control del semen por el uso de anticonceptivos para evitar el embarazo.

Karezza significa caricia en Italiano y se pronuncia Ka-**ret**-za. Karezza es el arte de hacer el amor sin el objetivo de tener un orgasmo. Es el amor lento, haciendo el amor por el camino largo y no muy corto y apasionado. Se trata de la unión de dos seres en unidad física, mental y espiritual. Una buena posición para evitar el exceso de estimulación, es donde las mujeres se asume la parte superior del hombre en un posición sentado o acostado. El hombre puede sentarse en una almohada para mayor apoyo y comodidad. Al principio permanece inmóvil y sentir la energía en los genitales. La posición sentada dará una menor estimulación de la posición acostado, así que lo mejor es empezar con esta posición. Hay una energía agradable que se irradia desde el perineo del hombre (entre el ano y el escroto, chakra base) hacia la vagina de la mujer, subiendo a sus senos, y luego sale de ella hacia el pecho del hombre donde baja del frente de su cuerpo hacia sus genitales, y luego hacia ella de nuevo.

El hombre debe abrir su corazón y cultivar sentimientos de amor y bondad a la mujer. El hombre da su energía positiva a través del pene y es acogido por la mujer que lo transforma y lo envía de vuelta al hombre a través de sus pechos. Deje que el pene se expanda lentamente y crecer dentro del mujer. Enfocar en la relajación y lejos de ser barridos por la tentación de moverse rápidamente y conseguir calentado. Lo mejor es permanecer completamente inmóvil. Quédate con él y esperar, usted aprenderá que hay un increíble regalo para los dos, que es un profundo sentimiento de paz, serenidad y la luz espiritual. Con el tiempo, con paciencia y práctica se puede experimentar una sensación sobrenatural de la unidad y la renovación en el que se siente más fuerte y más joven después de hacer el amor en lugar de cansado y con sueño.

La posición de la mujer a horcajadas sobre el hombre se llama
yab-yum (que significa padre-madre) en la tradición Tibetana. Se
trata de una posición uniendo los dos en uno. Eva salió de Adán y
son por lo tanto uno. Gnósticos son dualistas en el sentido de que hay
el conocimiento (gnosis) del bien y el mal o lo eterno y lo transitorio.
Gnósticos son no-dualista en el sentido de que los seres humanos son
unidos con el Espíritu, aunque menos que la Trinidad de Dios Padre,
Barbelo y Su Emanación Cristo El Hijo. En amor platónico (Eros) es el
deseo de poseer el bien (o verdadera belleza) para siempre. Este deseo
no es sólo el tipo abiertamente sexual, sino también la motivación del
empresario y trabajadores por la riqueza, el deseo del artista de bellas
obras, o el amor del filósofo de la sabiduría. Todos los amantes tienen
la voluntad de crear, ya que sea niños, o cosas más intelectuales,
tales como obras de arte y los sistemas políticos. Logran algún tipo
de inmortalidad siendo amantes creativos. La belleza y el linaje de la
mente son más honorables que los del cuerpo o tener hijos y también
riquezas materiales, objetos de arte, edificios y jardines. Los amantes
más admirables son los que se mueven desde el amor de la física y la
persona, hacia al amor de la inteligencia/gracia/carácter y el general
y no personal. Este es el verdadero significado del amor platónico.
El amor no-físico, pero si el amor pro-inteligencia (brillo, luz)/gracia/
carácter. Si una relación se basa en la belleza espiritual y no la belleza
física, entonces podría incluir el amor físico como una consumación
secundaria, pero no con el propósito de la procreación, sino la recre-
ación o el poder curativo de la energía sexual.

LA VIDA NATURAL, SU ORIGEN Y RELACIÓN PARA NUESTRA SALUD

SALUD PARA LOS HUMANOS,
BALANCE PARA LA TIERRA

¿Por qué hay tanta enfermedad y el sufrimiento en el mundo? ¿Qué salió mal? ¿O siquiera importa, porque está resignado a cómo son las cosas? Algo está definitivamente mal, basta con ver la destrucción del medio ambiente, la proliferación de la enfermedad y la escalada de las guerras y el terrorismo.

¿Estamos aquí para llegar a ser tan ricos y famosos como sea posible y vivir en el lujo exorbitante o hay otro camino mas sano de alguna manera hemos perdido en el camino? ¿Hay una manera de vida que nos hace felices y saludables y también sea saludable para la tierra, porque es obvio que algo está mal con lo que estamos haciendo ahora?

Mira toda la devastación que está pasando en la ecología del mundo, lo que con los bosques talados, la crisis del cambio climático y la pérdida de suelos agrícolas de buena calidad y todo está empeorando ya que la población aumenta cada año!

Podríamos crear un paraíso en la tierra? Un jardín ecológico que brinde la comida y normalize el clima? ¿Podrían cada persona o familia comenzará a producir la mayor parte de sus alimentos en su propio jardín del paraíso? ¿Podemos vivir una vida simple, natural con todas las comodidades básicas y modernas como parte de ella, sin embargo, funcionando con energía renovable no contaminante como la energía solar y eólica?

La zona más densamente poblada en la India es Kerala y en ella son unos 3,5 millones de huertos forestales. Estos sistemas agrícolas, sostenibles generan rendimientos sorprendentes, una parcela de apenas 0,12 hectáreas o 1/3 de un acre puede contener 23 palmeras, 12 árboles de clavo, 56 plantas de banano, 49 plantas de piña y pimienta 30 vides entrenadas por los árboles. Un modelo de agricultura eficiente y sostenible, Kerala produce más que cualquier otro estado de la India en agricultura y 100% de su población sabe leer y escribir. En la calidad física de vida Kerala tasas más altas que cualquier otro país de Asia, excepto Japón, a pesar de ser uno de los lugares más densamente poblados de la tierra.

Kerala se encuentra en un entorno tropical que hace que sea más fácil en invierno, pero un clima subtropical es aproximadamente lo misma. Climas templados necesitan más adaptación durante el invierno y los invernaderos ayudan a extender la temporada de crecimiento. Almacenamiento de alimentos templados de manzanas, hortalizas de raíz y las coles proporciona un suministro de alimentos en el estación de invierno.

Multiplicando estos mini-jardines por toda la tierra puede crear un sistema ecológico equilibrado. Evaporación del árbol y la sombra puede moderar climas cálidos y secos, la retención del agua en sus raíces impide la erosión del suelo y fertiliza el suelo con hojas y ramas caídas.

Jardinería del bosque huerto es una antigua forma de vida verdaderamente civilizada que crea la salud de nuestro cuerpo y el equilibrio ecológico de la tierra. La riqueza de las naciones es su salud física y ambiental. Si alimentamos el cuerpo correctamente y vivir una vida natural, la mente piensa buenos pensamientos, las emociones están eufóricos y el espíritu conversas con Dios en un ecológicamente equilibrado, jardín paradisíaco.

La elección es nuestra, podemos vivir en equilibrio, lo que significa la conservación de los bosques existentes, la reforestación y la sostenibilidad de los bosques, jardines de frutas, o en desequilibrio que significa una mayor deforestación de los bosques tropicales de hoja perenne y la expansión de los criaderos industrializados que resultan en la contaminación, las enfermedades y desestabilización del clima.

PARAISO:
DONDE LA VIDA NATURAL COMENZÓ

"Los cuentos populares están obsesionados con el recuerdo de un antiguo día en que los hombres vivían en un jardín del paraíso abundante con fruta dulce y jugosa. Con los Hebreos era el Jardín del Edén, con los Celtas, la isla pérdida de Avalon, con los Griegos, ese maravilloso jardín en una isla de los mares occidentales las Hespérides, con los Persas, el Paraíso Haoma-Tree, con los Chinos, el jardín de la diosa del árbol de melocotón ... ", escribe Henry Bailey Stevens (1949).

La imagen de paraíso suena en toda la historia cultural: los Campos Elíseos de los Griegos, la República de Platón, la época dorada de Ovidio, Valhalla de los dioses nórdicos, ciudad de oro de Cortez El

Dorado, el aborigen australiano Sueño Edad, el Paraíso de Dante, La Utopía de Thomas More, el Mago de Oz de Emerald City, Atlantis, La Shangri-La de Hilton y la Shambhala del budismo.

La palabra paraíso trae muchas cosas a la mente, un jardín de árboles y prados verdes, el canto de los pájaros, el sonido de un arroyo gorgoteando, frutas de colores dispuestos sobre manteles en la hierba, la gente riendo y jugando como si fuera domingo por la tarde.

La historia del paraíso es donde tenemos nuestra idea de una vida cerca de la naturaleza, de un hombre y una mujer que vive juntos en un tranquilo jardín. Esto nos motiva a hacer dinero y retirarse temprano a vivir en un lugar cálido y soleado. Buscamos amantes y casamos para reclamar la dicha integridad que sentimos cuando éramos unido con Dios en el Jardín. Paraíso o unidad con la Mente Divina eterna, es la felicidad que todos buscan con tanto fervor porque está indeleblemente grabada en la memoria de nuestro ADN.

En la Enciclopedia del Simbolismo Arquetípico (1991) nos enteramos de la palabra Inglés paraíso deriva del antiguo Persa; pairidaeza, lo que significa un recinto, parque de placer amurallado o jardín. La palabra pairidaeza entró en Hebreo, Arameo y Griego conservando sus significados originales.

El Paraíso es una imagen arquetípica profundamente acogido en nuestro inconsciente colectivo humano. ¿Era sólo una leyenda o realmente existía?

¿Qué nos muestran la evidencia científica y cultural? ¿Cuál era su dieta y estilo de vida? Estas son las preguntas que vamos a explorar en este libro.

"En la Primera Edad no había más que una religión, y todos los hombres eran santos ... No hubo dioses ... y no había demonios. La Primera Edad fue sin enfermedad, no había disminución con los años, no había odio, ni la vanidad, o el mal pensamiento alguno, sin dolor, sin miedo. En aquellos tiempos, los hombres vivían el tiempo que eligieron no tenían ningún miedo a la muerte.", del Mahabharata, la epopeya espiritual de la India.

El término "edad de oro", una época de grandeza, se originó a partir de los poetas Griegos y Romanos los primeros que recordaban un tiempo antiguo cuando el hombre era puro y el mundo un paraíso.

El Jardín del Edén en el Antiguo Testamento se deriva de los mitos Sumerios y Acadios. Sumeria es considerada por muchos la civilización más antigua en el mundo (aproximadamente 3000 años antes de Cristo) haber desarrollado el primer sistema de escritura a mano. El paraíso Sumerio es llamado Dilmun. Edén o edinu también fue originalmente una palabra Sumeria, es decir, un plano o estepa. Dilmun era un jardín terrenal donde no existía la enfermedad y la muerte.

La historia de la creación en el que se creó el mundo en siete días se deriva del mito babilónico llamado Enuma Elish, que fue descubierta en el siglo XIX por arqueólogos británicos.

Los Hebreos fueron llevados en el exilio a Babilonia (un producto de la unión de los Acadios y los sumerios) en el año 587 aC y por lo tanto absorbió estos mitos épicos en su propio Génesis en el Antiguo Testamento.

Árboles frutales en el área de Malaya, Sumatra, Java son el resultado de una larga selección y cultivo. Árbol del pan, plátano y piña, así que se encuentra ampliamente alrededor del mundo oriental, no por semilla de forma natural, pero tienen que ser plantadas para crecer. Por lo tanto, el doctor Oakes Ames, profesor de investigación en Harvard estima que el hombre debe de haber practicado el fito mejoramiento de unos 500.000 años.

El hacha de mano para cortar árboles, raíces, etc. y para plantar al igual que se utiliza un azadón, se estima que ha existido hace 500.000 años para que coincida con la edad del hombre, pero ahora los científicos ya están subiendo la edad de la humanidad en millones de años por los antiguos restos fósiles. Este muestra que las herramientas de cultivo de árboles y plantas se han hecho durante millones de años, mientras que las lanzas, flechas, etc. de los cazadores pueden volver mucho menos.

"Toda la evidencia disponible," dice Elliot Smith, "parece apuntar claramente a la conclusión de que hasta la invención de los métodos de la agricultura y el riego en gran escala practicada en Egipto y Babilonia, el mundo realmente disfrutaba de una edad de oro, como Hesoid descrito. El hombre no fue conducido a la guerra por el instinto de agresividad, sino por el avaricia de riqueza y poder que el desarrollo de la civilización era responsable crear."

EL ORIGINAL ESTILO DE VIDA
DE LOS SERES HUMANOS

Cuando usted mira y huele hermosos frutos no se le envía a otro plano de la belleza primordial? Cuando entras en un hermoso jardín de flores y fruta o un frondoso bosque con un arroyo que fluye a través de él, no se le envía a un lugar fuera del tiempo? Esa es nuestra genética recuperando la memoria de paraíso.

Comer frutas frescas y el cuidado de un jardín del paraíso es lo que la vida tiene que ver con el paraíso. Paraíso se encuentra dentro de un cuerpo-mente equilibrada y afuera en el proverbial jardín del Edén.

El paraíso es nuestro estado natural, nuestra razón de ser, nuestro hogar original en la tierra. Esta sencilla forma de vida tiene el poder de transformar su vida y las vidas de toda la gente en el planeta. La destrucción ecológica se puede remontar a la "caída" de paraíso y el eventual corte de los árboles del jardín para cultivar cereales para el pan y la cría de ganado de carne.

La crisis de la salud en la enfermedad cardíaca y el cáncer y la crisis climática ecológica se puede remontar a la evolución de nuestra dieta de frutas frescas y verduras a la carne, el pan cocido y el corte del jardín de los bosques originales del paraíso.

El plan simple para guardar nuestra salud y nuestro planeta es plantar una huerta de fruta y verduras y vivir de los productos que ofrece. Esto nos lleva de nuevo a nuestras raíces, a nuestra dieta y estilo de vida natural y original.

St. Francis se preguntó qué harían si se les dijo que iba a morir esa noche, y él respondió que continuaría trabajando en el jardín, al igual que está haciendo, porque eso es exactamente lo que quería hacer más que cualquier otra cosa en la tierra.

La jardinería es la vocación más noble. La sembra de árboles frutales ayuda restaurar el equilibrio mundial de dióxido de carbono en el aire, que es en exceso en este momento y crea el efecto invernadero, que calienta la temperatura global creando las condiciones climáticas extremas.

Fertilizando árboles con polvo de roca molida estamos restaurando el equilibrio mineral de la tierra, que se ha agotado por el cultivo de cereales y por el crecimiento natural de los bosques durante los últimos diez mil años.

La actividad humana puede alterar el clima global debido al impacto a gran escala sobre el medio ambiente de la tala de bosques y el dióxido de carbono, metano y otros gases de efecto invernadero de las centrales eléctricas, vehículos y ganado.

Actividad solar no humanos tales como las manchas solares y llamaradas solares también tienen un impacto sobre el calentamiento global y el enfriamiento. El clima está en una crisis a escala mundial debido a causas artificiales y naturales, y podemos reducir el impacto humano con la conservación y viviendo un estilo de vida más simple, más natural.

Viviendo de alimentos vivos se convierte más ligera y más boyante como si estuviera siendo levantado. Viviendo de alimentos ricos en agua lavas el cuerpo limpio con la energía espiritual y la vivacidad. Coma la vida para sentirse más vivo y en sintonía con el Dios viviente interior. Coma alimentos vivos y uno empieza a convivir con el Espíritu eterno y conocer la sabiduría de Dios, naturalmente. Uno se siente conectado y en paz consigo mismo, porque están en sintonía con su propio Espíritu interior.

Meditando durante horas todos los días no puede compensar los errores que uno hace en la selección de sus alimentos todos los días. Cada comida crea un estado bioquímico del equilibrio y la armonía o desequilibrio y desarmonía.

A nivel celular, el consumo de alimentos chatarra con un alto contenido de azúcar refinada, harina y sal crea un desequilibrio bioquímico que destruye la armonía del cuerpo y la mente.

Las personas con dietas omnívoras de alimentos cocidos, carne, huevos, pan y una pequeña cantidad de frutas y verduras convierten ácido sus cuerpos que les hace sentirse mal por lo que se les antoja cigarrillos, café y alcohol para alcalinizar su acidez y por lo cual hacer que se sientan bien.

Cuando uno hace la transición gradual a una dieta rica en frutas y verduras frescas, comida desvitalizada, refinada será rechazado como venenos por su ahora naturalmente eufórica y muy sensibilizado cuerpo-mente.

VIVIR EN LA NATURALEZA ES
OTRA LLAVE PARA UNA VIDA SALUDABLE

Las acciones correctas o el estilo de vida diaria crea una vida feliz y saludable. La acción correcta es la liberación del sufrimiento. Acción incorrecta es la esclavitud al sufrimiento. Las leyes del universo premia acciones correctas con el placer y la felicidad y las malas acciones con el dolor y la miseria. Somos nuestros hábitos. Viviendo una vida iluminada, se convierte en la iluminación o la felicidad misma. Además de los alimentos, su ambiente afecta la cantidad de placer y felicidad en su vida.

¿Alguna vez ha ido de camping en las altas montañas y se sentía cargado de energía? Ese es el efecto de prana o chi o energía vital en el aire que está muy concentrado en las montañas, playas y desiertos. La comida es importante, pero también lo es una vida cerca de la naturaleza. Cualquiera que vive en una granja en las montañas o tiene un jardín paradisíaco en el patio trasero tiene contacto físico con la tierra, el aire, el sol, el agua y los árboles. Estos son los elementos de la naturaleza sagrados para comuna con.

Trabajar en un jardín, el cuidado de los árboles y las plantas, es una profesión saludable. Es lo que estábamos naturalmente diseñados para hacer.

EL SOL ES UNA PARTE ESENCIAL
DE LA VIDA NATURAL

"El Camino de la Vida Natural" incluye tomar el sol, baño de aire, baño de agua, el ejercicio, la fruticultura, jardinería orgánica, meditación, contemplación, estudiar las enseñanzas de sabiduría del mundo en las escrituras con el fin de compartir su experiencia y revelaciones.

Tomar el sol en un traje de baño, ropa interior o en el desnudo es otra fuente de alimento. Sólo 5 a 10 minutos por cada lado es todo lo que se necesita para obtener su suministro de alimento ultravioleta. Las personas de piel clara necesitarán menos tiempo de exposición. La luz que entra a los ojos estimula las glándulas endocrinas que impiden en la depresión de quedar en la casa todo el día.

Tiempo de exposición corto al sol previene el cáncer de piel igual que una dieta natural libre de productos agroquímicos tóxicos y rica en antioxidantes. Algunas personas nativas como los aborígenes de Australia están en el sol todo el día, pero no tienen problemas con el cáncer de piel.

Existe una correlación entre el cáncer de la piel y el exceso de exposición al sol en un cuerpo tóxico. Las grasas poliinsaturadas que se encuentran en el aceite de cocina comercial pueden causar cáncer de piel. Un estudio noruego encontró que aquellos que tomaron aceite de hígado de bacalao (muy alta en grasas poliinsaturadas) tenía tres veces el riesgo de melanoma, el tipo más peligroso de cáncer de piel (Veierød, Thelle, y Laake, 1997).

El cuerpo va a excretar material tóxico con la sudoración en el sol que en contacto con la piel puede crear una irritación que puede conducir a la formación de cáncer de piel como una reacción a estos productos químicos.

El sol de la mañana y por la tarde de 8-2 han demostrado ser el más beneficioso para tomar un baño de sol. El sol de la mañana es probablemente el más beneficioso y no es tan caliente en estas horas y por eso hace una experiencia más placentera.

Tomando el sol todo los días que sea posible pone un color saludable en las mejillas y un brillo en su piel. Un poco de aceite de oliva o sésamo o crema de vaca fresca aplicada sobre la piel magnifica los rayos del sol, y también hidrata la piel.

La piel absorbe nutrientes, como la vitamina E y A al igual que puede absorber los pesticidas. La vitamina D, que ayuda en la absorción de calcio, es fabricado por luz solar que incide la piel. ¿Quién sabe qué otros procesos beneficiosos no descubiertos se producen en un baño de sol?

Personas demasiado curtidas han arrugado su piel. Esquiadores y surfistas viejos que no utilizaron un protector solar parecen viejos y rasgados. El sol puede dañar la piel si te expones demasiado. La exposición moderada es la clave para lucir bronceada y saludable. El sol hace que la piel se vea bronce y hermosa. Un salón de bronceado o bronceadores de piel no son tan saludables como la vida en los trópicos o subtrópicos, donde el sol brilla casi todo el año. Gafas de sol que bloquean los rayos benéficos que ayudan a la función de las glándulas endocrinas, así que es mejor utilizarlos sólo cuando hay exceso de luz.

LA PODER CURATIVO DEL EJERCICIO

EJERCICIO

Los niños y jóvenes son muy activos físicamente con la participación en deportes en la escuela, gimnasio, recreo y después de la escuela sigue jugando. Esto mantiene su cuerpo firme y en buen forma. Las personas mayores, que ya no están en la escuela secundaria o la universidad deben permanecer físicamente activo para mantener su forma. Las personas mayores necesitan un programa de ejercicio para mantenerse en forma. La jardinería es una forma muy natural y saludable de hacer ejercicio. Caminar, correr, pesas, yoga, estiramientos, baloncesto, tenis, fútbol, béisbol y fútbol americano ayudan a mantener el cuerpo en buen tono muscular.

Si usted hace trabajo agrícola, jardinería o limpieza de la casa para ganarse la vida, entonces usted puede pensar que no es necesario hacer ejercicio. Creo que esto es un error, porque usted todavía necesita tonificar sus músculos con pesas y mover su cuerpo para mantenerse saludable. Entrenamiento intencional y concentrado mantiene su cuerpo en la mejor forma.

La idea de la cultura física no es para reforzar el ego por tener el mejor físico, sino que es para mantener una buena condición física, que ayuda a la mente a mantenerse disciplinado. Si usted se ve y se siente bien, tiende a hacer el bien. Disciplina del cuerpo ayuda a la mente a mantenerse disciplinado y no a vagar en los deseos extravagantes del placer sensual, la acumulación de dinero y la fama mundana.

El primer ejercicio que nos dieron era trabajador en el jardín. Cavando el suelo y la poda puede ser un trabajo físico y duro equivalente a hacer levantamiento de pesas o correr rápido. También hay los movimientos de jardinería ligeras como el deshierbe, siembra y cosecha.

La jardinería es un buen ejercicio porque usted está afuera en el aire fresco y en contacto con el suelo. La jardinería es bueno, pero para mantener los músculos en forma, ejercicios adicionales son necesarios, tales como caminar, correr y levantar pesas.

El entrenamiento con pesas es la mejor manera de mantener sus músculos jovenes y bien formados. Esto se debe a que el levantamiento de pesas aísla y desarrolla músculos específicos.

Una buena manera de comenzar una sesión de ejercicio es caminar unos pocos minutos y luego hacer algunos carreras subiendo un loma sin llegar al pesado jadeo de fase aliento. Esto se calienta para levantar las pesas. Carreras de velocidad por una colina es un ejercicio de cardio intenso y trabaja las piernas y nalgas. También puede utilizar una bicicleta o una bicicleta estacionaria o ir a nadar o jugar al baloncesto o lo que sea que te guste hacer.

Algunas posturas de yoga son buenas para estirar bien los músculos que le ayuda a relajarse. Usted puede hacer estiramientos de yoga en los días que no hace ejercicio. Recuerde nunca forzar sus músculos cuando hagan estiramientos porque podrían causar problemas del espalda. Comience abriendo amplia las piernas mientras se está sentado en el suelo y luego tocar la mano derecha para el pie izquierdo y viceversa. Luego incline hacia adelante con los brazos rectos y tocar el suelo delante de usted, pero sin forzarla. A continuación, poner el pie izquierdo en la parte interna del muslo de su pierna derecha y tocar la pantorrilla o pies. Sienta el estiramiento. A continuación, pon el pie izquierdo en el otro lado de su muslo derecho y poner su antebrazo derecho en la pierna izquierda por lo que toca el suelo en el otro lado. Gire la parte superior del cuerpo hacia la izquierda y mire hacia atrás sintiendo el estiramiento. Nunca hace demasiada tensión. Haga la otra pierna en la misma manera. A continuación, rodar sobre su estómago con su mejilla apoyada en el suelo. Levante la cabeza y sin usar sus brazos al principio y luego use los brazos para arquear aún más alto. Vuelve a suelo y descansa profundamente exhalando. A continuación toma el pie derecho con la mano derecha y el pie izquierdo con la mano izquierda. Tire de las piernas y haga un arco y siente la sensación del estiramiento en los muslos. Sostenga la posición arqueada por un momento y luego baje lentamente hacia abajo. Ahora levantar su cabeza sin necesidad de utilizar las manos y los pies al mismo tiempo, lo más alto posible, sin forzar. Baje lentamente y luego exhale y relájese completamente.

Después del cardio, levanta pesas con los músculos calientes y estirada. Unas pesas de 110 libras con barra se puede encontrar por alrededor de $50.00 USD. Ese juego de pesas más ligero es bueno para las personas mayores de 45 años y para las mujeres. Para los hombres más jóvenes que necesitan más peso es posible que desee invertir en un juego de pesas de 300 libras olímpica conjunto con un banco, banco inclinada, banco de la declinación y un estante o también puede inscribirse en un gimnasio. Uno tiene que utilizar más peso para crear masa muscular y tamaño, pero no demasiado peso que puede correr el riesgo de lesiones en la espalda, las rodillas, las muñecas o los tobillos. El levantamiento de pesas ayuda a mantener los músculos tonificados y grande cuando se come la comida más ligero como las verduras y frutas.

Calentamiento con pesos ligeros y aumentando el peso hasta que uno sólo puede hacer 6-3 repeticiones (reps), en realidad aumenta la masa muscular y la densidad. Altas repeticiones con poco peso se mantendrá el cuerpo muy delgado y flaco.

Las pesas se pueden levantar por la noche antes de retirarse si es demasiado caliente durante el día o hace mucho frío por la mañana.

Siempre concentrar en la más débil parte del cuerpo. Mis partes más débiles del cuerpo son mis tríceps, hombros, glúteos (la nalga), los muslos y las pantorrillas. Mi bíceps, pecho y espalda son genéticamente muy musculosos.

Las directrices de aptitud física (2007) de la American Heart Association (AHA) y el Colegio Americano de Medicina Deportiva para los adultos sanos menores de 65 años son los siguientes:

Hacer cardio moderadamente intensos 30 minutos al día, cinco días a la semana.

O realice ejercicios cardio intenso 20 minutos al día, 3 días a la semana y hacer de ocho a 10 ejercicios de entrenamiento de fuerza, de ocho a 12 repeticiones de cada ejercicio dos veces a la semana. Actividad física de intensidad moderada (caminar es el mejor ejemplo) significa trabajar lo suficiente como para aumentar su ritmo cardíaco y romper a sudar, y aun así ser capaz de mantener una conversación. La recomendación de 30 minutos es para el adulto sano promedio para mantener la salud y reducir el riesgo de enfermedad crónica.

Para los adultos mayores de 65 años (o adultos 50-64 con enfermedades crónicas, como la artritis), las directrices son: Moderadamente intenso ejercicio aeróbico 30 minutos al día, cinco días a la semana.

O realice ejercicios aeróbico intenso 20 minutos al día, 3 días a la semana. Y hacer de ocho a 10 ejercicios de entrenamiento con pesas, 10 a 15 repeticiones (2-3 más repeticiones que arriba) de cada ejercicio dos o tres veces por semana.

Si usted está en riesgo de caer, realizar ejercicios de equilibrio. Tenga un plan de actividad física.

Tanto el cardio y la actividad de fortalecimiento muscular es esencial para un envejecimiento saludable. Ejercicio cardiovascular de intensidad moderada significa trabajar duro a un nivel de seis de intensidad en una escala de 10. Aún debe ser capaz de mantener una conversación durante el ejercicio.

Los adultos mayores o adultos con enfermedades crónicas deben elaborar un plan de actividades con un profesional para gestionar los riesgos y tomar en cuenta las necesidades terapéuticas de la salud. Esto maximizará los beneficios de la actividad física y garantizar su seguridad.

Los adultos mayores (mayores de 65 años o los 50 a 64 con condiciones crónicas como artritis) deben hacer un poco más de repeticiones en las pesas y también se recomienda que lo hacen dos o tres veces por semana.

Así, se trabaja básicamente con pesas dos o tres veces a la semana, en el cual usted puede hacer cardio como un calentamiento para las pesas. Si usted levanta pesas sólo dos veces a la semana, puedes ir el otro día a correr, caminar rápido, andar en bicicleta, subir y bajar gradas, nadar o practicar deportes durante un mínimo de 20 minutos vigorosos e intensos.

Lo anterior es el plan de ejercicios oficial recomendado. Hacer cinco días de cardio en lugar de las pesas yo no recomendaría porque el entrenamiento de fuerza es lo que te mantiene en buen estado los músculos. Ejercicios de cardio desarrollan la pantorrilla y muslos, pero qué pasa con los hombros, el pecho, los brazos y el estómago.

Debe tenerse en cuenta que si usted tiene sobrepeso u obesidad, para perder peso o mantener la pérdida de peso, de 60 a 90 minutos de actividad física puede ser necesaria.

Cardio lento de larga duración (caminatas o carreras largas o paseos en bicicleta) simplemente no funciona porque; no funciona ambos procesos de su corazón, no funciona los tres tipos de fibras musculares, ni sus tres sistemas de energía. La investigación es muy clara acerca de los beneficios superiores de este tipo de ejercicio que la Asociación Americana del Corazón y el Colegio Americano de Medicina Deportiva ahora han cambiado totalmente sus directrices de ejercicio cardio, de acuerdo con Phil Campbell desarrollador del Peak-8 ejercicios de entrenamiento.

El cuerpo no produce la hormona de crecimiento humano (HGH), después de ejercicio largo y lento. Sólo el corto, rápida, anaeróbica tipo de ejercicio, durante cortos períodos de tiempo logran esto. Cuando se trabaja la fibra de contracción rápida y trabajar el músculo del corazón anaeróbica, su cuerpo libera tanto como un aumento del 530 por ciento sobre los niveles de referencia de crecimiento hormonas de crecimiento inducidos por el ejercicio (Stokes, Nevill, Hall, y Lakomy, 2002). Esto imita tomar inyecciones de hormonas de crecimiento.

El (HGH) se queda en su cuerpo durante dos horas después de la sesión de ejercicios quema grasa cuando usted descansa. No existe una prueba de HGH para atletas olímpicos más porque Peak-8 ejercicios puede imitar el uso de las hormonas de crecimiento.

La importancia de la recuperación no puede ser exagerada. Cómo saber si que se ha recuperado de su ejercicio es cuando usted tiene mucho energía y te sientes como si realmente quieres trabajar. A veces te sientes culpable por no hacer ejercicio, incluso si está cansado, pero eso es el peor momento para hacer ejercicio.

Una vez que usted está haciendo ejercicios de esfuerzo máximo intensas sólo necesita hacer ejercicio una vez a la semana con el fin de maximizar su producción de HGH.

Si usted trabaja a cabo cuando esté cansado, va a producir la hormona del estrés cortisol. El protocolo Peak 8 toma sólo 20 minutos una vez por semana, ya que es tan intensa y no se debe exagerar. Usted puede levantar pesas después también haciendo intensos movimientos lentos, pero sin descanso entre las series.

Todo esto está muy bien, sin embargo hay un otro punto de vista sobre la hormona de crecimiento humano (HGH). Dr. Raymond Peat, con un doctorado en biología y la especialización en fisiología dice que la hormona de crecimiento humano es una hormona del estrés, por lo que debemos evitar la producción de esta hormona.

Dr. Peat dice que la HGH es muy alta durante la insuficiencia cardiaca y la edema o retención de agua en los músculos contribuye a este problema. HGH causa el edema y el aumento de peso del músculo después de los tratamientos de GH (hormona de crecimiento) es debido al edema, no "crecimiento".

El calor o el tiempo caliente (pero no el tiempo frío), hipoglucemia, correr y algunos tipos de choque se sabe que estimula la producción de HGH a veces a los niveles de 10 o 20 veces mayor de lo normal. Aumento el HGH durante el sueño como lo hacen las otras hormonas del estrés, adrenalina, cortisol y prolactina mientras que las hormonas beneficiosas; tiroidea y progesterona, disminuye durante la noche.

El estrógeno induce un radical libre de pro-envejecimiento, óxido nítrico, que libera HGH. Los tres producen edema (aumento de la retención de líquidos). El estrógeno causa aumento de la secreción de HGH. Tratamientos de HGH se produce el síndrome del túnel carpiano, mialgia, el crecimiento del tumor, la ginecomastia (agrandamiento de las mamas en los hombres) y muchos otros problemas.

Así que, ahí lo tienen, la hormona de crecimiento humano o HGH es una hormona que se quiere evitar la producción. El ejercicio anaeróbico o el ejercicio que te hace jadear y respirar agitadamente estimula la producción de HGH para compensar el estrés. Así que, si corres rápido o utilizas una máquina aeróbica en el gimnasio, solo hacer ejercicio hasta que usted todavía se siente fuerte, pero no fuera de la respiración. No sobre trabajar su cuerpo que hace que segregue HGH.

El yoga es un buen ejercicio porque no está perdiendo el aliento. El levantamiento de pesas se debe hacer con los pesos pesados, pero no se esfuerce para que quedas sin aliento.

El ejercicio aeróbico es el ejercicio anaeróbico realmente. Ser sin aliento significa que usted ya no esté utilizando el oxígeno para generar energía, pero ahora está utilizando un modo de la quema de combustible llamado anaeróbico o sin oxígeno. El ejercicio aeróbico se hizo famoso por un libro publicado en 1968, pero era en error.

Producción de la hormona tiroidea T3 o se detiene muy rápidamente por el ejercicio, incluso el tipo "sub-aeróbico" o sub-aliento. El ejercicio intenso es el ejercicio estresante y poco saludable. En una persona sana, el descanso tenderá a restaurar el nivel normal de T3, pero hay evidencia de que atletas de alto nivel permanecen en un estado hipotiroideo incluso en reposo.

Entonces, ¿Qué es el ejercicio saludable? La respuesta es el ejercicio que se puede hacer, mientras que siguen siendo capaces de mantener una conversación. Caminar rápido, carreras cortos cuesta arriba, levantar pesas pesadas con pocas repeticiones, el yoga y la jardinería, todo se puede hacer sin esfuerzo o sin perder el aliento.

Los "músculos esbeltos" de corredores de larga distancia son signos de un estado catabólico, que se ha demostrado incluso en el músculo cardíaco. Un aumento crónico de ácido láctico y cortisol indica que algo anda mal.

Carreras de larga distancia elevan la adrenalina que provoca un aumento de aglutinación de las plaquetas y la coagulación de la sangre acelerada. El hipotiroidismo ralentiza el ritmo cardíaco y aumenta la producción de adrenalina y está fuertemente asociado con la enfermedad cardíaca.

Un latido cardíaco lento significa que hay una condición de hipotiroidismo. Personas hypothyroidic (manos y pies fríos) son susceptibles de producir ácido láctico, incluso en reposo, y son especialmente susceptibles a los efectos dañinos del ejercicio "aeróbico". El ejercicio anaeróbico (salir de la respiración), aumenta la liberación de ácido láctico y la interleucina-6 en el músculo ejercitado y hormonas incluyendo estrógenos, prolactina, HGH y a veces de TSH (hormona estimulante de la tiroides) todos los cuales son reacciones de estrés. Estas sustancias se tratan de reparar los daños causados por el ejercicio estresante, pero el precio a pagar es que el cuerpo se pone un poco más viejo y más débil.

Los atletas profesionales consideran generalmente tener "buenos genes", y el ejercicio se dice promueve la buena salud, sin embargo los atletas de clase mundial, incluidos los participantes en los Juegos Olímpicos, tienen una alta incidencia de asma, que es cerca de tres veces mayor que la población general.

Los fisiólogos del ejercicio han encontrado que la contracción "concéntrica" (cuando un músculo se contrae contra una resistencia como en el levantamiento de peso o corriendo por una colina), mejora la función del músculo y no causa ningún daño. Corriendo bajo en una colina o ejercicio excéntrico daña los músculos, obligándolos a alargan sin dejar de tener una carga.

Las personas mayores, con el ADN mitocondrial muy dañado, se les dio un programa de ejercicio concéntrico. Con el tiempo como se adaptaron al programa se encontró su ADN mitocondrial que se han convertido en normales. Ejercicio concéntrico, como levantamiento de pesas y cortas, no interminables, carreras cuesta arriba te hace fisiológicamente más joven.

Carreras cortos cuesta arriba o caminando rápido cuesta arriba es un buen calentamiento para el levantamiento de pesas. No se esfuerza demasiado corriendo o caminando. Ir tan rápido y el tiempo que sea cómodo. Un agradable paseo por el parque o bosque es mucho más agradable y quema más calorías (porque su cerebro está disfrutando el escenario), que el uso de una máquina de cinta de correr en un gimnasio. Se puede caminar en las partes planas y correr rápido en las colinas para que funcione las piernas y pantorrillas más. Si usted está respirando muy fuerte eso significa que usted está estresando su cuerpo.

PIERNAS

Dar forma a sus piernas y nalgas es fácil con los siguientes ejercicios. Calentar con 5-10 minutos de cardio no estresante; caminar, correr, andar en bicicleta o nadar.

Un gimnasio bien equipado está bien, pero también puede entrenar en casa. Al hacer sentadillas me puse dos pares de pantalones o un par de pantalones vaqueros cómodo ajuste para simular el uso de vendas de rodilla. Un par de pantalones vaqueros recién lavado y secado dar a sus rodillas y a la espalda un apoyo adicional.

Coloque la barra detrás del cuello y los hombros y luego sentarse hasta que la parte superior de su muslo quede paralelo al piso, luego sube sin rebotar. Si usted trabaja en un gimnasio un Cybex jaula de sentadillas guiará sus movimientos. Ponga un banco debajo de ti para que no vaya demasiado bajo, lo cual puede dañar las rodillas, pero no sentarse en el banco, porque puede dañar la espalda con todo el peso empujado en su columna vertebral.

Calentarse con un peso más ligero. A continuación, añadir el peso suficiente para hacer 3-6 repeticiones. Altas repeticiones construir la resistencia, pero no aumentar la masa muscular. 3-6 repeticiones aumenta la masa muscular. Hago sentadillas de espalda y sin descanso hago sentadillas frontales y luego descanso y hacer otra serie. Esto es realmente cuatro series de sentadillas si hace dos. Después hago 2 juegos de sentadillas hack, levantando la barra atrás de mi desde el piso hasta la cintura, con un peso pesado hago 6 repeticiones. Estos conjuntos de peso realizado una vez por semana hará que tus piernas sean bien construidas sin mucho esfuerzo y tiempo.

Ejercicios del Muslo

Sentadillas Hack: Sentadillas hack son mi ejercicio favorito para trabajar los muslos. Coloque una barra detrás de usted en el suelo y luego agarrar con ambas manos y levante la barra detrás de sus piernas. Utilice un peso más ligero para calentamiento para una o dos series y luego usar el peso que usted puede hacer solo 3-6 repeticiones. Con el peso pesado ir por la quemadura en los muslos en las últimas repeticiones porque esto es lo que pone el tamaño y la forma en sus piernas.

Sentadillas: Pesas libres o máquina Cybex: Calentarse con los pesos ligeros, y luego hacer 4 series de 6-3 repeticiones. Sentadillas tanto atrás y adelante, también se desarrollan los glúteos, que se tratan en la siguiente parte. Utilice la opción "dos pares de pantalones método" o pantalones ajustadas para que los sentadillos no hará daño a las rodillas y la espalda baja.

Sentadilla Frontal: Coloque la barra en la parte frontal del cuello y cruzan los brazos para sostenerla. Esto funciona de la parte frontal de los muslos. Haz dos súper series sin descansar de sentadillas frontal y extensiones cuádriceps si usted tiene acceso a una máquina para cuádriceps.

Los siguientes ejercicios son para el gimnasio si quiere más formas de desarrollar las piernas.

Extensión de Cuád, Máquina o Pesos Libres: Si usted no tiene acceso a una máquina de extensión de cuádriceps, puede usar pesas para la pierna. Inicie con peso ligero y luego añadir peso. Sostenga la posición extendida y contratos de la pierna con firmeza. Haz series de 12-20 repeticiones o lo que sea necesario para llegar al fracaso de los músculos. Inicio muy ligero y seguir añadiendo peso y luego volver a bajar hasta los cuáds realmente queman. Esto le llevará a la definición de los dos músculos por encima de la rodilla.

Haz los extensiones de cuád después de las sentadillas frontales, sin descansar. Un Súper-set es cuando haces un ejercicio al máximo o al fallo muscular y después, sin descanso hace otra diferente ejercicio, relacionada con el ejercicio anterior de forzar aún más sangre en los músculos, que estimula su crecimiento.

Máquina de Press de Pierna: En este equipo se sienta con las piernas dobladas hacia el pecho y luego extenderlas. Inicie con peso ligero y luego añadir más peso. 2-3 series de 6-8 repeticiones.

Máquina de Glúteos: Ese máquina aísla el glúteo mayor y menor. Inicie con peso ligero y luego aumentar el peso hasta que sólo se puede hacer 3 repeticiones.

Máquina para el Interior del Muslo: Utilice un peso lo suficientemente pesado como para sentir una quemadura después de hacer de 4 a 6 repeticiones. Estos se pueden hacer con los pesos de la pierna también.

Máquina para el Exterior del Muslo: Trabaja también el exterior de los glúteos también. Utilice un peso lo suficientemente pesado como para hacer de 6 a 8 repeticiones. O se hace con los pesos de la pierna.

Ejercicios de Pantorrilla

EN CASA: un dedo del pie piernas levanta sobre una tabla o paso mientras sostiene una mancuerna. Correr también desarrolla las pantorrillas.

GIMNASIO: Máquina de Press de Pierna: Use un peso pesado mantener la posición contratada para realmente trabajar las pantorrillas. Súper-serie esto con los dos ejercicios siguientes. **Máquina de Pantorrilla Sentada:** Una vez más mantener la posición contraída para aislar realmente a los pantorrillas. **Máquina de Pantorrillas De Pie:** Utilice un peso pesado con el fin de ganar tamaño y mantenga contraído en la parte superior. Hacer 6 a 8 repeticiones con el fin de quemar las pantorrillas. Puede trabajar las pantorrillas en cada entrenamiento como los abdominales.

GLUTEOS

Para desarrollar los glúteos, también conocidos como los glúts, las sentadillas, incluyendo los del espalda, frente y hack son los mejores ejercicios. Además, los siguientes también son útiles:

1. Correr o caminar rápido colinas o escaleras desarrollará los glúteos.

2. Pesos piernas atadas a los tobillos también son excelentes. Arrodillarse en las rodillas en un cojín, un sofá o en la cama y manda la pierna atrás y mantenerla durante un segundo o dos. Siga esta vez manteniendo recta la rodilla y extender la pierna y manténgala presionada. Luego ponte de pie y apoyado contra una pared y extender la pierna hacia atrás con la rodilla recta.

3. La "estocada" se hace al andar en línea recta. Un paso largo es tomada y la otra rodilla toca ligeramente el suelo y luego se vuelve. Mantenga lanzándose hacia arriba y abajo de la habitación hasta que las piernas y las nalgas no puedan hacer más. Utilice pesas ligeras en cada mano si necesita peso extra.

4. Levantamiento de peso muerto con la pierna recta. Use un peso ligero. Eso trabaja los isquiotibiales y glúteos.

Máquinas Glúteo: Hay máquinas en el gimnasio que aíslan a los glúteos.

1. Uno de ellos le ha inclinado sobre un cojín con la pierna inclinada se lanza atrás de nuevo a Soporte del pie ponderado. Sostenga la posición extendida y sentir los glúteos trabajando.

2. Otra máquina tiene una barra acolchada que usted pone su pierna sobre la captura de él detrás de la rodilla y luego se fuerza de nuevo usando los músculos de los glúteos. La mayoría de los gimnasios cuentan con un sistema de poleas de cable ponderada y una correa para la pierna que se puede poner en el tobillo. Con una pierna recta extender atrás para trabajar los glúteos.

HOMBROS

Press Militar: Press militares con la barra son excelentes para desarrollar la masa. Press la barra sobre la cabeza. Remeros verticales para desarrollar los músculos del trapecio por encima de los hombros se llevan a cabo mediante la celebración de una barra con las manos juntas y tirando de él hasta la barbilla y luego bajarla lentamente. Durante los pesos más ligeros que uno puede hacer la elevación delantera del hombro sosteniendo la barra en el ancho de los hombros y levantando por encima de la cabeza con los codos bloqueados.

Press de Mancuernas: Con las pesas mancuernas o las pesas diseñadas para ser agarrado en la mano, haga el press de hombros con mancuernas sentado en un banco, silla o de pie y empuja las mancuernas sobre la cabeza haciendo 2 a 3 series de 3-6 repeticiones. Esto desarrolla la parte frontal y lateral del hombro.

Mancuernas Súperserie:
Siga el ejercicio arriba con el siguiente:

1. En primer lugar se inclina adelante para los deltoides posteriores. Esto se hace mediante la adopción de pesas ligeras y agacharse, a continuación, mantener los codos bloqueados y levantar y sostener, sintiendo los deltoides posteriores. A continuación, tomar una mancuerna ligera y levantarla hacia los lados, manteniendo el codo rígido hasta que esté por encima de la cabeza un poco y mantenerla y luego bajarle, haciendo 6 repeticiones en cada lado.

2. Siguiente: Elevaciones laterales con ambas mancuernas y moverlas hacia un lado y mantenerle un momento. Los codos están un poco doblados.

3. A continuación, sin descanso haga los músculos del hombro delanteros, sosteniendo los codos rígidos y levante las pesas hasta los ojos una mancuerna a la vez.

Comience con un peso ligero y hacer 6-8 repeticiones y luego moverse hacia arriba hasta que pueda hacerlo solo 1 a 3 repeticiones. Este es el método de la pirámide donde empieza ligera y va a lo más pesado como pueda, haciendo una sola repetición. Con el peso más pesado, descansar entre series hasta que estés refrescado y listo para hacer otra serie.

Ejercicios para el Trapecio:

1. Encogimiento de hombros con la barra: El desarrollar el trapecio se realizan por el acaparamiento de la barra en los hombros y manteniendo durante 3 segundos. También se puede realizar la con la barra detrás y con mancuernas. En la última repetición haciendo la sentadilla hack se puede realizar ese ejercicio también. La pesa bien pesado realmente desarrolla el trapecio.

2. Remeros verticales: Agarra una barra con las dos manos y un agarre cerrado. Lleve la barra hasta el nivel de la barbilla y luego baje lenta

mente. Usa la sistema de pirámide, empezando con un pesa ligera y poco a poco añadir peso.

BÍCEPS

1. Curl de bíceps con barra de pie: Calentar con poco peso y se mueve rápidamente a la mayor cantidad de peso que usted puede hacer para tres a una repeticiones.

2. Curl de bíceps con mancuernas, superserie con curls inverso con mancuernas y curls de muñeca que se desarrolla el antebrazo. Haga 2 series.

3. Curl de bíceps concentrado: Hecho doblado por la cintura con el brazo colgando hacia abajo y moviendo la mancuerna a la posición de la barbilla, mantener tenso un rato. Haga 2 series en cada brazo.

4. Pull-ups: Con las palmas hacia usted agarre una barra tire hacia arriba. Hacer tantos como sea posible. En las últimas repeticiones baja lo más lentamente posible.

Recuerde: para mantener el cuerpo y la mente juvenil debe hacer ejercicio para evitar la pérdida de su forma. Levantamiento de pesas es el mejor ejercicio para ganar masa muscular.

TRÍCEPS

1. Press de banca con barra de agarre cerrada: Tome la barra un poco más cerca de sus hombros. Utilice tanto peso como sea necesario hacer sólo 6 repeticiones. Uno o dos series.

2. Tríceps con barra, pull-overs con una barra: Acuéstese sobre su espalda en un banco, una cama o silla y cuelgan sobre el borde y agarrar la barra sobre su cabeza con los codos doblados. A continuación, llevar la barra por encima y siente el tríceps cuando lo hace el movimiento. Utilice el peso suficiente para apenas hacer 6 repeticiones.

3. Tríceps empujando abajo en la máquina: Agarra el accesorio de cuerda y empuje hacia abajo con los tríceps con la espalda recta. Una o dos buenas series de 6-8 repeticiones.

y doblar el codo para que el peso se inicia en la parte posterior de la cabeza, y luego enderezar el codo encima de la cabeza. Uno o dos series con peso suficiente para hacer 4-6 repeticiones.

LEVANTAMIENTO DE PESAS ES EL MEJOR EJERCICIO PARA MANTENER LOS MÚSCULOS EN FORMA

Levantamiento de pesas intensivo realizado 2-3 veces a la semana es todo lo que se necesita. Trabajar en el jardín; sembrar, excavación, la poda, el riego, la fertilización, es una buena forma de ejercicio pero no aísla ciertos grupos musculares, como el levantamiento de pesas hace. El levantamiento de pesas le da forma a su cuerpo y también se ha demostrado que ayuda mantener los centros de generación de energía, las mitocondrias, joven y en forma.

PECHO

1. Press de banca con barra: agarre ancho, agarre medio y agarre cerrado. El agarre ancho ensancha el pecho, el agarre medio trabaja los músculos medias y la estrecha agarre definir interior del pecho y tríceps. Acuéstese en un banco y saca el peso del bastidor, y bajar la barra hasta el pecho y empuje hasta que los codos están rectos.

Utilice un peso pesado para hacer 3 a 6 repeticiones para añadir más tamaño a su pecho y use un peso más ligero de 8 a 20 repeticiones para definir su pecho.

2. Press de banca con mancuernas: Primero hacer una mosca tipo prensa (con codos extendida baja las mancuernas a los lados y parte posterior). Seguir con el regular press de banca justo después. 2 series de 6 a 8 repeticiones.

3. Press de banco inclinada: Trabaja la parte superior del pecho, el hombro frontal y todo el hombro. Un banco declinado define la parte inferior del pecho.

Si tu pecho naturalmente está bien desarrollada y gran tamaño, hacer el press inclinado para trabajar los hombros más y flexiones en el piso de posición de mano; ancho, mediana y cerca para mantenerlo bien definidos.

4. Pull-overs con los brazos rectos: Desarrolla la parte superior e inferior del pecho. También le da estrías en el pecho. También se amplía la espalda para darle una forma V.

ESPALDA

1. Remeros con mancuernas: Tome una mancuerna y se doblan por la cintura con una rodilla en un banco, una silla o en la cama y luego tirar el peso hacia el pecho. A continuación, repita con el otro brazo. Esto evita lesiones en la espalda baja.

2. Remeros con barra: El uso de una barra muy ligero y un agarre ancho, doble por la cintura, se extienden los brazos y después tirar de la barra hasta el pecho y baja lentamente.

3. Pull-ups: Son excelente para la espalda superior si tiene un bar o una rama de un árbol cercano. Puede subir de modo que la barra va detrás de su cuello, además de detenerse en la barbilla. Un apretón más amplio ensancha la espalda.

ESTOMAGO, CINTURA Y ESPALDA BAJA

La parte más importante en la creación de una cintura esbelta es la dieta. Si usted come demasiado sin quemarse con el ejercicio, entonces la grasa se forma alrededor de la cintura y el estómago. La cintura y el estómago son depósitos de almacenamiento del cuerpo. Si comemos más de lo que podemos quemar durante el día (especialmente los alimentos ricos en grasa como el queso y crema), la grasa se formará.

Comer pesado tarde en la noche acaba de rellenar su cintura. Las grasas, almidones cocidos y pan tienden a formar grasa más rápido, pero incluso el exceso de plátano y papaya formarán grasa y todo va recto hasta el estómago y la cintura.

Si tienes estreñimiento, esto hará que la cintura se expanda, haciendo que se vea gordo. Comer muchas frutas dulces, sabila licuado y zumo de vegetales de hojas verdes, sin almidón le mantendrá sin estreñimiento.

La sección media o de su núcleo, con un vientre plano y rígido, esbelta cintura y espalda fuerte es muy importante para tener un cuerpo en forma.

Un superserie haciendo un ejercicio tras otro sin descanso realmente funciona la sección media.

Primero lo hacen:
1. Hacer abdominales con una placa de peso (con los pies en régimen de la barra o debajo de una cama o un sofá), y luego hacer ellos sin peso, a continuación, haga

2. Crujidos de bicicletas hechas trayendo lentamente una rodilla al codo opuesto alternando las piernas, y a continuación hacer

3. Crujidos o elevación de la cabeza y los hombros del suelo mirando hacia arriba con la rodilla doblada sosteniendo todo el tiempo que pueda en la posición contraída, después haga sin descansar

4. Leg-ups elevación de las piernas en el aire mientras se dobla ligeramente las rodillas, después sin descansar hacer

5. Leg-ups contratado de las piernas cerca de 6 pulgadas sobre el suelo, con las manos debajo de la cintura para darle apoyo, mantienen hasta que se produzca el fracaso.

Los músculos oblicuos están en el lado de la cintura. La mejor manera de ejercitar estos músculos es colocar una escoba detrás de su cuello y lo rota por lo que está apuntando hacia adelante, luego gire hacia el otro lado aumentando la velocidad a medida que avanza hasta que se sienta una quemadura en los músculos, que suele ser de unos 100 -200 repeticiones. Incluso se puede hacer viendo televisión.

Realmente siento la rotación y flexionar los músculos laterales cuando lo haces. Este ejercicio de torsión también se puede hacer con peso. Tome una pesa de diez o cinco libras y sostenerlo con ambas manos y gire hasta que los hombros se enfrentan adelante hacia atrás y gire hacia el otro lado. Haga 15-25 repeticiones.

Otro buen ejercicio para la cintura de lado es el uso de una mancuerna o una placa de pesas ligera (5-20 libras) en una mano y se inclina hacia el lado estirando, y luego volver a la posición vertical. Estos ejercicios firman el "área de la manija del amor".

La baja de la espalda se trabaja haciendo las contracciones acostadas en un banco o en la cama. O pesos ligeros se pueden mantener por detrás del cuello y luego bajar la cabeza a la altura de la cintura y luego regresar.

Si entrenas su cuerpo obtendrá las hormonas endorfinas y que te llevará a sentirse feliz. Endorfina significa literalmente "la morfina al dentro", derivado de la palabra morfina endógena, el opiáceo natural y verdadera de la gente. La depresión puede ocurrir por la falta de ella. Cultivar endorfinas a través del ejercicio, la dieta, la risa y el masaje.

EJEMPLOS DE RUTINAS: 30-40 MINUTOS 3 VECES POR SEMANA O CADA OTRO DIA

Las cuatro partes principales del cuerpo son:
1. Piernas, pantorrillas
2. Hombros: deltoides posteriores, al lado, adelante y trapecio
3. Pecho y Espalda
4. Brazos: tríceps, bíceps, antebrazos

Puede combinar todos ellos y hacer un entrenamiento completo del cuerpo haciendo sólo uno o dos ejercicios para cada parte del cuerpo, o puede hacer un entrenamiento de todo el cuerpo una vez por semana con pesos pesados y hacer el levantamiento ligero en sus áreas débiles, los otros días. Abdominales y oblicuos (músculos de la cintura secundarios) se hagan antes o después de cada entrenamiento. Hacer carreras cuesta arriba o caminando rápido cuesta arriba antes de hacer ejercicio suficiente para sentir sus piernas se bombea y acelera tu ritmo cardíaco.

1. Piernas:
Correr o caminar cuesta arriba rápidamente para calentamiento
Sentadillas de espalda, sentadillas frontales, máquina de extensión de piernas, máquina de curl femoral
Sentadillas Hack
Pantorrillas: Una calve pies plantea con / sin pesas, máquinas becerro; pie, sentados, prensa de piernas

2. Hombros: Press militar con barra, Press militar con barra atrás de cuello, Press con mancuernas, Mancuernas y cable para deltoides posterior, deltoides frontal, deltoides lateral, ver el sección de hombros

para saber cómo hacer estos ejercicios

3. Pecho y Espalda:
Prensa Inclinado o press de banca con barra o mancuernas, Push-ups, pull-ups, remeros doblado con un brazo con mancuernas

4. Brazos:
Agarre cerrado press de banca/superserie con prensa de tríceps
Tríceps press con un brazo usando mancuernas
Curl inverso antebrazo con barra/superserie con curl con barra
Curls de muñeca con barra
Curls con mancuernas/superserie con curl inverso con mancuernas
Concentración curls con mancuernas
Pull-ups invertida para aislar el bíceps

Hacer ejercicio cada otro día le da a sus músculos la oportunidad de recuperarse. El sobreentrenamiento y el entrenamiento diario subraya su cuerpo y se produce las hormonas del estrés; cortisol y la hormona del crecimiento humano.

Hacer ejercicio cada otro día le dan ganas de hacer ejercicio cuando llegue el momento, porque su cuerpo está descansado. Pruebe un entrenamiento del cuerpo entero haciendo menos ejercicios para cada parte del cuerpo y ver cómo se siente. Utilizar diferentes ejercicios para la misma parte del cuerpo en el siguiente entrenamiento.

HAGA EL COMPROMISO SEMANAL

Sabiendo que es un corto (30-40 minutos), entrenamiento duro cada otro día te mantendrá constante. Si usted está muy ocupado asegurarse de obtener al menos un buen entrenamiento por semana haciendo pesas y cardio. Si pasas dos semanas sin el levantamiento de pesas, sus músculos van flácida y pierden tamaño y fuerza. Comience hoy una nueva vida de ejercicio que le dará un nuevo cuerpo y mente llena de fuerza y belleza como el ideal clásico griego, una mente sana en un cuerpo sano.

EL PODER CURATIVO DE LA FRUTA

CÓMO HUERTOS FRUTALES PUEDEN
AYUDAR A SALVAR NUESTRO PLANETA

La fruta es el alimento que mejor se puede alimentar el mundo, con el más alto rendimiento de superficie (400.000 libras por acre.) de acuerdo con la Fruitarian Network (2003). Dr. Miklos Faust, ex jefe de los laboratorios de frutas del USDA señala que los arboles de manzana centenarios puede dar 2 toneladas (cada uno) de manzanas. El lineal, dos dimensional cultivo de verduras, granos o frijoles, no pueden competir con un árbol que crece hacia arriba y esféricamente en tres dimensiones.

Mediante la creación de bosques frutales o huertos frutales para dar nuestro abastecer los alimentos, podemos ayudar a estabilizar el clima ya que los árboles convierten el CO_2, gases de efecto invernadero, al oxígeno y fibra vegetal. Bosques traen la lluvia a los desiertos y las zonas de sequía a través de la evaporación de grandes cantidades de agua. También absorben el ruido, filtran el aire, producen iones negativos saludables y crean un ambiente de paz.

Un huerto o bosque de frutas también proporciona un hábitat para la fauna silvestre. La comida rápida más saludable y ecológica es la fruta. La fruta incluso viene con su propio embalaje, eliminando los residuos.

UNA MANZANA AL DIA, O MEJOR AUN 2 O MAS
MANZANAS AL DIA MANTIENE ALEJADO AL MEDICO

Benjamin Franklin, un vegetariano, acuñó la frase: "Una manzana al día mantiene al médico alejado." La manzana, conocida como la fruta de los Dioses, es una poderosa fuente de energía espiritual que fomenta el equilibrio y la armonía de acuerdo con D. W. Hauck (1998) en el sitio de web alchemylab.com.

En la antigua Grecia y Roma, las manzanas se consumen en el Festival de Diana (13 de agosto). Los egipcios ofreció manzanas a sus sacerdotes más altos y poderosos, a los que consideran los guardianes del conocimiento oculto.

En la Edad Media las manzanas en rodajas se utilizan para predecir el futuro y comido con regularidad se decía que una persona pueda vivir más de 200 años. Modernos estudios clínicos han demostrado que el consumo de manzanas reduce el riesgo de cáncer. Las manzanas son un alimento muy versátil, lo que con la salsa de manzana, zumo de manzana, sidra de manzana y pastel de manzana.

LOS BENEFICIOS DE LAS MANZANAS

Se les han llamado el "rey de las frutas" y también pueden ser el rey de la prevención de enfermedades o mantener alejado al médico. La fibra en las manzanas es principalmente fibra soluble, llamada pectina, que tiene un registro exitoso como un reductor de colesterol que se remonta a la investigación en la década de 1960. Manzanas rango cerca de la parte superior entre las frutas y verduras como una fuente de pectina, proporcionando 0,78 gramos por 100 gramos de la porción comestible de la fruta. Las manzanas también son una deliciosa fuente de fibra dietética, una manzana mediana contiene cerca de cinco gramos de fibra, más que la mayoría de los cereales.

Las manzanas también contienen flavonoides importantes. Los flavonoides son compuestos de origen natural de plantas que tienen propiedades antioxidantes. Las manzanas tienen la mayor concentración de flavonoides de cualquier fruta. 100 gramos de manzana fresca sin pelar, unos dos tercios de una manzana de tamaño mediano, ofrece la actividad antioxidante total de 1.500 miligramos de vitamina C. Un estudio realizado en Finlandia (Knekt, Jarvinen, Reunanen, y Maatela, 1996), publicado en la prestigiosa British Medical Journal demostró que las personas que consumen una dieta rica en flavonoides tienen una menor incidencia de enfermedades del corazón. Otros estudios indican que los flavonoides pueden ayudar a prevenir los accidentes cerebrovasculares. Manzanas cultivadas naturalmente son mejores para la salud, porque las pesticidas y fertilizantes artificiales pueden causar dolor de cabeza, problemas de los nervios y los desequilibrios nutricionales.

LAS PROPIEDADES CURATIVAS DE LAS CEREZAS

Cerezas durante mucho tiempo han sido elogiadas por sus beneficios para la salud, pero ahora tiene nuevas pruebas científicas para demostrarlo. Un investigador en el estudio de la melatonina descubrió ese antioxidante que lucha contra la enfermedad, en cerezas rojas agrias. Esta es la primera vez la melatonina se ha encontrado como una sustancia que se produce naturalmente en los alimentos.

Russell J. Reiter, profesor de neuroendocrinología de la Universidad de Texas Health Science Center en San Antonio, dijo que los resultados del estudio de cinco meses muestran que la melatonina está presente en grandes cantidades en las cerezas ácidas y que "Los estudios han demostrado que la melatonina es beneficioso para frenar el proceso de envejecimiento, promover el sueño y ayudar con los efectos del jet lag."

Los mismos químicos que le dan su color a las cerezas agrias pueden aliviar el dolor mejor que la aspirina y el ibuprofeno. La melatonina, resulta que es uno de los antioxidantes más potentes que se conocen. Cerezas en forma fresca y seca sería la forma más natural para aumentar el nivel de antioxidante del cuerpo. Las cerezas pueden proporcionar una protección antioxidante comparable a los suplementos disponibles en el mercado, tales como la vitamina E y vitamina C.

El capulí o cereza de montaña andino, cultivada adecuadamente, puede ser dulce, pero no demasiado dulce y no ácida como algunas cerezas templadas. La cosecha es por 5-6 meses. Hubo un tiempo, en la meseta interandina, cuando estaba forestada con árboles de capulí. Los colonizadores españoles utilizaron la madera del capulí para construir sus iglesias y residencias y por lo tanto los bosques salvajes, vírgenes, nativos fueron talados.

LAS PROPIEDADES CURATIVAS DE LAS UVAS

Las uvas están llenos de fitonutrientes como el resveratrol, quercetina, antocianinas y catequinas. El resveratrol, que se encuentra principalmente en la piel de la uva, se ha encontrado en estudios preliminares para luchar contra el cáncer de mama, hígado y colon. El resveratrol también se cree que juega un papel en la reducción de enfermedades del corazón y se ha demostrado que presentan propiedades anti-inflamatorias. Dr. John Harvey Kellogg, (su hermano creó copos de maíz Kellogg), en 1870 en su famosa clínica en Battlecreek, Michigan prescribiría 10 a 14 libras de uva al día para curar a los pacientes de hipertensión arterial. Para las personas con problemas del corazón era la uva y más uvas y para los pacientes delgados, aconsejó 26 comidas al día para aumentar de peso. En 1928 Dr. Johanna Brandt, un naturópata de Sudáfrica, publicó un libro llamado "La Cura de Uva" después de tener una iluminación y enseñó que las uvas pueden curar casi todas las enfermedades, incluyendo el cáncer.

ARÁNDANOS CURATIVOS
EL NUMERO #1 ANTIOXIDANTE

Los arándanos son el número uno en la actividad antioxidante de acuerdo con las conclusiones de los científicos del USDA Dr. Ronald Prior y el Dr. Guohuacao del Centro Jean Mayer de Investigación de Nutrición Humana sobre Envejecimiento en la Universidad Tufts. Los flavonoides, incluyendo antocianinas, son responsables para el color azul intenso de arándanos silvestres que contienen la fuente de alimento más alta de antioxidantes conocidos. Los antioxidantes previenen el daño celular debido a la oxidación por los radicales libres y por lo tanto prevenir el cáncer y muchas enfermedades relacionadas con la edad tales como la pérdida de habilidades de memoria y motriz.

De todos los frutos probados, arándanos silvestres mostraron la mayor actividad contra el cáncer de acuerdo con la Dra. Mary Ann Smith de la Universidad de Illinois y es debido a los flavonoides que contienen. Dr. Richard Passwater, Ph.D., director de investigación del Centro de Investigación Nutricional Solgar de Maryland dice proanthocyanoidins (PACs) producen el intenso color de los arándanos, ciruelas y uvas moradas o rojas. Los proanthocyanoidins fortalecer los capilares sanguíneos que resulta en menos constricción de las venas que podrían conducir a hinchazón de los pies o los tobillos. Ellos también ayudan a una rápida cicatrización de heridas y el colágeno bien desarrollado creando menos arrugas y las venas varicosas o menos hinchadas. Los arándanos, frambuesas negras y rojas, moras, zarzamoras y las fresas son los frutos más altos en fibra y fitonutrientes y los más bajos en azúcar.

En un estudio publicado en la revista Neurociencia Nutricional (2004) de Casadesus G. et al., se encontró que una dieta suplementada con arándanos puede mejorar en gran medida la memoria de los animales de laboratorio. Cuando más tarde estudió in vitro, los cerebros de los animales mostraron cambios estructurales asociados con una mayor capacidad de aprendizaje. Los investigadores creen que los dos resultados están directamente relacionados.

La investigación publicada en la revista Neurobiology of Aging (2005) por F. C. Lau et al. mostró que los antioxidantes nutricionales que se encuentra en los arándanos puede revertir la disminución en la transferencia de señal neuronal debido a la edad, así como déficits cognitivos y motrizes.

Los investigadores especulan que los suplementos de arándano también puede ayudar a disminuciones lentas en la función cerebral que acompañan a las enfermedades tales como la enfermedad de Alzheimer y la enfermedad de Parkinson.

Esta es una gran noticia para aquellas personas más de 50 años que comienzan a olvidar las cosas más y más a medida que pasan los años. Esto puede ser muy inquietante con una sensación de pérdida de control de su vida. Al añadir arándanos a nuestra dieta, podemos ayudar a la pérdida de la memoria y el poder del cerebro.

En un estudio publicado en Bioquímica y Biología Celular (2005) Matchett M. D. et al encontró que 24 horas de exposición a los extractos de arándano, sus antioxidantes reducen drásticamente la producción de metaloproteinasas de matriz, enzimas cree que desempeñan papeles clave en el metástasis de tejido maligno en el cáncer de próstata humana.

Esto llevó a los investigadores a postular que los suplementos de arándano puede ayudar a prevenir la metástasis tumoral.

En otras palabras, los arándanos pueden ayudar a prevenir las células cancerosas y en particular, aquellos que quieren difundir y desplazar a las células beneficiosas. Es bueno saber que hay alimentos como los arándanos que pueden cambiar las células de cáncer a células benignas.

ALGARROBO

La vaina del algarrobo es técnicamente una legumbre y no un fruto. La mayoría de las frutas tienen un alto contenido de agua, que suele ser de 80%, pero la vaina de algarroba es sólo 3,58% de agua. Mezclado con puré de plátano fresco, el polvo de algarrobo seco se vuelve húmedo y rica en agua como la mayoría de otras frutas.

El valor en esta "leguminosa-fruta" es que es muy alta en calcio y otros minerales importantes. Algarrobo en polvo contiene 348 miligramos de calcio y 79 miligramos de fósforo por cada 100 gramos o alrededor de una taza (103 gramos). Esta relación es importante porque si el fósforo está en una mayor proporción que el calcio, no será absorbido el calcio. Algarrobo es también alto en cobre (0,59 mili-gramos por taza) que se ha relacionado a ayudar a restaurar el color natural del cabello.

Una forma de comer polvo de algarrobo es mezclarlo con plátanos maduros, machacado con un tenedor. Usted puede agregar papaya y plátano licuado para un producto final más húmedo. Una consistencia húmeda se desea ya que el polvo es baja en agua y por lo tanto es más digerible cuando está húmedo.

Durante la Segunda Guerra Mundial la escasez de alimentos obligó al pueblo griego a comer pan de algarrobo, porque no había harina de trigo disponible. El algarrobo es también conocido como Pan de San Juan. Las langostas fueron mal traducidas en la Biblia porque el árbol de la haba de langosta es el algarrobo. Juan el Bautista comía las algarrobas silvestres enteros en el desierto. El algarrobo es rica en minerales como el calcio y el magnesio, que son cruciales en el mantenimiento de dientes y huesos fuertes.

EL INDICE GLUCEMICO

El índice glucémico o GI le guiará en la elección de los alimentos que no elevan el azúcar en la sangre demasiado, evitando así la secre-ción excesivo de insulina y sus efectos negativos.

El índice glucémico es un sistema numérico de medición de la rapidez con que los hidratos de carbono provoca un aumento en la circulación de azúcar en la sangre. Cuanto mayor sea el número, mayor es la respuesta del azúcar en la sangre. La insulina aumenta los niveles de homocisteína, que está implicado en la causa de enferme-dades del corazón.

Resistencia a la insulina significa que sus células se vuelven inca-paces de usar la insulina para reducir el azúcar en la sangre o glucosa debido a una historia pasada de sobredosis constante del exceso de secreción de insulina, que los hace menos sensibles.

Un síntoma de esta enfermedad es la fatiga después de comer o poco tiempo después de comer. Ciertas frutas son altas en la lista como las dátiles, los plátanos demasiado maduros y sandía y deben ser consumidos con moderación.

La glucosa es el índice de aproximadamente 100

FRUTAS Y FRUTOS PRODUCTOS
Cereza 22
Frutilla 25
Frambuesa 25
La mora 25
Pomelo 25
Albaricoques, secados 31
Pera, fresco 37
Manzana 38
Ciruela 39
Jugo de manzana 41
Peach, fresca 42
Naranja 44
Pera, en lata 44
Uvas 46
Jugo de piña 46
Durazno, enlatados 47
El jugo de toronja 48
El jugo de naranja 52
Kiwi 53
Plátano 54
Nota: Un estudio realizado en 1992 por Hermansen et al. informó que el GI para los plátanos inmaduro fue de 43 y el de plátanos demasiado maduros fue de 74. En plátanos inmaduros el almidón constituye el 80-90 por ciento del contenido de hidratos de carbono, que, como el plátano madura, se cambian a los azúcares libres. Plátanos demasiado maduros son demasiado dulces y cuando son inmaduro contiene demasiado almidón. Cuando las manchas marrones aparecen es el momento preciso para comer la banana.

Cóctel de frutas 55
Mango 56
Sultanas 56
Albaricoques, frescos 57
Papaya o papaya 58
Albaricoques, enlatados, jarabe de 64
Pasas 64 (pasas de uva tienen el mismo GI como el azúcar blanco)
Melón de la roca (melón, melón) 65
Piña 66 (note que el jugo es sólo el 46)
Sandía 72
Dátiles 103

AZÚCARES
Azúcar blanco 64
Fructosa 22 (tiene un GI bajo, pero en realidad es una química refinado y tóxica)
Lactosa 46
Miel de abeja 58
Jarabe de maíz de alta fructosa 62

ALIMENTOS PARA LA COMPARACIÓN:
Patatas al horno 85
Pan de trigo, blanco 71
Arroz, integral 55
Arroz, salvaje, Saskatchewan 57
Arroz, blanco 58
Pan crujiente de centeno 65
Yogur sin especificar, 36

La calidad del jugo de zanahoria depende de la variedad de zanahoria, el suelo y las prácticas de cultivo. Zanahorias Californianas son conocidas por ser mucho más dulce que otros. Jugo de zanahoria, no mezclados con otras verduras verdes tiene un GI alto.

Algunas frutas no deben comerse solas porque son muy dulces y azucarados. Usted puede saber por la sensación que tienes después de comerles, una fuerte subida de azúcar y luego un gran caída. Chirimoyas son un ejemplo de ello. Si comes chirimoyas, después debe comer algunas manzanas y cerezas para equilibrar el alto contenido de azúcar. Frutos de bajo GI se diluyen el efecto del alto contenido de azúcar en las chirimoyas.

Las dátiles tienen un GI alto (por encima de 100) y deben ser consumidos con moderación. Lo más agrio o ácido la fruta, como las cerezas, bayas, manzanas frescas y cítricas, el menor será la GI.

APENDICE

REMEDIOS CASEROS PARA EL CÁNCER

Investigadores de UCLA (Mori et al., 2006) redujo los tumores en un 80% con el calor de chiles habaneros. Ese es extraordinario en términos de lo que normalmente se realiza con drogas tóxicas. El estudio llevado a cabo en el hospital Cedars Sinai Medical Center en Los Angeles, California, EE.UU., en colaboración con los doctores y los investigadores de UCLA, concluyó que un ingrediente llamado capsaicina, que se encuentra en los chiles habaneros, tenía la habilidad de hacer que las células cancerosas de la próstata se suiciden. La capsaicina también se encuentra en el chile jalapeño, pero el habanero tiene el mayor contenido de capsaicina. El estudio, llevado a cabo con ratones, que se manifiesta aproximadamente una disminución del 80% en el tamaño del tumor de próstata en comparación con los ratones no tratados.

El Estado de Nuevo México tiene la tasa de mortalidad por cáncer más baja de los 50 estados. Es probable que comen más pimientos en Nuevo México por habitante que todos los demás estados. México es número 167 en cáncer (todos los cánceres combinadas), en la tasa de mortalidad de 192 países, con 81,5 muertos de cáncer por 100.000.

Kelley Eidem con cáncer de etapa cuatro, curó a el mismo con habaneras pimientos, precedió a los investigadores del UCLA en siete años, y no ha reducido sus tumores en solo 80%, pero lo redujo el 100%.

Él ahogó un pimiento habanero rallado con semillas y dos dientes de ajo rallado con la mantequilla sobre pan cada día. También utilizó el aceite de hígado de bacalao, pero no se recomienda ya que puede causar ataques al corazón (Veierød, Thelle, y Laake, 1997). Los investigadores del UCLA sólo utilizó chiles habaneros sin el aceite de hígado de bacalao y lograron una reducción del 80% en los tumores de cáncer. Resultados de la investigación del UCLA confirmó este método era un arma muy poderosa contra el cáncer.

En otro estudio corrobora más reciente, llevado a cabo en la Universidad de la Escuela de Medicina de Pittsburgh (Zhang, Humphreys, Sahu, Shi, y Srivastava, 2008) capsaicina ha demostrado tener la apoptosis inducida (suicidio celular) de las células de cáncer de páncreas. Los investigadores dijeron que, "... resultados del estudio muestran que la capsaicina es un inhibidor eficaz de in vitro (tubo de ensayo) e in vivo (en los organismos vivos) del crecimiento de células de cáncer."

Don Imus está tratando de mantener problemas a la distancia, poniendo "material caliente en la boca", en forma de chiles habaneros, en su esfuerzo continuo para gestionar y combatir el cáncer de próstata.

Dr. Lee usó la crema de progesterona para curar el cáncer de próstata en sus pacientes. La aspirina ha demostrado clínicamente que reduce el riesgo de cáncer.

Dr. Raymond Peat, quien ha enseñado el Dr. Lee acerca de progesterona, dice acerca de la progesterona, "Se ha utilizado un poco para el cáncer de riñón, pulmón y próstata. El cerebro tiene una alta concentración de forma natural, por lo que es probable que sea útil allí también. Con la preparación adecuada, probablemente podría ser utilizado eficazmente en el estómago, el colon y la vejiga. Yo sé de un par de casos en los que ayudaron el cáncer de páncreas. Las dosis altas de aspirina, con vitamina K, son útiles para cualquier tipo de cáncer. La dieta debe hacer hincapié en la fruta, la leche y el queso."

CLASIFICACIÓN DE FRUTAS SEGÚN LA MEDICINA TRADICIONAL CHINA

"Frutas, según la medicina tradicional China, se debe comer principalmente durante las estaciones cálidas y calientes.

Durante la temporada de frío, fruta altamente fria como los plátanos, las naranjas y los limones se debe evitar para prevenir el desarrollo de frío en el cuerpo.

Para el tratamiento de una persona que es demasiado yin, a menudo cansados y agotados, introvertido en la personalidad, tiene un pulso débil y manos frías, dan las uvas rojas/púrpura, melocotones, ciruelas y cerezas.

Una persona con un exceso de yang, se beneficiaría de la manzana, cítricos, piña y mandarina.

Manzana
Naturaleza térmica: Fresco a frío
Sabor: Dulce y amargo
Órganos: Estómago, bazo, pulmón
Elemento: Tierra, madera
Efecto: Elimina el calor, alivia agitación, alivia el calor del verano, crea fluidos corporales, humedece los pulmones, alivia la diarrea, estimula el apetito. Crea fluidos corporales, humedece pulmón, calma la sed y alivia la tos.
Nutrientes: Fruta alto en flavonoides, ácido málico, pectina muy alta en minerales y oligoelementos, hierro especial.
Indicaciones: manzana cruda es buena tras el consumo excesivo de alcohol. Alto En una condición excesivamente yin tomar manzana rallada ligeramente calentado o como una compota de fruta cocida o compota de manzana.

Albaricoque
Naturaleza térmica: Neutral para calentar
Sabor: Dulce y amargo
Órganos: Estómago, pulmón
Indicaciones: Debido a su alto contenido de hierro y el efecto de calentamiento, se recomiendan los albaricoques durante el embarazo. Consumido en exceso, pueden dañar los dientes.

Plátano
Naturaleza térmica: Frio
Sabor: Dulce
Órganos: Estómago, intestino grueso
Elemento: Tierra
Efecto: Elimina el calor, enriquece yin, humedece y desintoxica los intestinos, crea fluidos corporales, humedece estómago.
Nutrientes: Contiene la hormona serotonina, el buen estado de ánimo. Alto contenido de ácido pantoténico y ácido fólico. Alto contenido de potasio que es bueno para el corazón.
Indicaciones: Banano crudo es recomendada para el estreñimiento y las hemorroides sangrantes. No se recomienda para condiciones frías y demasiado yin, o con exceso de mucosidad.

Cereza
Naturaleza térmica: Cálido
Sabor: Dulce
Órgano: Estómago, bazo (hígado y riñón)

Elemento: Tierra
Efecto: Un suplemento del quemador central, qi y la sangre y un suplemento y humidor del hígado y el bazo, se dispersa la estasis sanguínea.
Los nutrientes: Hierro, B1, B2, B3.
Indicaciones: Frialdad, agotamiento, fatiga, insomnio, debilidad y dolor en las rodillas y las caderas.

Uva
Naturaleza térmica: Neutral
Sabor: Dulce y amargo
Órgano: Bazo, pulmones, riñones (hígado)
Elemento: Madera y de la tierra
Efecto: Suplemento para riñones y el hígado, y suplemento de qi, promueve formación de la sangre, crea fluidos corporales, fortalece los músculos, los tendones y los huesos; diurético.
Nutrientes: Ricos en glucosa, más alto contenido de potasio en cualquiera fruta, hierro, cobre, calcio, bioflavonoides, resveratrol. Las pasas son más altos en hidratos de carbono, hierro y calcio que la uva fresca.
Indicaciones: Debilidad y dolor en la columna vertebral, las rodillas y las caderas, la fragilidad.

Pomelo
Naturaleza térmica: Fresca al frío, cascara es caliente.
Sabor: Agridulce, cáscara dulce y amargo.
Órganos: Estómago, pulmón, piel, estómago, riñón y la vesícula biliar
Elemento: Tierra
Efecto: Carne: crea fluidos corporales, alivia la sed. Cascara: el estómago y riñón-vesícula biliar.
Nutrientes: La vitamina C.
Indicaciones: Bronquitis con moco amarillo-verde, el consumo excesivo de alcohol.

Mango
Naturaleza térmica: Neutral
Sabor: Dulce, agrio
Órganos: Estómago, pulmón
Elemento: Tierra
Efecto: Regenera los fluidos corporales, detiene la tos, detiene la sed, fortalece el estómago.
Nutrientes: Vitamina A, magnesio, cloro, niacina.
Indicaciones: Tos, sed, mala digestión, la próstata agrandada.

Naranja
Naturaleza térmica: Enfriamiento
Sabor: Dulce, agrio
Órganos: Pulmones, bazo, estómago
Elemento: Tierra
Efecto: Lubrica pulmones, resuelve moco, fortalece el bazo aumenta el apetito, quita la sed, promueve los fluidos corporales.
Los nutrientes: Vitamina C, bioflavonoides, ácido cítrico.
Indicaciones: La sed, la deshidratación, chi estancado, hernia.

Papaya
Naturaleza térmica: Neutral
Sabor: Dulce
Órganos: Corazón, los pulmones, la vejiga
Elemento: Tierra
Efecto: Fortalece el estómago y el bazo, la digestión, elimina el calor del verano, lubrica los pulmones, detiene la tos, ayuda irritabilidad, mata gusanos, aumenta la producción de leche.
Los nutrientes: Vitamina A, vitamina C, potasio.
Indicaciones: Tos, indigestión, dolor de estómago, eczema, lesiones en la piel, los parásitos intestinales.

Melocotón
Naturaleza térmica: Cálido a caluroso
Sabor: Agridulce
Órganos: Estómago, intestino grueso, (hígado).
Elemento: Tierra, metal, madera
Efecto: Crea fluidos corporales, humedece los intestinos, la sangre se mueve, se disuelve el éxtasis de sangre, se puede suavizar la dureza.
Nutrientes: Muy buena proporción sodio a potasio, zinc.
Indicaciones: Estreñimiento, especialmente en personas de edad avanzada.

Pera
Naturaleza térmica: Fresca
Sabor: Dulce
Órganos: Pulmón, estómago
Elemento: Madera, tierra
Efecto: Elimina el calor, humedece la sequedad, crea fluidos corporales, transforma flema
Nutrientes: Especialmente ricos en potasio, sustancias similares a las hormonas.
Indicaciones: Acordes irritados ronca voz, pérdida de la voz, tos seca,

estreñimiento.

Ciruela
Naturaleza térmica: Neutral a caliente
Sabor: Dulce y amargo
Órganos: hígado, riñón, estómago
Elemento: Tierra, madera, agua
Efecto: Elimina el calor del hígado, dispersa el estancamiento del qi y estancamiento de la sangre, crea fluidos corporales, diurética.
Nutrientes: Ricos en hierro, excelente Potasio-Sodio ratio y la relación Calcio-Fosforo.
Indicaciones: Estancamiento del hígado y el calor, la tendencia a los arrebatos de ira, inquietud, irritabilidad, sudoración nocturna.

Piña
Naturaleza térmica: Neutral a fresca
Sabor: Dulce y amargo
Órganos: Estómago, vesícula biliar
Elemento: Tierra
Efecto: Dispersa el calor del verano, crea fluidos corporales, refrescantes, diuréticas, favorece la digestión.
Nutrientes: Enzima bromelina promueve la digestión de proteínas, hierro, cobre, zinc.
Indicaciones: Sed, sequedad de boca, náuseas, falta de apetito, inquietud.

Fresa
Naturaleza térmica: Refrescante
Sabor: Dulce, agrio
Órganos: Pulmones, el bazo, el estómago
Elemento: Metal, Tierra
Efecto: Lubrica pulmones, promueve los fluidos del cuerpo, fortalece el bazo, desintoxica la intoxicación por alcohol.
Nutrientes: Silicio, hierro, vitamina C.
Indicaciones: Tos seca, dolor de garganta, dificultad para orinar, retención de alimentos, la falta de apetito.

Sandía
Naturaleza térmica: Frio
Sabor: Dulce
Órganos: Riñón, vejiga
Elemento: Agua, Tierra
Efecto: calma la sed, alivia la irritabilidad, disipa los problemas de

calor del verano, favorece la diuresis, desintoxica.
Nutrientes: Vitamina A, bromo, potasio.
Indicaciones: Llagas, boca seca, verano irritabilidad calor, ictericia, edema, dificultad para orinar, la disentería con sangre.

Para una persona que come una dieta con un alto porcentaje de fruta, es aconsejable consumir frutas que son caliente o neutral para equilibrar la mayoría de las frutas, que son frescas o fríos.

El melocotón es la única fruta caliente, las cerezas son cálidas, ciruelas y albaricoques son neutrales a cálidos. Las uvas se enumeran como neutral pero el rojo y morado se indican como comidas calientes. Papaya y mango son frutas neutrales. La piña es neutral a fresca. La sandía y el plátano son los únicos frutos indicados como frío, mientras que el resto de ellos son frescos o enfriando.

Comer un montón de manzanas frías durante los meses fríos del invierno haría su cuerpo demasiado yin y frío.

Algarrobo en polvo, aunque no en la lista, tiene un efecto de calentamiento. Papaya, una fruta neutral, está disponible durante el invierno.

Calabaza kabocha al vapor es una buena opción durante los meses fríos del invierno en las regiones templadas.

EL YIN Y YANG DE LOS ALIMENTOS

Comer una mayoría de alimentos Yin hace que el cuerpo produzca solamente energía Yin, que es más oscuro, más lento y tiene un efecto pacificador. Da una sensación de ligereza, haciendo que el cuerpo sea menos completo y más fresco.

Comer predominantemente alimentos Yang hace que el cuerpo produzca solamente energía Yang, que es más rápido, más caliente y más enérgico. Alimentos Yang aumentar la fuerza mental y fomentar conductas asertivas y agresivas.

La mejor manera de buena salud es elegir alimentos que sean equilibrados, que contiene tanto las energías Yin y Yang. Los alimentos que son en su mayoría Yin o Yang deben ser tratados con precaución.

Las personas que son excesivamente pasivas o insípidas, desordenadas, perezosas o indiferentes, necesita comer más alimentos de la energía Yang. Para aquellos con patrones de pensamiento rígido y personalidades impulsivas, los alimentos de la energía Yin ayudarán a restablecer el equilibrio.

Yin Alimentos Alcalinos: Cacao, jugos de frutas, café, té, agua mineral, agua de soda y agua de pozo, la miel, la mostaza, el jengibre, la pimienta, curry, canela, frutas tropicales, dátiles, higos, limones, uvas, plátanos, melocotones, pasas, peras, ciruelas, naranjas, sandías, manzanas, cerezas, fresas, patatas, berenjenas, tomates, shitake, malanga, papas, pepino, patatas dulces, champiñones, espinacas, espárragos, brócoli, apio, col, calabaza, cebollas, nabos , daikon, nori, hijiki, zanahorias.

Yin Alimentos Ácidos: La mayoría de los productos químicos, el vinagre, la sacarina, el vodka, el vino, whisky, sake, cerveza, soja, guisantes verdes, tofu, frijoles blancos, frijoles pintos, frijoles negros, garbanzos, frijoles rojos (azuki), macarrones, espaguetis, anacardos, cacahuetes, almendras, castañas, aceite de maíz, aceite de oliva aceite, mantequilla de maní, mantequilla de sésamo.

Yang Alimentos Alcalinos: Té de diente de león, té mu, el ginseng, el mijo, la salsa de soja, miso, umeboshi, sal, wakame, kombu, raíz de loto, bardana, raíz de diente de león.

Yang Alimentos Ácidos: Harina de maíz, la avena, la cebada, el centeno, el trigo, el arroz, el trigo sarraceno, el marisco, la anguila, la carpa, el pescado blanco de carne, quesos, aves, carne, atún, salmón, huevos y leche de vaca.

De acuerdo con el Tao de los alimentos, los alimentos equilibrado en energía Yin y Yang son: cereales, semillas, arroz, tubérculos, queso y manzanas.

Los alimentos de formación alcalina y ácida se pueden clasificar Yin o Yang de acuerdo con sus sales de sodio, potasio, calcio, fósforo, magnesio y contenido de azufre. Yin alimentos que forman ácido son ricos en fósforo y azufre, y al mismo tiempo son bajos en sodio. Yang alimentos que forman ácido son ricos en fósforo, azufre y sodio. Yin alimentos de formación alcalino son ricos en potasio, calcio y baja en fósforo y azufre. Yang alimentos de formación alcalino son altos en sodio, magnesio y bajos en fósforo y azufre.

Comer lo que se cultiva localmente ayuda a mantener su cuerpo en equilibrio con el clima local. Por ejemplo, si usted vive en los trópicos que se debe comer los frutos de energía Yin como la piña, higos, papaya, plátano y mango. Estos alimentos de energía Yin combaten el calor del clima tropical Yang. El calor en climas tropicales (Yang) se equilibra con las frutas acuosas (Yin) que crecen allí. Frutas tropicales apoyan la expansión de los poros para mantener el cuerpo fresco. Si se comen las frutas tropicales (Yin) en un clima de invierno (Yin), la persona a menudo se siente demasiado fría (Yin). Del mismo modo, en los climas más fríos es beneficioso comer los Yang alimentos energéticos, como las verduras cocidas y queso.

Trastornos pueden ser clasificados por su equilibrio Yin / Yang. El exceso de comida Yin; leucemia, meningitis, colitis, epilepsia, enfisema, diabetes, asma, cáncer de piel, hipersensibilidad, nerviosismo. El exceso de comida Yang, ictericia, gota, úlceras, cáncer de lengua, cáncer de pulmón, cáncer de páncreas, cáncer de riñón, cáncer de colon, la distrofia muscular, la ira, paranoia. El exceso de Yin y Yang, arteriosclerosis, hepatitis, uremia, cálculos biliares, cáncer de mama, cáncer uterino, cáncer de vejiga, la esquizofrenia.

Al digerir los alimentos "muertos", que carece de la frecuencia, fuerza vital, o lo que se conoce comúnmente como la energía ch'i, sentimos lento y letárgico. Ejemplos de alimentos muertos son: verduras pasados, marchitadas y demasiado refrigerados y frutas verdes, inmaduro o podrido.

Los alimentos procesados y refinados carecen de la energía vital o chi y llenan nuestro cuerpo con productos químicos tóxicos que bloquean el flujo de energía vital. En la medicina ayurvédica, el sistema médico tradicional de la India, los alimentos putrefactos y muertos son llamados Tamásica y te dejan cansado y lento en comparación con los alimentos Sáttvicos como fruta fresca y yogur que te dejan tranquila y alerta. Alimentos Rajásicos, como la carne, te deja agitado e inquieto.

EL pH DE FRUTAS Y HORTALIZAS

El valor de pH de un alimento nos dice el grado de acidez que es. 7 es neutral en la escala de pH. Cualquier cosa inferior a 7 será más y más ácido. Por encima de pH 7 significa que la comida es alcalina.

Los alimentos como la piña y los cítricos como las naranjas y mandarinas son más bajos en la escala de pH, entre 3 y 4. La mayoría de las verduras son alrededor de 5 a 7. El jugo de piña es ácida, pH 3,30 a 3,60 y por lo tanto se puede erosionar el esmalte de los dientes y causar daño permanente. Lo mismo se aplica al zumo de naranja, ya que tiene un valor de pH entre 3,30 y 4,19. Piñas o naranjas verdes darán jugos aún más ácidas y pueden erosionar el esmalte de los dientes y en el interior del cuerpo puede drenar la reserva de calcio almacenado en los dientes y los huesos. Uno tiene que restringir su ingesta de zumos de frutas ácidas para evitar daño a los dientes. El agua de coco, jugo de apio y jugo de verduras son alcalinas y no dañan los dientes.

La información a continuación es del Centro de la FDA de EE.UU. para la Seguridad Alimentaria y la Nutrición Aplicada.

El pH aproximado de alimentos y productos alimenticios

pH aproximado del artículo
Manzana, comer 3,30-4,00
Albaricoques 3,30-4,80
Alcachofas, cocinado 5,60-6,00
Espárragos, cocinados 06.03 a 06.16
Aguacates 6,27-6,58
Bananas 4,50-5,20
Róbalo, del mar, a la parrilla 6,58-6,78
Moras, Washington 3,85-4,50
Arándanos, Maine 3,12-3,33
Pan, centeno 5,20-5,90
Pan de trigo entero 5,47-5,85
Brócoli, cocido 6,30-6,52
Col 5,20 a 6,80
Melón 6,13-6,58
Zanahorias 5,88-6,40
Coliflor 5,60
Coliflor, cocinada 6,45-6,80
Apio 5,70-6,00
Apio, cocinado 5,37-5,92
Chayote (Mirliton), cocinado 6,00-6,30
Queso, Requesón 4,75-5,02
Cerezas, California 4,01-4,54
Cerezas, Royal Ann 3,80-3,83
Pepinos 5,12-5,78
Dátiles, Dromedario 4,14-4,88

Berenjena 5,50-6,50
Huevos, recién puesto, enteros 6,58
Higos, Calamyrna 5,05-5,98
Uvas, Concord 2,80-3,00
Uvas sin semillas, 2,90-3,82
Pomelo 3,00-3,75
Jugo de pomelo, en lata 2,90-3,25
Verduras, Verdes, Mixto, picado 5.05 a 5.22
Col rizada, cocinada 6,36-6,80
Kumquat, Florida 3,64-4,25
Jugo de Limón 2,00-2,60
Lechuga, Boston 5,89-6,05
Lechuga, Repollo 5,70-6,13
Jugo de limón 2,00-2,35
Níspero (si es ácido pH 3,8) 5,10
Mangos, maduro 3,40-4,80
Mangostán 4,50-5,00
Melón, Casaba 5,78-6,00
Melones, Honeydew 6,00-6,67
Leche, Agria, cuajada fino 4,70-5,65
Muscadine (Uva) 3,20-3,40
Nectarinas 3,92-4,18
Aceitunas, verdes, fermentado 3,60-4,60
Naranjas, Florida 3,69-4,34
Jugo de naranja, California 3.30 a 4.19
Papaya 5,20-6,00
Durazno 3.30 a 4.5
Peras, Bartlett, 3,50-4,60
Caquis 4,42-4,70
Piña 3,20-4,00
Jugo de Piña, en lata 3,30-3,60
Ciruelas, Roja 3,60-4,30
Granada 2,93-3,20
Patatas 5,40-5,90
Ciruelas, secas, guisadas 3,63-3,92
Frambuesas 3,22-3,95
Arroz, Integral 6,20-6,80
Arroz, Blanco 6,00-6,70
Lechuga, Romano 5,78-6,06
Chucrut 3,30-3,60
Espinacas 5,50-6,80
Espinaca, cocida 6,60-7,18
Calabacín, Bellota, cocido 5,18-6,49

Fresas 3,00-3,90
Fresas, California 3,32-3,50
Judías verdes 5,60
Camotes 5,30-5,60
Tangerina 3,32-4,48
Tomates 4,30-4,90
Tomates, jugo 4,10-4,60
Vinagre 2,40-3,40
Vinagre de sidra 3,10
Sandía 5,18-5,60

CONTAMINACION RADIACTIVA

La contaminación radiactiva de uso médico es actualmente mucho mayor que cualquier otra fuente artificial de contaminación incluyendo pruebas de bombas y reactores nucleares. Un experto, líder en la investigación de radiación ha confirmado ese. Dr. John Gofman, un médico que es también físico, dijo que su investigación durante los últimos 10 años, apoya la conclusión de la ONU. En 1963, la Comisión de Energía Atómica le pidió establecer una División de Investigación Biomédica en el Laboratorio Nacional Lawrence Livermore para evaluar los efectos en la salud de todos los tipos de radiación nuclear. En 1969, sin embargo, la AEC y la "comunidad de la radiación", fueron descontando la importancia a sus advertencias sobre los riesgos de la radiación. Gofman revolvió a la docencia a tiempo completo en Berkeley, y cambió a estatus emérito en 1973.

A continuación se muestra un gráfico que describe donde la radiación proviene. La mayor parte proviene de fuentes naturales, como el gas radón se filtra en las casas, mientras que los rayos x médicos son la mayor fuente de radiación artificial. Precipitación radiactiva sorprendentemente, es sólo menos del 0,03% del total. Esto, por supuesto cambiaría drásticamente si ocurre una guerra nuclear total o incluso una guerra nuclear limitada.

El problema con la precipitación radiactiva de las pruebas nucleares es que se acumula con el tiempo en su cuerpo, por lo que a pesar de la precipitación es baja ahora, se ha ido acumulando durante décadas en nuestros cuerpos.

Hace cuarenta o cincuenta años, durante el apogeo de las pruebas nucleares atmosféricas (1962 fue el año de la mayoría de las pruebas) lluvia radiactiva fue mucho mayor en la concentración, especialmente en las zonas cercanas a los sitios de prueba.

A principios de los años sesenta el país de Ecuador se determinó que era el lugar con la menor lluvia radiactiva en el mundo, debido a sus altas montañas que descartan a la lluvia radiactiva.

Exposición a la Radiación
Natural:
Radón 55%
Cósmico 8%
Terrestre 8%
Interna 11%
Total Natural 82%

Artificial:
Médico de rayos X 11%
La medicina nuclear 4%
Los productos de consumo 3%
Otros Ocupacional <0,3
Ciclo del Combustible Nuclear <0,03
Precipitación radiactiva <0,03% del total, o menos del 1 milirem por persona
Varios <0,03
Artificial Total 18%
Total Artificial y Natural 100%
Gráfico elaborado por el Consejo Nacional de Protección y Medición de Radiación (NCRP 93)

LA VERDAD SOBRE
BAJO NIVEL RADIACIÓN

El libro, *Secret Fallout, Low-Level Radiation from Hiroshima to Three Mile Island* por Ernest J. Sternglass (1972), publicado por Mc-Graw-Hill Book Company, es muy recomendable para entender los peligros de la radiación nuclear. El permiso para distribuir este libro se da libremente cuando no se realiza ninguna modificación del texto.

En el prólogo de la edición de 1981: "Cuando me comprometí a escribir la primera edición de este libro, publicado originalmente en 1972 bajo el título de Low-Level Radiation, mi preocupación principal era con los efectos de la lluvia en el mundo de las armas nucleares, en particular el desarrollo del bebé en el vientre de la madre. En ese momento yo también discutí la primera evidencia de posibles efectos en la salud de las emisiones rutinarias de radiactividad de los reactores nucleares en su funcionamiento ordinario del día a día. En los diez años que han intervenido desde entonces, mis preocupaciones acerca de la seguridad de las centrales nucleares, lamentablemente, han sido reforzadas mucho más de lo que podía haber imaginado. No sólo en el accidente de Three Mile Island, cuyos efectos en la salud humana probablemente se discuten en el presente libro, sino también en el funcionamiento normal de muchas otras plantas nucleares, ahora hay cada vez más evidencia de aumento de la mortalidad infantil y el daño al recién nacido. En la década que ha pasado, las tasas de cáncer aumentaron más fuertemente en las zonas más cercanas a los reactores nucleares cuyas emisiones de gases radiactivos fueron encontrados en aumento más fuerte, siguiendo el patrón anterior de las tasas de mortalidad entre los recién nacidos deserito en el libro original.

Los primeros catorce capítulos se han quedado casi sin cambios, mientras que el resto del presente libro recoge la historia hasta nuestros días. Tiene que ver con la evidencia reciente que reveló la posibilidad de daño grave para la salud de los pruebas de armas nucleares que se conocía a nuestro gobierno. También se presenta la evidencia de daños a las capacidades de aprendizaje de los niños nacidos en zonas de lluvia fuerte durante el período de pruebas masivas de armas nucleares.

Lo que surge es que, para que los principales gobiernos para poder continuar amenazando el uso de sus reservas cada vez mayores de las armas para pelear y ganar guerras nucleares en lugar de simplemente para disuadirlos, deben mantener escondido de su propio pueblo la gravedad de los daños biológico ya causados a sus hijos por las pruebas nucleares pasadas y las emisiones de los reactores nucleares cerca de sus hogares. Es de llamar la atención sobre la necesidad de poner fin a esta amenaza oculta para el futuro de la vida humana en este mundo que esta nueva edición se ha preparado. Ernest J. Sternglass Pittsburgh Julio, 1980."

El siguiente es otro pasaje importante del libro:
"Pero la razón principal por la que parecía que la lluvia era por lo menos tan eficaz como los rayos X en la producción de cáncer en la infancia fue la creciente evidencia de una relación directa entre el número de rayos X imágenes tomadas y el riesgo de cáncer. Porque si el riesgo aumentó con cada imagen adicional, ya que los estudios

de Stewart y MacMahon indicaron lo hizo, a continuación, esto claramente implica que no había curación significativa de los daños y por lo tanto que los efectos que causan cáncer de la radiación son acumulativos.

Toda esta evidencia combinada apuntando hacia una única trágica conclusión: el hombre, especialmente durante la etapa temprana de la vida embrionaria, había cientos o miles de veces más sensibles a la radiación que nadie había sospechado antes.

Al parecer, se había decidido por los grupos científicos consultivos del gobierno que no era necesario tener en cuenta las secuelas a largo plazo de la radiación, ya sea por los propios sobrevivientes o en su descendencia. Sin embargo, como bien sabía de mi propia investigación, la razón por qué se gasta tanto esfuerzo para reducir la dosis de rayos X médicos fue que las dosis de sólo unos rads anuales recibidas por los radiólogos en el curso de su trabajo han encontrado una disminución de su vida de manera significativa, mientras que entre sus hijos se había producido un claro aumento en los defectos congénitos."

La vida media de estroncio 90 es 28 años. Se necesitan 10 vidas medias de un isótopo a decaer completamente, por lo que se necesitan 280 años para volver a la normalidad. La mayoría de las pruebas de bombas nucleares fue en 1962 que es hace 51 años (a partir de 2013), por lo que seguirá recibiendo el estroncio 90 lloviendo sobre nosotros por otro 229 años.

La vida media es el tiempo necesario para que el material radiactivo tomado en un organismo vivo que se reduzca a la mitad de su valor inicial por una combinación de procesos de eliminación biológica y decaimiento radiactivo.

La lluvia radiactiva ha ido aumentando la cantidad de tipos de cáncer en todo el mundo. Uno de cada cuatro personas que mueren, mueren de cáncer en los EE.UU. De los cerca de 1.372 millones de casos de cáncer en 2005, alrededor de la mitad murió.

La idea de que una guerra nuclear se puede sobrevivir no es válido basado en la evidencia de que la lluvia radiactiva mata con el tiempo lentamente. Un invierno nuclear o mini edad de hielo se produce si ocurre una gran guerra nuclear, debido a la intensidad del humo y el polvo arrojado en la atmósfera, nublando el sol.

EL DESASTRE FUKUSHIMA Y ALIMENTOS QUE PROTEGEN CONTRA LA RADIACIÓN NUCLEAR

Dr. Chris Busby, conocido experto en radiación, nos dice que con su equipo sofisticado, había zonas en Tokio que eran 1.000 veces más alta que la radiación de la zona de exclusión (zona de evacuación) en Chernobyl.

La distancia de Tokio (35 millones de personas) a Fukushima es de sólo 238,34 kilómetros (km) o 148 millas (aproximadamente la distancia de Big Sur, California a San Francisco, California). Pescado, mariscos y algas del Océano Pacífico norte, se contaminan.

El informe también dijo que el daño por radiación de Fukushima fue de al menos 15.000 terrabecquerels (un TBq es 10 elevado a 12) de cesio 137. Para ponerlo en perspectiva, eso es significativo en comparación con el 89 terrabecquerels liberados por las bombas de uranio de Estados Unidos en Hiroshima. Chernobyl liberó 85 petabecquerels (un PBq es 10 elevado a 15 º) o 85.000 terrabecquerels de cesio 137 sobre un período de tiempo más largo.

Fukushima se prevé que sea peor que Chernobyl porque sólo participan 200 toneladas de combustible, mientras que Fukushima tiene alrededor de 2.000 toneladas de combustible del reactor y del combustible gastado, que si se deja solo podía conseguir más y más caliente y vaporizar todo el material radiactivo.

Las personas predicen que en un año o dos todo el norte de Japón, que incluye Tokio podría llegar a ser inhabitable. En un encubrimiento respuesta a esta situación, el gobierno japonés elevó el nivel de exposición para los adultos y los niños de uno a 20 milisieverts. Veinte milisieverts coincide con la exposición máxima permitida para los trabajadores de la industria nuclear.

Las pruebas nucleares en la atmósfera, que finalizó el 10 de octubre de 1963 (a excepción de Francia y China), han dado algo en el orden de 740 PBq de Cs-137 de acuerdo a http://www.davistownmuseum.org/cbm/Rad8.html. Chernobyl liberó 85 PBq o poco más de una décima parte de lo que se liberó durante las pruebas nucleares. 15.000 terrabecquerels o 15 PBq de cesio 137 han sido liberados hasta el momento en Fukushima pero esta cifra aumentará con el tiempo y debido a que hay 10 veces más material radiactivo en Fukushima que fue en Chernobyl.

En Chernobyl espirulina se utilizó para ayudar a salvar a muchos niños del envenenamiento por radiación. Al tomar 5 gramos de espirulina al día durante 45 días, el Instituto de Medicina de las Radiaciones en Minsk demostró que los niños en este protocolo experimentaron un sistema inmunológico mejorado, recuentos más altos de células T y la reducción de la radiactividad. Chlorella, un constructor del sistema inmune conocido y desintoxicante de metales pesados, también ha mostrado efectos radioprotectores. Debido a que se unen a metales pesados, por lo tanto, las algas deben ser consumidos después de la exposición a cualquier tipo de contaminación radiactiva.

En 1968 un grupo de investigadores canadienses de McGill University de Montreal, dirigido por el Dr. Stanley Skoryna comenzaron a investigar un método para contrarrestar los efectos de la lluvia radiactiva. Ellos encontraron que el alginato de sodio de algas reduce la absorción de estroncio radiactivo en los intestinos en un 50 a 80 por ciento.

La Comisión de Energía Atómica recomienda para una máxima protección contra el envenenamiento radiactivo para el ser humano, un mínimo de 2 a 3 onzas de vegetales marinos a la semana o 10 gramos (dos cucharadas) al día de suplementos de alginato de sodio. Durante o después de la exposición a la radiación, la dosis debe aumentarse a dos cucharadas completo de alginato de sodio cuatro veces al día para asegurar que hay un suministro continuo en el tracto GI o gastrointestinales. Puede haber una rara inquietud del estreñimiento, pero esto se puede evitar si el alginato de sodio se convierte en una gelatina de frutas.

Agar, derivado de alginato de sodio en algas marinas, es una sustancia segura, no tóxica que se puede utilizar como un agente espesante o gelatina. Alimentos protectores son: alginato de sodio en polvo, tabletas de yoduro de potasio, espirulina, chlorella y las algas (quelpo, dulse, etc.), Brassica y de alta beta caroteno verduras y potasio.

La empresa Maine Coast Sea Vegetables cuenta con las verduras del mar que son libres de la radiación. Usaron científicos del Universidad de Maine para probar la radiactividad en ambas muestras frescas y secas después de la catástrofe de Fukushima. Hasta la fecha, todas las muestras no han mostrado indicios de radiactividad por encima de los niveles de fondo naturales. Están desarrollando un programa de pruebas en curso para los próximos meses y posiblemente años venideros.

LA CRISIS CLIMÁTICA MUNDIAL

La crisis climática ha sido aceptada como un hecho por la mayoría científicos internacionalmente. El consenso científico se expresa claramente en los informes del Panel Intergubernamental sobre el Cambio Climático (IPCC), creado en 1988 por la Organización Meteorológica Mundial y el programa ambiental de las Naciones Unidas. Otros grandes organizaciones científicas en el acuerdo incluyen la Academia Nacional de las Ciencias, la American Meteorological Society, la American Geophysical Unión y la Asociación Americana para el Avance de la Ciencia. El comando militar de Estados Unidos en el Pentágono está preparado para una situación de crisis cuando el clima se desestabiliza y provoca fallas de la cosecha y la hambruna.

A pesar de este consenso general hay algunas personas que piensan que no hay motivo de alarma. Ellos creen que el sol es la causa natural del cambio climático y no el hombre. Un hecho que no puede ser disputado es que el hombre ha cortado árboles para crear su forma de vida artificial, civilizada, talando los bosques para sembrar granos y criar animales para carne.

Los seres humanos también utilizan la madera de los bosques para edificios, papel y los muebles. La deforestación provoca la desertificación como ha ocurrido en el norte del desierto del Sahara que alguna vez fue el granero fértil de Roma. Corte de los bosques y luego el pastoreo de animales en la tierra crea desiertos donde las temperaturas son extremadamente altas y poca lluvia cae. Bosques crean formación de nubes que trae la lluvia y el enfriamiento de la tierra. Los bosques proveen sombra que enfrían el suelo permitiendo la crecimiento de muchas plantas y animales.

El sol tiene un papel que desempeñar en el cambio climático, pero también lo hace el hombre. Nos tiene que dejar todos los cortes de crecimiento original y regeneración forestal porque los bosques son los pulmones del mundo, convirtiendo el dióxido de carbono en el oxígeno.

Dióxido de carbono es un gas denso y pesado que atrapa el calor del sol en un invernadero de tal manera formando una capa en la atmósfera. Las emisiones de dióxido de carbono de los vehículos, centrales eléctricas, las ciudades y las industrias también deben reducirse para contrarrestar la pérdida de la conversión fotosintética del bosque de dióxido de carbono en oxígeno y aire contaminación que está destruyendo la salud de las personas que viven en y cerca de grandes ciudades. Los bosques necesitan ser replantados en proporciones épicas. Árboles frutales pueden proporcionar alimento al lado de su conversión de CO_2 a oxígeno. Los árboles pinos producen oxígeno, los iones negativos, crear hogares para los animales y producir madera. Roca pulverizada remineraliza los suelos agotados asegurando sano crecimiento y resistencia a enfermedades en áreas boscosas naturales y también en los bosques plantados.

Un cambio a una dieta lacto-vegetariana sin carne o incluso una semi-lacto-vegetariana (media jornada vegetariana) ayudará a estabilizar el clima, ya que la carne es la causa número uno de la crisis climática. Según Mongabay.com, una fuente utilizado por CNN, CBS, el Discovery Channel, NBC, UPI, Yahoo y otros puntos de las noticias, "La ganadería es la principal causa de la deforestación en la Amazonia brasileña. Este ha sido el caso por lo menos desde la década de 1970: las cifras del gobierno atribuyen el 38% de la deforestación 1966-1975 de ganado a la gran escala. Sin embargo, hoy la situación puede ser aún peor. De acuerdo con el Centro para la Investigación Forestal Internacional (CIFOR), "Entre 1990 y 2001 el porcentaje de las importaciones de carne procesada de Europa que vino de Brasil subió de 40 a 74 por ciento" y en 2003, "Por primera vez, el crecimiento del ganado brasileño, la producción del 80 por ciento de los cuales estaba en el Amazonas, fue en gran parte impulsado por exportaciones."

REFERENCIAS

"Baibas N, Trichopoulou A, Voridis E, y Trichopoulos D. (2005). Residencia en la región montañosa en comparación con las zonas de tierras bajas en relación con la mortalidad total y coronaria. Un estudio realizado en Grecia rural. *Revista de Epidemiología y Salud Comunitaria*, 59 (4), 274-278

Batchelor, A. J. et al. (1983). Reducción de la vida media de la radiomarcado 25-hidroxi-vitamina D3 en los sujetos que recibieron una dieta alta en fibra de plasma. *British Journal of Nutrition*, 49, 213-216.

Ben-Arieh E., E. Goldin, Wengrower D., A. Stamper, Kohn R., & Berry E. (2002). Jugo de pasto de trigo en el tratamiento de la CU activa distal: un ensayo controlado con placebo, doble ciego y aleatorizado. *Scandinavian Journal de Gastroenterología*, 37 (4), 444-9.

Bent, S., Kane, C., Shinohara, K., et al. (2006). La palma enana americana para la hiperplasia benigna de próstata. *New England Journal of Medicine*, 354 (6), 557-566.

Blankenhorn, DH, Johnson, RL, Mack, WJ, El Zein, HA, y Vailas, LI (1990). La influencia de la dieta en la aparición de nuevas lesiones en las arterias coronarias humanas. JAMA, 263 (12), 1646-1652.
Bonthuis, M. Hughes, MC, Ibiebele, TI, Verde, AC, y van der Pols, JC (2010). El consumo de lácteos y los patrones de mortalidad de los adultos australianos. *Revista Europea de Nutrición Clínica*, 64 (6), 569-77.

Briley, M., Carilla, E., & Roger, A. (1984). Efecto inhibidor de la actividad de la testosterona permixon 5a-reductasa de la próstata ventral de rata. *British Journal of Pharmacology*, 83 (suplemento), 401P.

Burr, G. O., y Burr, M. M. (1929). Una nueva enfermedad de deficiencia producida por la exclusión rígida de la grasa de la dieta. *Journal of Biological Chemistry*, 82, 345-367.

Burr, G. O., y Burr, M. M. (1930). En la naturaleza y el papel de los ácidos grasos esenciales en la nutrición. Journal of Biological Chemistry, 86, 587-621

Burr, ML, Ashfield-Watt, PA, Dunstan, FD, Fehily, AM, Breay, P., Ashton, T., Zotos, PC, Haboubi, NA, y Elwood, PC (2003). La falta de beneficio del asesoramiento dietético para hombres con angina: resultados de un ensayo controlado. *European Journal of Clinical Nutrition*, 57 (2), 193-200.

Campbell, TC, Campbell, II TM, y Carpenter, K. (2003). El estudio de China. Una breve historia de la ciencia de la nutrición: Parte 2, (1885-1912). *Journal of Nutrition*, 133 (4), 975-84.

Carraro, JC, Raynaud, JP, Koch, G., Chisholm, GD, Di Silverio, F., Teillac P., et al. (1996). Comparación de la fitoterapia (permixon) con finasterida en el tratamiento de la hiperplasia benigna de la próstata: un estudio internacional aleatorizado de 1.098 pacientes. *Próstata*, 29, 231-40.

Casadesus, G., Shukitt-Hale, B., Stellwagen, HM, et al. (2004). La modulación de la plasticidad del hipocampo y el comportamiento cognitivo mediante la suplementación de arándanos a corto plazo en ratas de edad avanzada. *Nutritional Neuroscience*, 7 (5-6), 309-16.

Clemente, M. R., et al. (1987). Un nuevo mecanismo para la deficiencia de vitamina D inducida por privación de calcio. *Naturaleza*, 325, 62-65.

Cordain, L. (1999). Granos de cereales: la espada de doble filo de la Humanidad. *Revisión Mundial de Nutrición y Dietética*, 84, 19-73.

Dagnelie, P. C., et al. (1990) de alta prevalencia de raquitismo en los niños con dietas macrobióticas. *Revista Americana de Nutrición Clínica*, 51, 202-208.

Di Silverio, F., D'Eramo, G., Lubrano, C., Flammia, GP, Sciarra, A., Palma, E., et al. (1992). Evidencia que el extracto de Serenoa repens muestra una actividad anti-estrogénica en el tejido prostático de pacientes hipertrofia prostática benigna. *European Urology*, 21, 309-14.

Elwood, PC, Pickering, JE, Hughes, J., Fehily, AM, y Ness, AR (2004). Beber leche, la cardiopatía isquémica y el ictus isquémico II. evidencia de los estudios de cohortes. *European Journal of Clinical Nutrition*, 58 (5), 718-24.

Elwood, PC, Strain, JJ, Robson, PJ, Fehily, AM, Hughes, J., Pickering, J., y de Ness A. (2005). El consumo de leche, derrame cerebral y el riesgo de infarto: datos de la cohorte de Caerphilly de los hombres mayores.

Revista de Epidemiología y Salud Comunitaria, 59 (6), 502-5.

Epel ES, Blackburn EH, Lin J., Dhabhar FS, Adler NE, Morrow JD, y RM Cawthon (2004). Acortamiento de los telómeros acelerado en respuesta al estrés de la vida. *Proceedings National Academy of Science*, 101 (49) 17312-5.

Felton, C. V., Crook, D., Davies, M. J., & Oliver, M. F. (1994). Dietary polyunsaturated fatty acids and composition of human aortic plaques. *Lancet*, 344(8931), 1195-6.

Fraser, G., et al. (1991). Diet and lung cancer in seventh day adventists. *American Journal of Epidemiology*, 133, 683-93.

Fraser, L. (2000, February 4). The French Paradox. Salon. Retrieved January 31, 2012, from http://www.salon.com/2000/02/04/paradox

Fu, M. X., Requena, J. R., Jenkins, A. J., Lyons, T. J., Baynes, J. W., & Thorpe, S. R. (1996). The advanced glycation end product, nepsilon-(carboxymethyl) lysine, is a product of both lipid peroxidation and glycoxidation reactions. *Journal of Biological Chemistry*, 271(17), 9982-6.

Geleijnse, J. M., Vermeer, C., Grobbee, D. E., Schurgers, L. J., Knapen, M. H., van der Meer, I. M., Hofman, A., & Witteman, J. C. (2004). Dietary intake of menaquinone is associated with a reduced risk of coronary heart disease: the rotterdam study. *Journal of Nutrition*, 134(11), 3100-5.

Gerber, G. S., Kuznetsov, D., Johnson, B. C., & Burstein, J. D. (2001). Randomized, double-blind, placebo-controlled trial of saw palmetto in men with lower urinary tract symptoms. *Urology*, 58, 960–4.

Golub, M. S., et al. (1996). Adolescent growth and maturation in zinc-deprived rhesus monkeys. *American Journal of Clinical Nutrition*, 64, 274-282.

Grant, et al. (1982). The effect of heating on the haemagglutinating activity and nutritional properties of bean (Phaseolus vulgaris) seeds. *Journal of the Science of Food and Agriculture*, 33, 324-1326.

Gupta, Y. P. (1987). Anti-nutritional and toxic factors in food legumes A review. *Plant Foods for Human Nutrition*, 37, 201-228.

Guyton, A. C. (1996). *Textbook of medical physiology.* Philadelphia, PA: W.B. Saunders Company.

Hänninen O, Rauma AL, Kaartinen K, & Nenonen M. (1999). Vegan diet in physiological health promotion. *Acta Physiologica Academiae Scientiarum Hungaricae*, 86(3-4), 171-80.

Harris, RC, Tallon, MJ, Dunnett, M., Boobis, L., Coakley, J. Kim, HJ, Fallowfield, JL, Hill, CA, venta, C., y Wise, JA (2006). La absorción de suministra por vía oral de beta-alanina y su efecto sobre la síntesis de carnosina en el músculo vasto lateral humana. *Aminoácidos*, 30 (3), 279-89.

Hass, E. M. (1995). *Mantenerse saludable con la nutrición: La guía completa a la dieta y la medicina nutricional.* Berkeley, CA: Celestial Arts.

Hauck, D. W. (1998). Propiedades alquímicos de Alimentos Consultado el 10 de noviembre de 2008 de http://www.alchemylab.com/guideto.htm

Hauswirth, CB, Scheeder MR, y Beer, JH (2004). Alto omega-3 contenido de ácido graso en el queso alpino: la base de una paradoja alpino. *Circulation*, 109 (1), 103-7.

He, F. J., MacGregor, G. A. (2009). Un estudio exhaustivo sobre la sal y la salud actual y la experiencia de los programas de reducción de la sal en todo el mundo. *Journal of Human Hypertension*, (6), 363-84.

Hermansen, K., Rasmussen O, Gregersen, S., y Larsen, S. (1992). Influencia de la maduración de los bananos en la glucosa de la sangre y de respuesta a la insulina en sujetos con diabetes tipo 2. *Diabetic Medicine*, 9, 730-43.

Hill, CA, Harris, RC, Kim, HJ, Harris, BD, venta, C., Boobis, LH, Kim, CK, y Wise, JA (2007). Influencia de la suplementación con beta-alanina en las concentraciones de carnosina del músculo esquelético y la alta capacidad de ciclismo intensidad. *Aminoácidos*, 32 (2), 225-33.

Howell, E. (1985). *Nutrición enzima.* Avery Publishing, Wayne, New Jersey.

Karppanen, H., y Mervaala, E. (2006). La ingesta de sodio y la hiper tensión. *Avances en Enfermedades Cardiovasculares*, 49 (2), 59-75

Kramer, Martha M., Latzke, F., y Shaw, MM (1928). Una comparación de la leche cruda, pasteurizada, se evaporó y se secó como fuentes de calcio y fósforo para el sujeto humano. *Journal of Biological Chemistry*, 79, 283-295.

Kripke, DF, Garfinkel, L., Wingard DL, Klauber, MR, y Marler, MR (2002). La mortalidad asociada a la duración del sueño y insomnia. *Archives de General Psychiatry*, 59, 131-136.

Lau, FC, Shukitt-Hale, B., y Joseph, JA (2005) Los efectos beneficiosos de los polifenoles de la fruta en el envejecimiento del cerebro. *Neurobiología del Envejecimiento*, 26S, S128-S132.

Leitzmann, M. F. et al. (2004). La ingesta de omega-3 y los ácidos grasos n-6 y el riesgo de cáncer de próstata. *American Journal of Clinical Nutrition*, 80 (1), 204-216.

Liener, I. E. (1994). Implicaciones de los componentes antinutricionales en los alimentos de soja. *Critical Reviews in Food Science and Nutrition*, 34, 31-67.

Lindeberg, S., y Lundh, B. (1993). La aparente ausencia de enfermedad cardíaca y accidente cerebrovascular isquémico en una isla melanesio tradicional: un estudio clínico en Kitava. *Journal of Internal Medicine*, 233 (3), 269-75.

Liu, J., Atamna, H., Kuratsune, H., y Ames, BN (2002). Retrasar cerebro deterioro mitocondrial y el envejecimiento mitocondrial con antioxidantes y metabolitos. *Anales NY Academy of Science*, 959, 133-66.

Lowe, C. F., y Ku, J. C. (1996). La fitoterapia en el tratamiento de la hiperplasia benigna de próstata: una revisión crítica. *Urología*, 48, 12-20.

Luevano-Contreras, C., y Chapman-Novakofski, K. (2010). Productos dietéticos avanzados de glicación final y el envejecimiento. *Nutrientes*, 2 (12), 1247-1265.

Marawaha RK, D. Bansal, Kaur, S., y Trehan, A. (2004). Efecto de la terapia de la hierba de trigo en la necesidad de transfusión de beta-talasemia mayor. *Indian Pediatrics*, 41 (7), 716-20.

Marcas, LS, Hess, DL, Dorey, FJ, Macairan, ML, Cruz Santos, PB, y Tyler, VE (2001) Efectos de tejido de la palma enana americana y la finasterida: El uso de cilindros de la biopsia en la cuantificación in situ de los andrógenos prostáticos. *Urología*, 57, 999-1005.

Marcas, LS, Partin, AW, Epstein, JI, Tyler, VE, Simon, I., Macairan, ML, et al. (2000). Efectos de la palma enana americana mezcla de hierbas en los hombres con hiperplasia prostática benigna sintomática. *Journal of Urology*, 163, 1451-6.

Matchett, MD, Mackinnon, SL, Sweeney, MI, Gottschall-Pass, KT, y Hurta, RA (2005). Flavonoides del arándano inhiben la actividad de las metaloproteinasas de matriz en DU145 células de cáncer de próstata humano. *Bioquímica y Biología Celular*, 83 (5), 637-43.

JD McPherson, Shilton BH, y Walton DJ, (1988). Papel de la fructosa en la glicación y la reticulación de proteínas. *Bioquímica*, 22,27 (6), 1901-7.

Merriam Webster Diccionario en línea. (2008). Consultado el 10 de noviembre 2008 de http://www.merriam-webster.com/dictionary/transition

Mori, A., Lehmann, S., O'Kelly, J., Kumagai, T., Desmond, JC, Pervan, M., McBride, WH, Kizaki, M., y Koeffler, HP (2006). La capsaicina, un componente de pimientos rojos, inhibe el crecimiento de células de cáncer de próstata, p53 mutantes independientes de andrógenos. *Cancer Research*, 66 (6), 3222-9.

Pan, A., Sol, Q., Bernstein, AM, Schulze, MB, Manson JE, Stampfer MJ, Willett, WC, y Hu, FB (2012). Consumo de carne roja y la mortalidad: resultados de 2 estudios de cohorte prospectivos. *Archivos de Medicina Interna*. 172 (7), 555-63.

Plosker, G. L., y Brogden, R. N. (1996). Serenoa repens (permixon). Una revisión de su farmacología y la eficacia terapéutica en la hiperplasia benigna de próstata. *Drugs and Aging*, 9, 379-95.

Preston JE, Hipkiss AR, Himsworth DT, Romero IA, y JN Abbott (1998). Los efectos tóxicos de la beta-amiloide (25-35) en las células endoteliales de cerebro de rata inmortalizada: protección de carnosina, homocarnosina y beta-alanina. *Neuroscience Letters*, 242 (2), 105-8.

Price, Weston A. (2008). *Nutrición y degeneración física*. Lemon Grove, CA: Precio Pottenger Nutrición.

Prokop, O. (1990). El efecto Herbst-Volkheimer. (Artículo en alemán). *Archivos Kitasato de Medicina Experimental*, 63 (1), 1-6.

Puterman, E., Lin, J., Blackburn, E., O'Donovan, A., Adler, N., y Epel, E. (2010). El poder de ejercicio: tamponar el efecto del estrés crónico en la longitud del telómero. *Biblioteca Pública de la Ciencia*, Uno, 5 (5), e10837.

Robinson, W. (1948). El retraso en la aparición de tumores mamarios palpables en ratones C3H siguientes a la ingestión de alimentos poll-enized. *Diario del Instituto Nacional del Cáncer*, 9 (2), 119-23.

Schneider, H., Steenbock, H., y Platz, BR (1940). Los ácidos grasos esenciales, vitamina B6, y otros factores en la cura de acrodynia rata. *Journal of Biological Chemistry*, 132, 539-551.

Singh, P. & Fraser, G. (1998). Factores de riesgo dietéticos para el cáncer de colon en una población de bajo riesgo. *American Journal of Epidemiology*, 148(8), 761-774.

Small, JK, Bombardelli, E, y Morazzoni, P. (1997). Serenoa repens (bartram). *Fitoterapia*, 68, 99-113.

Staessen, J. et al. (2011). Casos mortales y no mortales, la incidencia de la hipertensión, y los cambios de presión arterial en relación con la excreción urinaria de sodio. *Revista de la Asociación Médica Americana*, 305, 1777-1785.

Stokes, KA, Nevill, ME, Hall, GM, y Lakomy, Hong Kong (2002). El curso temporal de la respuesta de la hormona de crecimiento humano a un 6 s 30 s y un ciclo de ergómetro de sprint. *Journal of Sports Sciences*, (6), 487-94.

Veierød, M. B., Thelle, D. S., y Laake, P. (1997). La dieta y el riesgo de melanoma maligno cutáneo: un estudio prospectivo de 50 757 hombres y mujeres noruegas. *International Journal of Cancer*. 71 (4), 600-4.

Warensjö, E., Jansson, JH, Cederholm, T., Boman, K., Eliasson, M., Hallmans, G., Johansson, I., y Sjögren, P. (2010). Biomarcadores de grasa de la leche y el riesgo de infarto de miocardio en los hombres y las mujeres: un estudio prospectivo de casos y controles, emparejados.

American Journal of Clinical Nutrition, 92 (1), 194-202.

Watson, George. (1972). *Nutrición y tu mente: La respuesta psicoquímico.* New York: HarperCollins.

West, C. Samuel (1981). *El dorado siete más uno.* Orem, Utah: Samuel Publishing Company.

Willetts, KE, Clements, MS, Champion, S., et al. (2003). Extracto de Serenoa repens para la hiperplasia benigna de próstata: un ensayo controlado aleatorio. *British Journal of Urology International*, 92 (3), 267-270.

Wilt, T., Ishani, A., y MacDonald, R. (2002). Serenoa repens para la hiperplasia benigna de próstata. *Base de Datos Cochrane de Revisiones Sistemáticas*, 3, CD00142.

Worthington, V. (2001). La calidad nutricional de las frutas, verduras y granos orgánicos frente a los convencionales. *The Journal of Alternative and Complementary Medicine*, 7 (2), 161-173.

Xu, Q., Parques, CG, DeRoo, LA, Cawthon RM, Sandler DP, y Chen, H. (2009). Uso de multivitaminas y longitud de los telómeros en las mujeres. *American Journal of Clinical Nutrition*, (6), 1857-1863.

Zhang, R. Humphreys, I., Sahu, RP, Shi, Y., y Srivastava, SK (2008). In vitro e in vivo de inducción de la apoptosis por la capsaicina en células de cáncer de páncreas es mediada a través de la generación de ROS y la vía de la muerte mitocondrial. *Apoptosis*, (12), 1465-1478.

Sugerencia de Lectura Adicional

The Buddhist Bible. Goddard, Dwight. Boston, USA: Beacon Press, 1938. Una excelente colección de escrituras budistas.

The Buddhist Essene Gospel of Jesus Vol. I, II & III, Unveiling the Gospel's Divine Mysteries, The New Age Essene and Maha Bodhi Renaissance & The Disciple Whom Jesus Loved, And The Counterfeit Zealot Messianists. Lovewisdom, Johnny. Paradisian publications, 2004, 2007, 2012.

The Cause and Cure of Human Illness. Ehret, Prof. Arnold. The Ehret Literature Publishing Company, Inc. P O Box 24 Dobbs Ferry, New York 10522-0024 www.arnoldehret.org.

Chi Nei Tsang Internal Organs Chi Massage. Chia, Maneewan and Chia, Mantak. Huntington: Healing Tao Books, 1991.

The Colon Health Handbook. Gray, Robert. Reno, USA: Emerald Publishing, 1990.

Enzyme Nutrition. Howell, Edward. New Jersey: Avery Publishing, 1985. La enzima alimentaria biblia.

Forest Gardening. Hart, Robert. White River Junction: Chelsea Green Publishing Company, 1996. Una buena introducción a la idea de una bosque de frutas de siete niveles y de bajo mantenimiento.

Golden Path to Rejuvenation. Krok, Morris. South Africa: Essence of Health, 1964.

The Golden Seven Plus One. West, Corwyn Samuel. Orem, Utah, USA: Samuel Publishing Company P.O. Box 1051 Orem, Utah 84057, 1981.

Healing Love Through the Tao: Cultivating Female Sexual Energy. Mantak Chia, Maneewan Chia, Huntington: Healing Tao Books, 1991.

The Holy Science. Sri Yukteswar. Los Angeles, USA: Self-Realization Fellowship, 1990. The Self Realization Fellowship of California 3880 San Rafael Avenue, Los Angeles CA, USA 90065. Muchas referencias frugívoro.

How to Grow More Vegetables: And Fruits, Nuts, Berries, Grains, and Other Crops Than You Ever Thought Possible on Less Land Than You Can Imagine. Jeavons, John. Berkeley, CA, USA: Ten Speed Press, 6th edition, 2002.

How to Grow Vegetables and Fruits by the Organic Method. Rodale, J. I. Emmaus: Rodale Press, 1976.

How to Make a Forest Garden. Whitefield, Patrick. Clanfield, Hants: Permanent Publications, 1996. Crear un bajo mantenimiento, jardín de alimentos utilizando los principios ecológicos de un bosque natural.

Introduction to Permaculture. Mollison, Bill. Sisters Creek, Tasmania: Tagari Publications, 1997.

The Mucusless Diet Healing System. Ehret, Prof. Arnold. The Ehret Literature Publishing Company, Inc. P O Box 24 Dobbs Ferry, New York 10522-0024 www.arnoldehret.org.

Noah's Garden: Restoring the Ecology of Our Own Back Yards. Stein, Sara. Boston: Houghton Mifflin, 1993.

Taoist Secrets of Love: Cultivating Male Sexual Energy. Manta Chia, Michael Winn. Aurora, IL, USA: Aurora Press, 1984.

www.ingramcontent.com/pod-product-compliance
Lightning Source LLC
Chambersburg PA
CBHW031146270326
41931CB00006B/157